ENVELHECIMENTO, SAÚDE E TRABALHO NO TEMPO DO CAPITAL

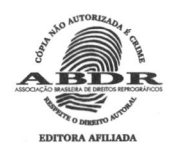

Conselho Editorial da área de Serviço Social
Ademir Alves da Silva
Dilséa Adeodata Bonetti
Elaine Rossetti Behring
Ivete Simionatto
Maria Lúcia Carvalho da Silva
Maria Lúcia Silva Barroco

Dados Internacionais de Catalogação na Publicação (CIP)
(Câmara Brasileira do Livro, SP, Brasil)

Paiva, Sálvea de Oliveira Campelo e
    Envelhecimento saúde e trabalho no tempo do capital / Sálvea de Oliveira Campelo e Paiva. – 1. ed. – São Paulo : Cortez, 2014.

ISBN 978-85-249-2191-9

1. Gerontologia 2. Idosos – Aspectos sociais 3. Idosos – Qualidade de vida 4. Idosos – Saúde 5. Idosos - Trabalho I. Título.

14-03010   CDD-361.5

Índices para catálogo sistemático:

1. Idosos : Trabalho : Proteção social : Bem-estar social   361.5

SÁLVEA DE OLIVEIRA CAMPELO E PAIVA

ENVELHECIMENTO, SAÚDE E TRABALHO NO TEMPO DO CAPITAL

CORTEZ EDITORA

ENVELHECIMENTO, SAÚDE E TRABALHO NO TEMPO DO CAPITAL
Sálvea de Oliveira Campelo e Paiva

Capa: de Sign Arte Visual, sobre foto cedida pela autora
Sálvea de Oliveira Campelo e Paiva
Preparação de originais: Ana Paula Luccisano
Revisão: Márcia Nunes
Composição: Linea Editora Ltda.
Coordenação editorial: Danilo A. Q. Morales

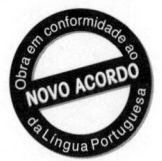

Nenhuma parte desta obra pode ser reproduzida ou duplicada sem autorização expressa da autora e do editor.

© 2014 by Autora

Direitos para esta edição
CORTEZ EDITORA
Rua Monte Alegre, 1074 – Perdizes
05014-001 – São Paulo – SP
Tel. (11) 3864-0111   Fax: (11) 3864-4290
E-mail: cortez@cortezeditora.com.br
www.cortezeditora.com.br

Impresso no Brasil — maio de 2014

*A Romero Paiva,
com amor e gratidão.*

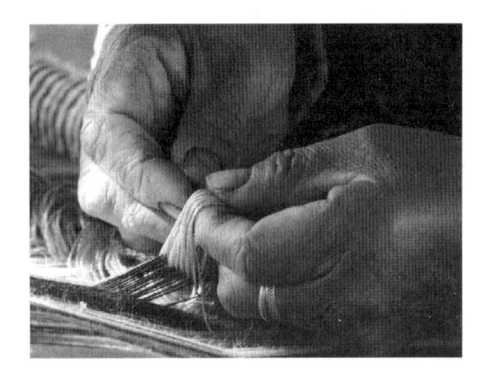

"Cuánto tiempo hay en sus manos
Y en su apagado mirar
Y nadie ha dicho está bueno
Ya no debes trabajar"*
Victor Jara

---

* Versos da canção "El lazo" do cantor, compositor e homem de teatro chileno, Victor Jara. Está no livro *Canção inacabada* (Jara, 1998, p. 123-124).

Agradecimentos

Este livro, fruto do estudo que configurou a minha tese de doutorado em Serviço Social pela Universidade Federal de Pernambuco, é o resultado mais concreto do meu empenho na condição de sujeito do conhecimento, no sentido de apreender o processo de envelhecimento humano na perspectiva da totalidade social. Assim sendo, não teria sido concretizado sem a presença dos que vieram, ao longo do tempo, compor a minha vida. Até onde consigo lembrar, o interesse pelo objeto é consequência da minha remota história de vida, da educação que recebi dos meus pais e do convívio e aprendizado com os meus avós, quando eu não sabia o que vem a ser o Serviço Social, a Saúde Coletiva, tampouco a Gerontologia Social. Eis uma síntese de circunstâncias que me alimentaram o espírito e me sensibilizaram para eleger a Gerontologia Social como campo privilegiado da minha *práxis* profissional como Assistente Social.

Agradeço esencialmente aos meus avós, Maria José (*in memoriam*) e Antônio Marcelino de Oliveira (*in memoriam*), Georgina (*in memoriam*) e Alfeu Campelo (*in memoriam*); aos meus velhos pais, Paula Frascinete e Geraldo Campelo; a Romero Paiva, companheiro há mais de trinta anos de caminhada, a quem dedico este livro; e ao tripé que dá sustentação à minha existência, pois, conhecer e conviver com Rodrigo, Renan e Vanessa, de verdade, cada qual com o seu estilo de ser, é o que existe de melhor em minha história de vida. Não sei o que seria de mim se não fosse o socorro imediato que me prestaram nesses últimos cinco anos, período em que produzi este livro. Adoro crescer e aprender com vocês. Amo vocês. De coração, filhos e filha, muito obrigada!

À professora dra. Edelweiss Falcão de Oliveira (UFPE) e ao professor dr. Jorge Luis Acanda González (Universidad de La Habana, Cuba), meus orientadores, venho manifestar o profundo respeito e a sincera gratidão por saberem socializar o conhecimento com simplicidade e coerência em relação ao que defendem. Sobretudo, agradeço pelo incentivo à publicação deste livro e por terem compartilhado comigo o espaço de seus domicílios, a família e os livros. Não sendo possível aqui deixar de mencionar a companhia do professor Acanda durante a minha deslumbrada iniciação pelos caminhos de Havana.

Pelas contribuições à realização deste livro, em momentos distintos, ou seja, a partir das aulas em sala, da qualificação do projeto de tese, da pré-banca e da defesa da tese, agradeço ao professor dr. Denis Bernardes (*in memoriam*), às professoras dra. Maria de Fátima Gomes Lucena (UFPE), dra. Maria Alexandra da Silva Monteiro Mustafá (que me acolheu em seu Grupo de Estudos e Pesquisa sobre Ética — Gepe/UFPE), dra. Maria Cristina Soares Paniago (Ufal), dra. Marina Maciel Abreu (UFMA), dra. Ângela Amaral (UFPE), dra. Isolda Belo da Fonte (Fundaj), dra. Marília Siqueira Campos (UPE) e à dra. Ana Vieira, na pessoa de quem agradeço às demais docentes da Pós-Graduação em Serviço Social da Universidade Federal de Pernambuco.

O momento da pesquisa nos *Anais dos Enpess* não foi dos mais fáceis no trajeto do estudo, porém, quando me vi acompanhada e apoiada pelas colegas de profissão e amigas, Fabíola Laporte Alencar Trindade, Fernanda Tavares Arruda, Karina Lúcia da S. Antunes do Rêgo, Karla Maria Bandeira, Kylvia Karla Soares Martins, Mariana Lira de Menezes e Náiade Melo Costa, participantes do Grupo de Estudos sobre o Envelhecimento Humano na Perspectiva da Totalidade Social (GEEHPTS), vivenciei um dos momentos mais interessantes do processo de doutoramento. O que era desafio [com vocês] se transformou em aprendizado compartilhado. Ainda versando sobre a amizade, quero agradecer à assistente social Sandra Valéria de Lima Silva, minha irmã da Ilha de Fernando de Noronha, pelo apoio irrestrito e o incentivo constante à produção e publicação deste livro. Muito obrigada!

Agradeço, enfim, à Coordenação de Aperfeiçoamento de Pessoal de Nível Superior (Capes) pelo importante apoio que me foi dado no derradeiro ano do doutorado. À Editora Cortez por valorizar a publicação de livros que abordam o envelhecimento humano na perspectiva da totalidade social, produção tão cara ao Serviço Social e à Gerontologia Social.

Lista de abreviaturas e siglas

ABEPSS	Associação Brasileira de Ensino e Pesquisa em Serviço Social
AI-5	Ato Institucional n. 5
AIG	Associação Internacional de Gerontologia
AIH	Autorização de Internação Hospitalar
AIS	Ações Integradas de Saúde
AME	Assembleia Mundial sobre o Envelhecimento
ANAS	Associação Nacional dos Assistentes Sociais
ANG	Associação Nacional de Gerontologia
ANVISA	Agência Nacional de Vigilância Sanitária
APS	Atenção Primária à Saúde
BCE	Banco Central Europeu
BENFAM	Sociedade Civil de Bem-Estar Familiar no Brasil
BIRD	Banco Internacional para Reconstrução e Desenvolvimento
BPC	Benefício de Prestação Continuada
CAP	Caixas de Aposentadoria e Pensões
CBAS	Congresso Brasileiro de Assistentes Sociais
CEDI	Conselho Estadual dos Direitos do Idoso
CEP	Código de Ética Profissional
CEP	Comitê de Ética em Pesquisa
CEPAL	Comissão Econômica para a América Latina e o Caribe
CETI	Centro de Estudos da Terceira Idade
CFESS	Conselho Federal de Serviço Social

CIGS	Centro Internacional de Gerontologia Social
COBAP	Confederação Brasileira de Aposentados e Pensionistas
CONASP	Conselho Consultivo de Administração da Saúde Previdenciária
CRASI	Centro de Referência em Atenção à Saúde do Idoso
CRESS	Conselho Regional de Serviço Social
CUT	Central Única dos Trabalhadores
CV	Condição de Vida
DCNT	Doenças Crônicas Não Transmissíveis
DIEESE	Departamento Intersindical de Estatística e Estudos Socioeconômicos
DIP	Doenças Infecciosas e Parasitárias
DRU	Desvinculação de Recursos da União
DST	Doenças Sexualmente Transmissíveis
EI	Estatuto do Idoso
ENPESS	Encontro Nacional de Pesquisadores em Serviço Social
FAO	Fundo para Agricultura e Alimentação
FAPIPE	Federação de Aposentados, Pensionistas e Idosos de Pernambuco
FIOCRUZ	Fundação Oswaldo Cruz
FMI	Fundo Monetário Internacional
FUNASA	Fundação Nacional de Saúde
FUNRURAL	Fundo de Assistência e Previdência do Trabalhador Rural
GEEHPTS	Grupo de Estudos sobre o Envelhecimento Humano na Perspectiva da Totalidade Social
HGA	Hospital Geral de Areias
HUOC	Hospital Universitário Oswaldo Cruz
IAP	Instituto de Aposentadoria e Pensão
IBGE	Instituto Brasileiro de Geografia e Estatística
ICMS	Imposto sobre Circulação de Mercadorias e Prestação de Serviços
ILPI	Instituição de Longa Permanência para Idoso
INAMPS	Instituto Nacional de Assistência Médica da Previdência Social
INPS	Instituto Nacional de Previdência Social
INSS	Instituto Nacional de Seguridade Social

IPEA	Instituto de Pesquisas Econômicas Aplicadas
IPPF	International Planned Parenthood Federation
LOAS	Lei Orgânica da Assistência Social
LOPS	Lei Orgânica da Previdência Social
LOS	Lei Orgânica da Saúde
LRF	Lei de Responsabilidade Fiscal
MPAS	Ministério da Previdência Social
MPPE	Ministério Público de Pernambuco
MS	Ministério da Saúde
MST	Movimento dos Trabalhadores Sem Terra
MTPS	Ministério do Trabalho e da Previdência Social
NAISCI	Núcleo de Articulação e Atenção Integral à Saúde e Cidadania do(a) Idoso(a)
NOAS	Norma Operacional de Assistência à Saúde
OMS	Organização Mundial da Saúde
ONU	Organização das Nações Unidas
PAE	Programa de Ajuste Estrutural
PAME	Plano da Assembleia Mundial sobre o Envelhecimento
PEA	População Economicamente Ativa
PEP	Projeto Ético-político Profissional
PIB	Produto Interno Bruto
Pnad	Pesquisa Nacional por Amostra de Domicílios
PNI	Política Nacional do Idoso
PNSI	Política Nacional de Saúde do Idoso
PNSPI	Política Nacional de Saúde da Pessoa Idosa
PPA	Plano de Pronta Atenção
PPGAR	Programa de Prevenção da Gravidez de Alto Risco
PREV-SAÚDE	Programa Nacional de Serviços Básicos de Saúde
PT	Partido dos Trabalhadores
PUC-RS	Pontifícia Universidade Católica do Rio Grande do Sul
RDC	Resolução da Diretoria Colegiada
RENADI	Rede Nacional de Proteção e Defesa da Pessoa Idosa

RSB	Reforma Sanitária Brasileira
SBGG	Sociedade Brasileira de Geriatria e Gerontologia
SEDH	Secretaria Especial de Direitos Humanos
SESC	Serviço Social do Comércio
SESP	Serviço Especial de Saúde Pública
SIH	Sistema de Informação Hospitalar
SUAS	Sistema Único de Assistência Social
SUCAM	Superintendência de Campanhas de Saúde Pública
SUS	Sistema Único de Saúde
UERJ	Universidade Estadual do Rio de Janeiro
UFJF	Universidade Federal de Juiz de Fora
UFPE	Universidade Federal de Pernambuco
UFRJ	Universidade Federal do Rio de Janeiro
UnB	Universidade de Brasília
UPE	Universidade de Pernambuco
URSS	União das Repúblicas Socialistas Soviéticas

Sumário

PREFÁCIO 21
Edelweiss Falcão de Oliveira

INTRODUÇÃO 25

CAPÍTULO 1

A formação do "velho proletariado" na pré-história do capitalismo: uma narrativa na perspectiva ontológica do ser social 51

1.1 A luta pela liberdade rompe as amarras do trabalho servil, cria o capital usurário 54

1.2 A sujeição do(a) trabalhador(a) quebra as amarras das corporações de ofícios, surge o capital mercantil 63

1.3 Dinheiro, o poder dos poderes: "prelúdio da revolução que criou a base do modo capitalista de produção" 67

1.4 A nova "razão" de ser capitalista: a miséria do proletariado em contraste com a riqueza das nações 78

CAPÍTULO 2

Envelhecimento e centralidade do trabalho na sociabilidade capitalista: discutido do ponto de vista da totalidade na dialética marxiana 85

2.1 O sujeito, sede do processo de conhecimento, na filosofia de Kant, e a totalidade enquanto categoria central na dialética hegeliana 87

2.2 A lei do valor, forma de razão geral do capitalismo, orienta a divisão social do trabalho e a vida do(a) trabalhador(a) para além da velhice 100

    2.2.1 O conhecimento da sociedade como totalidade, objetivo do método dialético em Marx 103

    2.2.2 "O mecanismo de exploração que garante a extração da mais-valia, também expropria o(a) trabalhador(a) do seu tempo de vida" e vai mais além... 108

    2.2.3 A centralidade do trabalho na produção de conhecimento do Serviço Social no campo da gerontologia social 114

2.3 A reprodução social da velhice na sociedade do fetiche 119

    2.3.1 Breves considerações sobre as mediações primárias e secundárias no movimento da reprodução social 121

    2.3.2 "Exploração", "pobreza" e "exclusão" na perspectiva de análise que rompe com a unicausalidade.... 124

    2.3.3 O fetichismo insula o(a) velho(a) em sua própria velhice, arrancando de sua vida as raízes, a história e a memória 130

2.3.4 O sistema do capital usurpa o tempo que deve pertencer ao crescimento, ao desenvolvimento e à saúde do corpo do(a) trabalhador(a) e isso não se resolve com política social.. 134

2.3.5 A reprodução da estigmatização e segregação pela via da pseudovalorização da velhice na sociedade moderna.. 141

2.3.6 Em tempo de crise, está na ordem do dia: a reprodução do(a) velho(a) não como trabalhador(a), mas consumidor(a), na engrenagem da reestruturação produtiva... 146

CAPÍTULO 3

O direito à saúde do(a) velho(a) trabalhador(a) escrito no diário da proteção social brasileira: resultado das lutas sociais da classe trabalhadora 161

3.1 A política de saúde e a contrarreforma do Estado: questões e desafios contemporâneos colocados ao Serviço Social. 165

3.1.1 A velhice entra em pauta na agenda mundial das políticas públicas.. 168

3.1.2 A trajetória dos direitos sociais, com ênfase ao direito à saúde, garantidos aos(às) velhos(as) trabalhadores(a)s nos textos das Constituições brasileiras 175

3.2 O(A) velho(a) trabalhador(a) e o SUS.............................. 185

3.2.1 "O grave risco de regressão dos direitos sociais" refletido na (des)proteção à saúde do(a) velho(a) trabalhador(a) no Brasil 186

3.2.2 A demografia do envelhecimento no Brasil: o reflexo das desigualdades nos indicadores sociais da velhice do(a) trabalhador(a) 296

3.2.3 A epidemiologia do envelhecimento refletida na Política Nacional de Saúde 200

3.2.4 Da política da omissão à Iatrogenia social: uma questão de violência institucional 214

CAPÍTULO 4

A "tragédia do envelhecimento" como expressão da questão social: elementos para pensar e propor uma gerontologia social crítica 219

4.1 Entra em pauta a velhice como um "problema social em si" na sociedade moderna 224

    4.1.1 A expressão "questão social" no debate contemporâneo à luz da contribuição do Serviço Social.. 226

    4.1.2 Outro entendimento sobre a "questão social" protagonizado pelo Serviço Social no Brasil nos anos 1980 213

    4.1.3 O racionalismo formal-abstrato e o Serviço Social brasileiro 234

4.2 O estudo do envelhecimento humano na perspectiva da totalidade social: uma questão de classe (trabalhadora) contemporânea e urgente para o Serviço Social 242

    4.2.1 O Projeto Ético-Político e a instrumentalidade do Serviço Social: elementos teórico-metodológicos que configuram a "práxis" profissional 244

4.2.2 A defesa e a sustentação do pensamento crítico marxista enquanto resistência do Projeto Ético-Político frente à modalidade de enfrentamento da questão social inaugurada pelo governo Lula da Silva 254

4.2.3 Por uma concepção teórico-metodológica capaz de romper com a racionalidade que funda a sociedade do(a) velho(a) insulado(a): a necessária contribuição do Serviço Social à produção no campo da "Gerontologia Social Crítica" 260

CONSIDERAÇÕES FINAIS 267

REFERÊNCIAS 273

POSFÁCIO 291
Jorge Luis Acanda González

APÊNDICE 295
Momentos da pesquisa nos *Anais dos Enpess* (2000 a 2010)

Prefácio

Prefaciar este livro é sem dúvida uma grande honra. Primeiro, por se tratar de uma autora que vem qualificando sua prática no campo de conhecimento do envelhecimento humano. Sálvea de Oliveira Campelo e Paiva, há quase duas décadas, precisamente, desde estudante, durante a elaboração do seu Trabalho de Conclusão de Curso em Serviço Social, iniciou o processo de aproximação com o segmento que a levou a desenvolver estudos e práticas nesse campo de conhecimento e atuação. Portanto, são anos de trabalho e dedicação ao estudo na temática. Ainda no período do seu doutorado, ela prestou exames para a Sociedade Brasileira de Geriatria Gerontologia, tornando-se a primeira assistente social em Pernambuco com o título de gerontóloga.

Em segundo lugar, pelo caminho teórico assumido pela autora, que mesmo sem muita experiência na teoria crítica decidiu se debruçar sobre o conteúdo teórico-metodológico, sem medir esforços para alcançar o objetivo de dar conta de um caminho pouco transitado no período da sua formação profissional. Ela se apropriou da ampla literatura que lhe fazia aprofundar no método crítico, uma vez que entendia ser necessário se apropriar de uma racionalidade ancorada na razão dialética, que possibilitasse uma instrumentalidade capaz de dar respostas qualificadas ao estudo, contrapondo-se às tradicionais respostas instrumentais, comprometidas com valores de uma sociedade contrária à emancipação humana.

Sálvea cursou várias disciplinas complementares, além das exigidas no curso de doutorado, para então se apropriar do movimento do conhecimento que vai do abstrato ao concreto, processando aproximações sucessivas ao fenômeno estudado. Com propriedade, a autora articulou elementos fundamentais à compreensão do(a) "idoso(a)", e sua reprodução no contexto contemporâneo do capitalismo brasileiro, no processo que subordina o trabalho ao capital. Nesse aspecto, sentimo-nos amplamente gratificadas por termos participado e acompanhado a autora nesse processo de produção acadêmica, apoiando e colaborando com o seu interesse por um conteúdo teórico-metodológico cujo suposto é a totalidade social que se situa historicamente e se move em contradições ocultas nos processos históricos de dominação, demandadas na relação capital/trabalho.

Em terceiro lugar, é honroso prefaciar este trabalho por entender que a pesquisa da autora se constitui uma ferramenta para balizar a produção científica e acadêmica do Serviço Social na particularidade do atendimento da mulher velha ou do homem velho. Acreditamos que o livro comporá, na biblioteca profissional do Serviço Social, um conteúdo que ainda é escasso e que tem potencialidade de amplo alcance, pois não só atende a esse segmento profissional, mas, aos que compõem a equipe multiprofissional e aos estudiosos da gerontologia social. Para além dos limites institucionais, o tema ultrapassa a singularidade e particularidade que configuram o atendimento individual, que só pode ser efetivamente compreendido no contexto da totalidade social. É como afirma a própria autora: "dizer da área de saúde não significa delimitá-la entre os muros das unidades de saúde, ao revés, significa ampliá-la para além do tempo e do espaço que nos é reservado à intervenção imediata". Sálvea ultrapassa a imediaticidade do objeto para entender as múltiplas determinações que o configuram.

A banca examinadora da tese de doutorado da autora foi unânime em considerar seu trabalho de alto nível, pelo que propôs sua publicação, fato este que muito nos alegrou. Com elegância e primor, recebemos mais um trabalho rico não só em conteúdo, mas capaz de inovar o arsenal bibliográfico no tema, e suscitar o interesse por um assunto de tamanha importância na contemporaneidade, no momento em que o Brasil conquista a longevidade de sua população. Contraditoriamente, o aumento acelerado da *esperança de vida* ocorrido, principalmente, nas últimas cinco décadas, traz para a pauta política e profissional o desafio de se superar as contradições geradas no acelerado processo de transição demográfica. Múltiplos são os determinantes de tal fenômeno tendo como um dos principais efeitos, mudanças na composição populacional por faixa etária, com tendência de redução relativa da população economicamente ativa, trazendo desdobramentos práticos para a vida do(a) trabalhador(a), tanto da força de trabalho ativa como daquela que foi o sustentáculo da acumulação por longos anos.

Além do mais, o presente livro põe em xeque a produção acadêmica e científica do Serviço Social, voltada para a temática da gerontologia social, assunto que exige hoje, a ultrapassagem de conteúdos que são meramente reproduzidos ou que se limitam ao relato empírico de experiências. A pesquisa feita e a metodologia utilizada trazem à tona questões intrigantes, particularmente no que se refere à direção ética/teórica da formação do(a) assistente social e a apropriação de um conteúdo crítico. Nos resultados, a autora se coloca ao lado de um pequeno número de assistentes sociais que trabalha no tema da saúde do(a) idoso(a), e que tem demonstrado apropriação da teoria crítica (hegemônica na direção política da formação profissional no Brasil). Isso pode ter implicações para além dos textos expostos em congressos profissionais, transformando-se em um indicativo que nos conduz, por um lado, a questionar o processo de formação profissional e, por outro, o papel do(a) assistente social como sintetizador(a) de sua prática profissional.

No campo da Gerontologia Social, a autora identifica, como tendência principal, uma orientação epistemológica, em lugar da ontologia do ser social, orientação esta referenciada na elaboração de textos no campo multidisciplinar do estudo gerontológico, assim como no processo interventivo dessa mesma área. Ao iniciar sua discussão com "A formação do 'velho proletário' na pré-história do capitalismo", a autora se instrumentaliza nos clássicos, passando por Hegel, para então se ater nas elaborações marxianas, quando assume a perspectiva ontológica do ser social.

Com leveza, ela articula o conhecimento à apreensão da racionalidade encontrada na produção de conhecimento do Serviço Social brasileiro, sobre o tema da velhice e saúde da classe trabalhadora, limitando o estudo ao período que segue o ano de 1999. Para tal, a autora aponta elementos que qualificam alguns focos de análise, tomando como ferramenta a apreensão da concepção metodológica expressa nos textos analisados, e seguindo um esquema que a colocou no trilho da sistematização dos dados.

Finalmente, com base na literatura da Gerontologia Social, na qual, segundo a autora, hegemonicamente não prevalece a perspectiva da totalidade social, ela identifica essa mesma ausência na construção dos textos analisados, não prevalecendo a vertente de pensamento denominada "intenção de ruptura". Ou seja, a teoria crítica evidenciada na produção de conhecimento mais recente do Serviço Social brasileiro, conforme afirma Sálvea, não tem sido a tendência mais referenciada nos conteúdos mais específicos dessa produção no campo da Gerontologia Social.

O texto apresenta uma linguagem clara, premiando seus leitores e suas leitoras com constantes elucubrações sobre a racionalidade que vem conduzindo as diferentes práticas profissionais, quer seja do(a) assistente social quer de outros(as) profissionais do campo da Gerontologia.

Recife, 5 de agosto de 2013.
Edelweiss Falcão de Oliveira

Introdução

Nas últimas décadas, o processo de envelhecimento das populações, via de regra observado em escala mundial, adquiriu o *status* de fenômeno e tem sido considerado um marco na história da humanidade, exigindo novas posturas do poder público e da sociedade civil para responder às questões impostas a partir do processo de transição demográfica em curso. Para efeito de pesquisa científica, a literatura geriátrica e gerontológica aceita o ponto de corte aos 60 anos, idade a partir da qual os indivíduos seriam considerados idosos, corte etário adotado pela Organização das Nações Unidas (ONU) para os países em desenvolvimento. Para os países considerados desenvolvidos, onde a expectativa média de vida é maior, adota-se o ponto de corte dos 65 anos como a idade de transição das pessoas para o segmento idoso da população (Organização Mundial da Saúde, 2002).

A título de ilustração, dados fornecidos pelas Nações Unidas (2001, 2012, tradução nossa) revelavam que, no mundo, o número de pessoas com 60 anos ou mais foi estimado em 605 milhões no ano de 2000, 893 milhões em 2011, com probabilidade de atingir cerca de dois bilhões em 2050, tempo em que será tão alto quanto o da população infantil (0-14 anos). O crescimento da população idosa e o declínio da infantil irão marcar a primeira vez na história em que o número de crianças e pessoas idosas será semelhante. Há, na contemporaneidade, uma preocupação latente relacionada à atual tendência demográfica de, na maior parte dos países, em escala mundial, a população não mais crescer, ou crescer bem menos que no passado. Os países que apresentam maior número de idosos(as) são a Grécia e a Itália, onde 24% da população é envelhecida. Em termos de regiões, a maioria dessas pessoas (53%) reside na Ásia, enquanto a Europa apresenta a segunda maior população envelhecida (24%). Na América Latina e Caribe, vivem 8% dos(as) idosos(as) da população mundial. Com relação ao processo de envelhecimento observado na Europa, constata-se ainda que a participação das pessoas com 60 anos ou mais na população geral nos anos 1950 e 2000 correspondia a 12,1% e 20,3% respectivamente, havendo projeções para atingir o patamar dos 36,6% em 2050. Na América Latina e Caribe, a proporção era de 5,9% e 8% nos mesmos períodos, com projeção para atingir 22,5% em 2050.

Esse novo cenário, associado aos sistemas de proteção social historicamente estruturados, tomando como exemplo a política previdenciária, gera uma nova demanda, no sentido de repensar modelos organizados a partir da expansão de postos de trabalho e da brevidade do período da aposentadoria. Todavia, na contemporaneidade, convém lembrar, esse repensar segue uma tendência neoliberal de desregulamentação dos direitos do trabalho conquistados historicamente. Na Europa, países precursores da proteção social como a Alemanha e a Inglaterra, desde 2005, apresentam respectivamente 25,1% e 21,2% de população envelhecida. Outro indicador estatístico valorizado pelos sistemas de proteção social diz respeito à magnitude da população envelhecida em situação de vulnerabilidade e dependência.[1] A participação dessas pessoas com 80 anos ou mais no segmento idoso aumentou de 9,1% em 1950 para 14,6% em 2000, na Europa, enquanto o incremento foi de 6,5% para 11,1% na América Latina e Caribe no mesmo período, ou seja, neste caso, a proporção quase dobrou. Para 2050 as projeções indicam a proporção de 27,1%

---

1. Ao definir grupos populacionais em situação de vulnerabilidade, a Organização Mundial da Saúde (OMS) delimita os seguintes critérios: idade superior a 80 anos; morar só; mulher, especialmente solteira ou viúva; morar em instituições; isolamento social; não ter filhos; apresentar limitações severas ou incapacidades; casais em que um dos cônjuges seja incapacitado ou esteja doente, e ter recursos escassos (Batista et al., 2008).

e 18,1% de pessoas com 80 anos ou mais nas populações idosas da Europa e América Latina e Caribe (Batista et al., 2008).

Mas chegar aos 80 anos é um privilégio que está vetado a várias populações no contexto mundial. A desigualdade social que marca substantivamente a vida de milhões e milhões de indivíduos de todas as idades, protagonizando uma situação quase irreversível de não realização das suas necessidades básicas e potencialidades humanas — objetivas e subjetivas — ao longo de todo o curso de vida, não será menos incidente na velhice — e por que seria? Não há, portanto, motivos razoáveis para se defender uma mística da velhice ou mesmo um envelhecimento transcendental, porque o indivíduo que envelhece não está alijado de sua história de vida enquanto ser social — pois está sendo considerado neste estudo que, por ser "natureza historicamente transformada", *o homem*, através do processo de humanização, transformação propiciada pelo trabalho, situa-se para além da natureza, caracterizando-se como ser social (Netto e Braz, 2006, p. 39).

É o que veio demonstrar o relatório da Organização Mundial da Saúde (2003), cujo conteúdo denunciava a deterioração das condições de saúde em países da África onde, nos anos 1990 e início do século XXI, a taxa de mortalidade superava a dos anos 1970. No referido documento consta que, enquanto uma criança nascida no Japão, em 2003, esperava viver, em média, 85 anos, contando com pelo menos US$ 550 gastos na sua saúde (por ano), uma criança em Serra Leoa provavelmente não viveria além dos 36 anos, sem contar com a certeza de ver um médico, durante esse curto tempo de vida, no país onde apenas US$ 3,00 seriam gastos com sua saúde. Naquele mesmo ano, a Organização Mundial da Saúde (2003) já alertava para o fato de:

> Apesar dos efeitos negativos da Aids, a queda na expectativa de vida estaria ocorrendo no continente africano mesmo se o vírus do HIV estivesse controlado. A Suazilândia foi um dos países que sofreram uma queda na expectativa de vida de sua população entre 2001 e 2002. No Congo, a queda foi de quase dez anos na expectativa de vida, passando de 52 anos, em 2001, para 43 no ano seguinte e menor que a média mundial em 1950.

Diante dessas informações, vê-se que o envelhecimento populacional é um fenômeno observado no mundo se, somente se, subtraio desse mundo países como a Suazilândia e o Congo. No entanto, sem a pretensão de me deter, aqui, nos indicadores da transição demográfica observada — ou não — no mundo, é fundamental lembrar que, visivelmente, os indicadores sociais do envelhecimento estão sendo incrementados no momento de um encolhimento do Estado moderno, diante das suas responsabilidades para com o trabalho, no cenário pleno de desregulamentação dos direitos sociais conquistados historicamente. Estou me reportando ao que José Paulo Netto (2010) denominou de *tardo-capitalismo*, em decorrência das transformações societárias cujo ápice se revela a partir dos anos 1970, evidenciando, conforme defende István Mészáros (2002), uma *crise estrutural* do sistema capitalista de produção. Momento histórico no qual prevalece a interferência de Organizações como o Banco Mundial e o Fundo Monetário Internacional (FMI), de acordo com Elaine Behring (2008), marcado pela reestruturação produtiva e mundialização do capital, quando a esfera financeira se desloca ao seu posto avançado, numa nova relação com a esfera produtiva. Em síntese, nas palavras de Ricardo Antunes (2006, p. 499),

> desde que o capitalismo ingressou na sua fase de mundialização, a partir do processo de reestruturação e financeirização dos capitais nos anos 1970, estamos constatando que os capitais transnacionais exigem dos governos nacionais a flexibilização da legislação do trabalho, eufemismo para designar a desconstrução dos direitos sociais, resultado das longas lutas e embates do trabalho contra o capital desde o advento da Revolução Industrial.

No cenário mundial, é pertinente observar a "coincidência" entre os momentos que demarcam as transformações societárias nos anos 1970 e a convocação[2] pela ONU, da primeira Assembleia Mundial sobre o Envelhecimento (AME), realizada em Viena, na Áustria, no

---

2. Resolução da ONU n. 33/52, de 14 de dezembro de 1978 (Nações Unidas, 1982).

ano de 1982. Derivado dessa Assembleia, o teor do documento intitulado Plano de Ação Internacional de Viena sobre o Envelhecimento (Pame), mais conhecido como Plano de Viena, vem evocar o início de "um programa internacional de ação" com o objetivo de "garantir a segurança econômica e social das pessoas de idade", e de "oportunidades para que essas pessoas contribuam para o desenvolvimento de seus países" (ONU, 1982). Vinte anos após Viena, a preocupação passou a abranger os(as) velhos(as) de outros mundos, sendo realizada em Madri a segunda Assembleia Mundial sobre o Envelhecimento, no ano de 2002. Dessa vez, diante da transição demográfica observada nos países capitalistas periféricos, houve maior atenção dedicada aos problemas impostos pelo envelhecimento populacional no chamado "terceiro mundo". A segunda AME veio reafirmar o discurso pelo Envelhecimento Ativo, indicando uma verdadeira bula a ser seguida enquanto estratégia mundial (global, nacional e local), cujo tripé "independência, participação e segurança", reforça os princípios das Nações Unidas em favor das pessoas idosas[3] (independência, autonomia, participação e assistência social ao idoso) (Teixeira, 2008). Sem dúvida alguma, desde Viena, o debate sobre o envelhecimento humano ocupou os espaços acadêmicos, além de ter preocupado e mobilizado gestores governamentais e a sociedade civil, porém, é quase uma regra, os estudos científicos, discursos políticos, aparatos legais e ações institucionais (sejam ou não governamentais) se limitam a dar respostas a manifestações específicas e imediatas do fenômeno em curso.

Cabe, por enquanto, o exercício de refletir sobre o conteúdo ideopolítico dos discursos, ações governamentais e das políticas sociais direcionadas ao segmento mais velho das populações, notadamente, em ascensão a partir dos anos 1970, quando a transição demográfica passou a impactar na agenda dessas políticas, com ênfase naquelas que deveriam proteger o(a) trabalhador(a) na sua velhice. Não obstante o discurso oficial latente e comprometido, principalmente, no tema que

---

3. Resolução da ONU n. 46/91.

diz respeito à saúde do(a) velho(a) trabalhador(a),[4] as condições objetivas de vida de segmentos dos que vendem a sua força de trabalho não refletem essa preocupação, apesar, e não é possível esquecer, das lutas sociais, do histórico protagonismo exercido por esse sujeito na sua ação coletiva. Do contrário, a situação poderia estar bem mais caótica do que se apresenta na contemporaneidade.

Nessa linha de pensamento, o que faz, então, da velhice, para muitos(as) e cada vez mais, ao revés de ser uma fase da vida marcada pelo descanso do trabalho, protegida pela família, pelas políticas sociais e acolhida pela sociedade, ser a evidência do coroamento da decrepitude, do abandono e da negação de qualquer indício de realização da emancipação humana? Eis, portanto, uma realidade que se manifesta, aos sentidos, do fenômeno a ser desvelado mediante aproximações constantes... Dado o sinal de alerta, é oportuno registrar que neste estudo há uma delimitação teórico-metodológica em relação ao fenômeno, pois não se trata do processo de envelhecimento humano em seu entendimento "natural", "atemporal" e "global", mas da velhice produzida no âmbito da sociedade moderna. Trata-se, escrito de outra maneira, da velhice reproduzida nos limites das condições concretas no espaço e no compasso do tempo do capital, uma questão contemporânea para o Serviço Social. Logo, está aqui assumido o conceito de velhice, segundo define Simone de Beauvoir (1990), como o resultado e o prolongamento de um processo que completa o curso de vida humana.[5] Sendo pertinente lembrar que a ênfase na demarcação cronológica para designar etapas singulares da vida, numa perspectiva fragmentada do todo, é produto da modernidade (Almeida, 2003).

Um desafio contemporâneo posto para o Serviço Social, sem dúvida, diz respeito à necessidade de renunciar à perspectiva da

---

4. Estou aqui me referindo ao trabalhador com 60 anos ou mais de idade, conforme preconiza o Estatuto do Idoso, Lei n. 10.741, de 1º de outubro de 2003 (Brasil, 2003).

5. Do ponto de vista biológico, na literatura geriátrica, a definição aceita mundialmente vem do dr. Leonard Hayflick (1996), exposta no seu livro intitulado *Como e por que envelhecemos*, ao afirmar que "o envelhecimento é a manifestação de eventos biológicos que ocorrem ao longo de um período de tempo".

competência profissional vinculada à racionalidade burocrática e adotar o conceito da "competência crítica". Dessa maneira, como assinala Marilda Villela Iamamoto (2009, p. 17), a recusa ao "messianismo utópico", modo de pensar responsável por protagonizar uma "visão *heroica* e ingênua das possibilidades revolucionárias do exercício profissional", e ao "fatalismo", por preconizar a "naturalização da vida social", vem marcar uma nova tendência do Serviço Social brasileiro, tendo em vista a sua feição acadêmico-profissional e social renovada, comprometida com a defesa do trabalho e dos(as) trabalhadores(as). Para tanto, na contemporaneidade, coloca-se em nível de exigência, cada vez mais urgente, "um profissional culturalmente versado e politicamente atento ao tempo histórico; atento para decifrar o não dito, os dilemas implícitos no ordenamento epidérmico do discurso autorizado pelo poder". Exigência esta que se concretiza nos resultados da pesquisa nos *Anais* dos Encontros Nacionais de Pesquisadores em Serviço Social (Enpess), realizados durante a primeira década deste século.[6]

A importância deste estudo se justifica enquanto possibilidade de contribuição à produção de conhecimento do Serviço Social, tendo em vista ser a saúde um dos espaços sócio-ocupacionais onde se concentra significativa parte das(os) assistentes sociais, assim como eu, em exercício profissional. Mas essa inserção na saúde pública não nos limita, na condição de assistentes sociais em exercício, à intervenção no âmbito das instituições de saúde onde realizamos as nossas práticas sociais. Na verdade, cabe com mais propriedade a referência ao campo da saúde coletiva[7] para dar conta da complexidade da nossa intervenção, ou melhor, da *práxis* profissional, pois atuamos

---

6. O VII Enpess foi realizado em 2000, na Universidade de Brasília (UnB), no Distrito Federal. O VIII Enpess, em 2002, na Universidade Federal de Juiz de Fora (UFJF). O IX Enpess, em 2004, na Pontifícia Universidade Católica do Rio Grande do Sul (PUC-RS), em Porto Alegre. O X Enpess, em 2006, na Universidade Federal de Pernambuco (UFPE). O XI Enpess, em 2008, em São Luís, no Maranhão. O XII Enpess, em 2010, na Universidade Estadual do Rio de Janeiro (UERJ).

7. Aqui estou adotando o conceito de Saúde Coletiva que refuta a tradicional divisão entre saúde pública e saúde coletiva (Guimarães e Junia, 2011).

também nos espaços deliberativos como os Conselhos e Conferências (seja de Saúde, dos Direitos da Pessoa Idosa e outros); nas ruas, dando visibilidade às questões levantadas pelos segmentos e lutas sociais; nas salas de aula e nos grupos de estudos e pesquisa, produzindo conhecimento, socializando a discussão sobre o envelhecimento, a velhice, na perspectiva da totalidade social; na articulação intersetorial (da qual fazem parte tanto os recursos públicos quanto os privados, a exemplo das Instituições de Longa Permanência para Idosos(as) da rede filantrópica) etc. Enfim, dizer da área de saúde coletiva não significa delimitá-la entre os muros das unidades de saúde, ao revés, significa ampliá-la para além do tempo e do espaço que nos é reservado à intervenção imediata. Uma segunda justificativa para a importância da realização deste estudo é a presença massiva e crescente do(a) velho(a) trabalhador(a) enquanto "usuário(a)" demandante dos serviços prestados no âmbito das políticas que compõem a chamada tríade da seguridade social, em especial, da Política Nacional de Saúde onde também se insere o(a) trabalhador(a) assistente social.

Finalmente, como será visto a seguir, justifico ainda a importância deste estudo pela via dos desafios teórico-metodológicos impostos no sentido de inserir a discussão sobre a problemática do envelhecimento na perspectiva da totalidade social, rompendo com concepções que legitimam a segregação e a estigmatização da velhice, reproduzidas nas instituições prestadoras de serviços de saúde, inclusive nas que se configuram como Unidades/Instituições de Ensino Superior. Tal exigência se afirma à medida que prevalece na produção de conhecimento do Serviço Social, no campo da Gerontologia Social, a ausência de discussão alicerçada na concepção teórico-metodológica dialética, existindo uma verdadeira lacuna a ser urgentemente preenchida. Sob esse prisma, está posto um dos principais desafios que ao mesmo tempo se configura como uma contribuição pretendida a partir da realização deste estudo por considerar que, fazendo minhas as belas palavras de Celso Frederico (1997, p. 181), "falar em totalidade é falar também na razão apaixonada e o seu empenho de conhecer até o fim os fenômenos sociais". Ainda refletindo com o autor, considero que "um pensamento que pretende ir até o fim é aquele que quer superar-se enquanto puro pensamento e reivindicar a urgência da emancipação humana".

Foi então que transitei pela história da "razão apaixonada", para trazer ao conteúdo deste livro alguns elementos teórico-metodológicos capazes de realçar a direção ético-política deste estudo. Com essa intenção, para discutir a categoria totalidade na dialética marxiana, se fez necessário enveredar por senderos que me levaram ao encontro da contribuição à teoria social crítica a partir da filosofia kantiana, em que o sujeito passa a ser a sede do processo de conhecimento; e da dialética hegeliana, em que a categoria totalidade adquire centralidade. Todavia, quando me reporto à totalidade, na opinião de György Lukács (1974, p. 41), categoria guardiã do caráter revolucionário da dialética hegeliana, estou me referindo à crítica à economia política, ou seja, à crítica ao modo de pensar burguês, produzida por Karl Marx (2008, 2011), a partir das categorias econômicas e sociais que atestam contra a totalidade da ordem existente. Sendo importante destacar neste momento, conforme observou Lukács (1974, p. 41), que o "método dialético em Marx tem por objetivo o conhecimento da sociedade como totalidade".

Por haver "racionalidades subjacentes às formas de ser e de pensar o Serviço Social", conforme indica Yolanda Guerra (2007, p. 14, 17), o objetivo mais geral deste estudo atende ao desafio de dar continuidade à reflexão sobre o objeto, ora estudado, no "marco abrangente e inclusivo da problemática da racionalidade [dada pela razão] dialética". Estou plenamente de acordo com Guerra (2012, p. 66), quando afirma ser necessário ao profissional do Serviço Social acionar uma racionalidade que "permita desenvolver uma instrumentalidade inspirada na razão dialética, capaz de construir novas competências e legitimidades", para que o(a) profissional possa "dar novas respostas qualificadas em oposição às tradicionais respostas instrumentais, de maneira comprometida com valores de uma sociedade emancipada". Perseguindo esta intencionalidade, foram delimitados os três objetivos específicos, a saber: (i) Apreender a racionalidade presente na produção de conhecimento do Serviço Social, no Brasil, a partir de 1999, sobre a velhice e saúde da classe trabalhadora; (ii) Identificar a

Concepção teórico-metodológica expressa na produção de conhecimento do Serviço no campo da Gerontologia Social, com base nos conteúdos dos artigos publicados nos *Anais dos Enpess* realizados na primeira década do século XXI; (iii) Indicar se, diferente do pensamento hegemônico gerontogeriátrico, prevalece a perspectiva da totalidade social na produção de conhecimento do Serviço Social no campo da Gerontologia Social. O que só seria possível de realizar pela via de um método indissociável da teoria e da história. Suporte teórico-metodológico encontrado no vasto campo semeado por autoras e autores consagrados no Brasil, os(as) quais se dedicam a iluminar os caminhos dos(as) adeptos(as) da vertente de pensamento denominada "intenção de ruptura" com o conservadorismo, tão presente na produção de conhecimento do Serviço Social.[8] Pois, assim como Teixeira (2008, p. 81), considero, que "o envelhecimento sofrerá determinações econômicas, sociais, culturais, étnicas, sexuais se diferenciado no tempo e no espaço, interditando tratamentos universalizantes e a-históricos".

Nessa perspectiva de apreensão, para além dos aspectos biológicos, da demarcação cronológica e da amplitude populacional, há de se considerar as relações sociais como condicionantes no processo de envelhecimento humano, o qual será diferenciado e desigual entre indivíduos e populações, quando o recorte é o tempo e o espaço do capital, sistema este definido por Marx (2011, p. 60) enquanto "potência econômica da sociedade burguesa que tudo domina". Ou seja, no âmbito das sociedades de modo de produção capitalista, a velhice é também uma produção social. Destarte, são oportunas as palavras de Mészáros (2004, p. 16) ao definir o Capital como

> um sistema orgânico de reprodução sociometabólica, dotado de lógica própria e de um conjunto objetivo de imperativos, que subordina a si

---

8. A vertente da "intenção de ruptura", de acordo com Guerra (2007, p. 12), "é a prova cabal de que a inspiração ontológico-marxista, racionalista e dialética permanece como um indescartável eixo de criatividade no Serviço Social contemporâneo". Ver também Netto (2001), *Ditadura e Serviço Social: uma análise do Serviço Social no Brasil pós-64*.

— para melhor e para pior, conforme as alterações das circunstâncias históricas — todas as áreas da atividade humana, desde os processos econômicos mais básicos até os domínios intelectuais e culturais mais mediados e sofisticados.

Sem perder de foco, o sistema de sociometabolismo do capital, cujo núcleo constitutivo é formado, segundo Antunes (2002, p. 16), pelo tripé "capital, trabalho e Estado", parti das relações de produção e reprodução social,[9] onde o trabalho adquire centralidade, evitando a falácia das abordagens cujo ponto de partida é a população, no dizer de Marx (1978, p. 116), "uma abstração, quando deixo de fora, por exemplo, as classes que a constituem". No entanto, vale salientar, tenho plena consciência de que, se desconheço os elementos nos quais se baseiam, como trabalho assalariado e capital, "classes" ecoa como uma palavra esvaziada de sentido (Marx, 2011, p. 54). Delimitado o ponto de partida, venho mais uma vez ratificar o pensamento de Beauvoir (1990, p. 17) por acreditar que "tanto ao longo da história como hoje em dia, a luta de classes determina a maneira pela qual um homem é surpreendido pela velhice".

Como o método de análise utilizado neste estudo não se aparta da teoria e da história, significa considerar o movimento de apreensão enquanto parte constituinte do arcabouço teórico que tem na crítica a sua sustentação. Neste sentido, na sociedade moderna, a velhice é desvelada como um processo não meramente natural, não essencialmente casual, na medida em que está condicionada pelas relações sociais, isto é, pela estrutura de classes, que se sobrepõe aos fatores biológicos e cronológicos do envelhecimento humano. Este raciocínio não diverge, *a priori*, completamente do encontrado na produção de conhecimento da Geriatria, ao apontar múltiplas determinações ao processo. De acordo com Anita Liberalesso Neri (2001, p. 55, grifos do autor),

---

9. De acordo com Marx (2011, p. 41) "quando se fala de produção, sempre se está falando de produção em um determinado estágio de desenvolvimento social — da produção de indivíduos sociais".

em 1909 o médico Nascher introduziu na literatura o neologismo Geriatria, para denotar o *estudo clínico da velhice*, por analogia com *Pediatria*, que é o estudo clínico da infância. Fundou a Sociedade de Geriatria de Nova Iorque em 1912 e publicou o livro *Geriatrics* em 1914 [...].

Para alguns dos estudiosos da Geriatria, como o professor Renato Maia Guimarães (2007, p. 17), o tempo de vida de um ser humano depende, no máximo, de 30% do seu patrimônio genético, estando 20% relacionado "a condições históricas, socioeconômicas e sorte", e 50% "é a parte que nos cabe no latifúndio da vida, esta é a parte sobre a qual podemos opinar e escolher: depende de cada um". A divergência essencial que se estabelece entre o raciocínio do geriatra e o que rege este estudo é devida, principalmente, ao "depende de cada um", pois a perspectiva, ora adotada, refuta o ponto de vista da "individualidade isolada". Como se "cada um" não fosse parte de uma totalidade de relações de produção e reprodução social; como se a opinião "de cada um" tivesse, do ponto de vista do capital, o mesmo grau de liberdade e valor; e a escolha "de cada um" não estivesse condicionada, ou melhor, limitada pela realidade concreta de vida, trabalho e saúde de "cada um". Esse recurso à centralidade "de cada um" e à invisibilidade da luta de classes nas questões referentes à velhice tem sido legitimado pelo discurso ideológico de uma igualdade formal, constituindo a tônica do conteúdo ideopolítico do aparato legal direcionado ao segmento mais velho da população. Encontra respaldo na produção científica do conhecimento gerontogeriátrico;[10] é referenciado na prática social dos profissionais ("ideólogos" ou *"experts"*); e reproduzido pela intervenção estatal. Em contraste, concordo com Mészáros (2002, p. 44) quando afirma que "a posição de classe de quaisquer grupos diferentes de pessoas é definida por sua localização no comando da estrutura de capital e não por características sociológicas secundárias, como o *estilo de vida"*.

---

10. Sobre o assunto, recomendo a leitura do livro *A ideologia da velhice*, escrito pela professora Eneida Gonçalves de Macedo Haddad (1986).

Condicionada, então, pela inserção nos segmentos e classes sociais, a velhice, experimentada pela "espécie" que necessita vender a sua força de trabalho para sobreviver, traduz o resultado de um sistema que subordina as qualidades e necessidades humanas à ditadura do trabalho gerador de mais-valia, à racionalidade dada pela ordem do capital. Certamente, este não tem sido um enfoque privilegiado no discurso e na produção do conhecimento gerontológico. A ênfase nos estudos focados no(a) velho(a) ou na velhice, isolados de uma análise totalizadora, é uma tendência encontrada no campo da Gerontologia, cujas estruturas do pensamento que o legitima derivam da reprodução e não da ruptura do sistema do capital. Recorrendo à explicação de Neri (2001, p. 54), venho oportunamente esclarecer:

> O termo Gerontologia foi usado pela primeira vez em 1903 por Metchnicoff que a compôs a partir do grego, língua em que *gero* significa *velho*, e *logia*, *estudo*. Na ocasião, esse autor previu que ela teria crescente importância no decorrer do século XX, em virtude dos ganhos em longevidade para os indivíduos e as populações, provocados pelos avanços das ciências naturais e da medicina.

Convém, todavia, mesmo assim, indagar: será que, na contramão dessa via do pensamento hegemônico gerontogeriátrico, prevalece na produção de conhecimento do Serviço Social, no campo da Gerontologia Social, a perspectiva da totalidade social? A resposta à questão ora levantada compõe um dos objetivos do estudo que deu origem a este livro. Mas, por enquanto, é importante salientar, como tendência principal, a evidência de uma orientação epistemológica, em detrimento da ontologia do ser social, na Gerontologia, tendência referenciada na produção de conhecimento das diversas disciplinas que compõem esse campo multidisciplinar de estudo e intervenção, inclusive, do Serviço Social.

Para dar conta da pretensa contribuição, considerando o *Projeto Ético-Político* hegemônico no Serviço Social, busquei encontrar na produção de conhecimento do Serviço Social elementos teórico-metodológicos indicativos da racionalidade que rompe com o sistema do capital, no trato das questões impostas pela magnitude com a qual se apresenta a velhice da classe trabalhadora, em escala mundial e, particularmente, no Brasil, na contemporaneidade. Trata-se de uma pesquisa teórica, tomando como campo empírico a Gerontologia Social. A fonte de dados e informações foi delimitada com base na produção apresentada nos *Anais dos Enpess*, nas edições da primeira década do século XXI, tendo como marco a Política Nacional de Saúde do Idoso, em 1999.

Os resultados da pesquisa realizada nos *Anais dos Enpess*, fonte de dados e informações, compondo o campo empírico, integrados à pesquisa teórica, confirmam as duas hipóteses de trabalho, provenientes do acúmulo que se confunde com a minha história de formação e atuação profissional, trajetória que ultrapassou o limite dos 26 anos, do quais, quinze dedicados a estudar questões relacionadas ao envelhecimento humano. Dessa maneira, venho me colocar nestas linhas, na primeira pessoa, como sujeito em processo de conhecimento sendo este o resultado mais concreto de quase duas décadas dedicadas a apreender o processo de envelhecimento humano na sociedade moderna. Assim, sou ao mesmo tempo sujeito que conhece e envelhece conhecendo esse processo de envelhecimento, principal motivação para realizar este livro. No tocante à primeira hipótese, refletida a partir da experiência do mestrado em Ciências da Saúde, pela Fundação Oswaldo Cruz (Fiocruz), realizado entre 2002 e 2004, quando busquei referências na produção do Serviço Social, eu passei a considerar que "o conteúdo crítico evidenciado pela produção de conhecimento mais universal do Serviço Social não tem sido referenciado nos conteúdos mais específicos dessa produção no campo da Gerontologia Social". Como desdobramento da primeira, eu intuía uma segunda hipótese, a de "haver uma tendência, na produção de conhecimento do Serviço Social, no campo da Gerontologia Social, de privilegiar estudos que se aproximam mais dos desenhos epidemiológicos que do método dialético marxiano", inclusive, eu cometi uma dissertação neste sentido. O que não significa deixar de reconhecer a contribuição de estudos dessa natureza, por dar conta de aspectos qualiquantitativos, elementos que compõem a essência do fenômeno objeto de estudo. Mas, e a parte que cabe ao Serviço Social — a nós — "neste latifúndio", no vasto campo da Gerontologia Social?

Com essa interrogação, venho discordar da maneira como alguns estudiosos, dentre os quais destaco Solange Teixeira (2008), criticam os chamados *"experts* da velhice", numa menção direta encaminhada à Sociedade Brasileira de Geriatria e Gerontologia (SBGG) e à Associação Nacional de Gerontologia (ANG), sem eleger ou mesmo esclarecer os parâmetros para analisar os elementos que estão configurando a produção de conhecimento, no campo da Gerontologia, a partir das disciplinas que a compõem.[11] Apesar de no seu importante estudo a autora sinalizar a mudança ocorrida a partir de 1978, quando há a inserção, na SBGG, dos "profissionais formados em humanidades", ou seja, "gerontólogos especializados em diferentes áreas do saber", que se opunham ao "determinismo biológico dos geriatras", evidenciando "a dimensão cultural da velhice, contra imagens negativas da velhice como doença" (Teixeira, 2008, p. 180).[12]

Para que não fiquem dúvidas, enfatizo, a discordância é colocada em relação à maneira como essa crítica tem sido elaborada, o que não significa deixar de reconhecer a necessidade da crítica. Levando em consideração que a categoria de profissionais do Serviço Social é a terceira maior, em números quantitativos, a compor tal Sociedade, creio ser mais adequado centrar esforços para apreender, na condição de assistente social, a ausência de conteúdo crítico, do

---

11. A SBGG foi criada em maio de 1961, como Sociedade Brasileira de Geriatria. A ANG, fruto da necessidade de enfrentar a "posição marginal da Gerontologia no interior da SBGG", foi criada em 1986, após o I Fórum Nacional em Gerontologia, ocorrido em Fortaleza, passando a ser oficializada em 1988. Ambas constituem o elenco das organizações técnico-científicas de natureza não governamental e sem fins lucrativos, sofrendo, é evidente, a influência das agências internacionais, como a Organização Mundial de Saúde (OMS), Organização das Nações Unidas (ONU) e a Associação Internacional de Gerontologia (Teixeira, 2008, p. 178).

12. Essa discordância não afeta em nada a reconhecida importância da contribuição da professora Solange Teixeira (2008) à produção de conhecimento do Serviço Social, na perspectiva da teoria social crítica, particularmente, no campo da Gerontologia Social, com a publicação do seu livro intitulado *Envelhecimento e trabalho no tempo do capital: implicações para a proteção social no Brasil*, constantemente citado neste livro.

ponto de vista da totalidade social, na produção de conhecimento do Serviço Social, no campo da Gerontologia Social, apesar dessa composição, ou seja, da participação de assistentes sociais na SBGG. Fato que notadamente extrapola os limites dessa Organização e está refletido, claramente, na produção de conhecimento publicada nos *Anais dos Enpess*, sobre "velhice, saúde e trabalho", durante o período de 2000 a 2010. Obviamente, não se está aqui atribuindo ao Serviço Social a tarefa messiânica de salvaguardar a produção de conhecimento gerontológico das tentações conservadoras, tampouco, de satanizar o Serviço Social por não imprimir a essa produção o seu conteúdo crítico. Contudo, não me parece razoável encaminhar uma crítica a uma Sociedade dessa natureza como quem olha do lado de fora — mesmo concordando que a sua vinculação histórica ao sistema de produção se estabelece a partir do ponto de vista do capital —, deixando de considerar a presença da categoria de profissionais assistentes sociais do lado de dentro da SBGG. Nessa linha de análise, venho indagar por que, de maneira geral, o conteúdo crítico da produção de conhecimento do Serviço Social não está refletido, referenciado, na produção acadêmica no campo da Gerontologia Social? Para esta questão, *a priori*, não se buscou resposta; no entanto, durante o processo de investigação teórica surgiram alguns elementos indicativos desse processo histórico, vinculado ao tradicional conservadorismo do Serviço Social.

Como o estudo do envelhecimento do(a) trabalhador(a) na contemporaneidade reivindica o estudo da sociedade moderna, logo está justificada a recorrência à teoria social crítica. Por se tratar de um estudo sobre questões que permeiam "a racionalidade presente na produção de conhecimento do Serviço Social, no Brasil, a partir de 1999, sobre a velhice e saúde da classe trabalhadora", objeto deste estudo, se fez necessário eleger alguns parâmetros para proceder à análise dos escritos [que também chamarei de artigos] estudados. Após o primeiro contato com os escritos publicados nos *Anais dos Enpess*, e um longo processo de leitura e discussão sobre o pensamento de Marx, inclusive com o necessário deslocamento a Cuba para continuar estudando temas relacionados à racionalidade do ponto de vista da filosofia e da teoria social crítica com o professor dr. Jorge Luis Acanda, ficou indicado que cinco questões seriam o foco da pesquisa no campo empírico para se chegar à racionalidade nos artigos selecionados.

Buscaram-se, então, conteúdos versados sobre "velhice, saúde e trabalho" que: 1) contemplassem, na análise teórico-metodológica, o movimento histórico das relações sociais de produção e reprodução capitalista; 2) levassem em consideração a centralidade do trabalho, entendendo que o trabalho é o ato fundante do ser social; 3) abordassem a velhice enquanto uma produção social, tendo em vista que na sociedade moderna, essa análise não pode ser apartada da ordem sociometabólica da reprodução do sistema do capital; e/ou 4) contextualizassem a condição de saúde, ou pior, de doença, associada à pauperização, dos homens velhos e mulheres velhas, enquanto expressão da questão social. Foram essas, basicamente, as primeiras questões levantadas para se entender a racionalidade apresentada, ou mesmo, a tendência, no material consultado. Para realizar o processo de lapidação dos escritos, dando conta dessas questões abordadas teoricamente ao longo dos capítulos deste livro, se fez necessário transformá-las em parâmetros (de descritores e conteúdos), apenas para efeito de estratégia metodológica. Ao considerar pelo menos um desses parâmetros discutidos na análise do conteúdo, conforme já foi mencionado anteriormente, há uma tendência 5) à opção pelo ponto de vista da totalidade que se contrapõe à racionalidade do capital.

Estão colocadas as cinco questões relacionadas a conceitos e categorias sociais que não se separam organicamente e assim foram estudadas, pois, partir das relações sociais implica ser coerente com a teoria social adotada. Para tanto, é pertinente registrar, a pesquisa bibliográfica contemplou a produção de Karl Marx, de György Lukács, István Mészáros, Jorge Luis Acanda, José Paulo Netto, Yolanda Guerra, entre outros(as) autores(as) marxistas, bem como de diversas áreas do conhecimento (serviço social, gerontologia, filosofia, história, demografia, epidemiologia etc.) com o propósito de dialogar e tecer as aproximações sucessivas, superando a aparência do fenômeno para apreender suas múltiplas determinações, e desvelar o que aparece como sendo natural, para chegar a sua essência.

Foi então necessário, para apreender a racionalidade nos artigos pesquisados, proceder à leitura mais apurada daqueles que versam sobre *"velhice, saúde e trabalho"*, identificando o acréscimo do conteúdo crítico do Serviço Social ao campo da Gerontologia Social, partindo do pressuposto de que esta é a área da Gerontologia, como esclarece Neri (2001, p. 54-55, grifos nossos), "que se ocupa do impacto das condições sociais e socioculturais sobre o processo de envelhecimento e das consequências sociais desse processo". Outrossim, convém explicitar que, "embora a Gerontologia seja um campo que envolve diversas disciplinas, a pesquisa repousa sobre um eixo formado pela biologia, pela psicologia e pelas ciências sociais, com seus modelos, métodos e teorias". Não sendo possível esquecer que também contribuem para descrever e explicar a dinâmica da velhice outras *disciplinas* e *interdisciplinas*, como a filosofia e a história, a neuropsicologia e a biodemografia. Além disso, continua Neri, a Gerontologia comporta interfaces com várias áreas profissionais, dentre as quais se destacam a clínica médica, a geriatria, a fisioterapia, o direito e o *serviço social* [o grifo é nosso], por exemplo, "das quais derivam soluções para problemas individuais e sociais, novas tecnologias, evidências e hipóteses para a pesquisa". Podendo-se, enfim, afirmar que a Gerontologia é um campo multiprofissional e multidisciplinar.

O processo de investigação foi guiado pela concepção teórico-metodológica de análise dialética da realidade. É evidente que a referência se faz em relação à teoria na perspectiva marxiana, segundo Netto (2009, p. 673), "uma modalidade peculiar do conhecimento", que se distingue de outras (a arte, o conhecimento prático, o conhecimento mágico-religioso) e adquire a especificidade de ser o "conhecimento do objeto tal como ele é em si mesmo, na sua existência real e efetiva, independentemente dos desejos, das aspirações e das representações do pesquisador". Sendo conveniente aqui esclarecer que a confirmação das hipóteses não fazia parte das minhas aspirações na condição de pesquisadora.

Melhor esclarecendo, a Gerontologia Social é, neste estudo, o campo empírico; a Política Nacional de Saúde do Idoso, o marco legal; e os *Anais dos Enpess* (da primeira década deste século), a fonte secundária dos dados e informações da pesquisa no campo empírico. Não havia, *a priori*, uma pauta metodológica. Todo esse movimento de reflexão e o constante repensar das estratégias metodológicas ratificam o cuidado adotado no sentido de não perder de vista que, tomando emprestadas as palavras de Carlos Montaño (2000, p. 21, tradução nossa),

> é o objeto, e não a racionalidade e lógica interna da estrutura metodológica, o que nos brinda o material para determinar os fundamentos, as categorias e o método necessário para apropriar-nos teoricamente da realidade. É o objeto que nos demanda um determinado instrumental heurístico e um caminho para conhecê-lo.

Talvez não seja necessário, mas creio ser conveniente explicar que me refiro à Gerontologia Social por não considerar ser este um campo que deve ser insulado da totalidade social, além de ser o campo ao qual tenho dedicado a minha trajetória profissional. Primeiro, porque o estudo do envelhecimento humano, em sua historicidade, contempla a possibilidade de acompanhar o indivíduo social (de qualquer segmento ou classe social) durante o período mais longo de sua vida, pois o processo de envelhecimento é iniciado ainda na fase adulta, se estendendo até a morte. Segundo, porque, se o enfoque se concentra na velhice, isto é, na fase que vem completar o curso de vida humana, esta fase condensa todo processo de vida do(a) trabalhador(a), cujos reflexos poderão ser apreendidos tanto na dimensão individual, quanto na populacional, na mediação com as relações de produção e reprodução social capitalista, condicionantes desse processo que articula organicamente *"velhice, saúde e trabalho"*. Em terceiro lugar, a referência à Gerontologia Social está sendo feita porque optei por eleger o campo que melhor conheço — na condição de assistente social gerontóloga sanitarista — e pretendo continuar conhecendo, essencialmente, por acreditar que o conhecimento crítico não deve ser desgarrado das possibilidades de intervenção transformadora. Neste sentido, mais uma vez recorro a Netto (1994, p. 38-39, grifos do autor), no intuito de afirmar que

> a apreensão teórica demanda uma vinculação do sujeito que pesquisa com o objeto pesquisado que é *comandada* pela concreção deste último: o *método de investigação* não é um conjunto de regras formais de análise, externas às peculiaridades do objeto, mas uma *relação* que permite ao sujeito apanhar a dinâmica própria do objeto.

Feitos esses esclarecimentos, dando conta de narrar o processo de pesquisa nos *Anais dos Enpess*, foram então selecionados os artigos produzidos no campo da Gerontologia Social, no período que vai de 2000 a 2010, tomando como marco a Política Nacional de Saúde do Idoso que, em 1999, veio fundamentar "a ação do setor saúde na atenção integral à população idosa e àquela em processo de envelhecimento", conforme determinam a Lei Orgânica da Saúde e a Política Nacional de Saúde do Idoso (Brasil, 1990, 1999). Há de se entender que desde os anos 1990, o Enpess é um dos espaços privilegiados e legitimados pela categoria profissional, promovido e consolidado pela Associação Brasileira de Ensino e Pesquisa em Serviço Social (Abepss), organização de assistentes sociais comprometida com a *defesa dos princípios da indissociabilidade entre ensino, pesquisa e extensão e da articulação entre graduação e pós-graduação*, motivo pelo qual se deu a escolha da referida fonte de informações, a compor o campo empírico. Foram cinco os momentos que marcaram o processo de pesquisa nessa fonte: i) *consulta aos anais e listagem dos artigos sobre o envelhecimento humano*; ii) *busca pelos descritores*; iii) *busca por parâmetros*; iv) *sistematização das informações*; e v) *discussão em grupo*.[13]

Com o merecido destaque, a discussão em grupo foi o momento mais rico de todo o processo de pesquisa no campo empírico. Diante do que se apresentava como tendência predominante, observada nos

---

13. Ver o detalhamento dos momentos da pesquisa no Apêndice deste livro.

momentos anteriores, foi realizado mais um momento de estudo e pesquisa, inclusive, com o fito de suspender os sete meses de solidão (de isolamento num *studio* durante cerca de, no mínimo, catorze horas diárias), que sucederam o meu retorno de Cuba. Inicialmente, para a análise dos dados, recorrendo à disponibilidade gentilmente manifestada por colegas de profissão e, bem mais que isso, amigas que sempre me ofereceram ajuda, convoquei a participação de assistentes sociais do Grupo de Estudos sobre o Envelhecimento Humano na Perspectiva da Totalidade Social (GEEHPTS).[14] Esse processo coletivo consistiu em estudar junto às assistentes sociais do GEEHPTS os artigos dos Enpess, objetivando discutir o conteúdo a partir dos parâmetros criados para analisá-los. Foram convidadas nove assistentes sociais e programadas, pelo menos, duas reuniões com cada uma das colegas, momentos em que primeiramente eram explicitados os objetivos, a teoria e a metodologia, e entregues os artigos (em CD e por *e-mail*), junto com a ficha para coleta de dados a ser preenchida. O segundo momento do encontro foi dedicado à discussão e comparação dos resultados registrados nas fichas preenchidas por mim e pela colega. Com certeza, insisto em dizer, esse foi o momento mais rico da pesquisa relacionada aos artigos dos Enpess, tendo em vista o nível das discussões estabelecidas com cada uma das sete colegas que puderam participar desse processo, bem como das reflexões realizadas coletivamente. Após a discussão dos escritos com as assistentes sociais do GEEHPTS, foi realizada uma nova revisão nos 47 artigos que versam sobre "velhice, saúde e trabalho", para confirmar ou contestar as observações anotadas nas fichas. Na verdade, não foram muitas as alterações, tendo em vista que, de maneira geral, as análises dos conteúdos dos artigos foram coincidentes e complementares. Houve também um tratamento estatístico para os indicadores quan-

---

14. Grupo de Estudos criado em maio de 2010, com o objetivo de promover reflexão sobre as questões trazidas pelo envelhecimento humano, apreendidas na perspectiva de totalidade social. Está vinculado ao Núcleo de Articulação e Atenção Integral à Saúde e Cidadania do(a) Idoso(a) (Naisci) do Hospital Universitário Oswaldo Cruz (HUOC) da Universidade de Pernambuco (UPE).

titativos da pesquisa nessa fonte de dados. Enquanto considerações éticas, cabe neste momento salientar, prevalece a intenção de contribuir para a produção de conhecimento do Serviço Social no campo da Gerontologia Social, elaborando uma crítica a partir dos parâmetros definidos. Para além da crítica, em nenhum momento está sendo desconsiderado o fato de que a categoria tem, cada vez mais, realizado reflexões no campo da Gerontologia Social, demonstrando o crescente interesse pelo campo e pelas questões impostas a partir da transição demográfica em curso.[15]

Para expor o estudo, ora apresentado, no primeiro capítulo, abordo aspectos históricos sobre a acumulação primitiva capitalista, com ênfase na formação do "velho proletariado", no intuito de carregar o objeto de história [de vida]. O verdadeiro propósito é o de realizar uma narrativa guiada por historiadores e escritores, dentre os quais destaco Leo Huberman, Harold Laski e Eduardo Galeano, além de Karl Marx, entre outros, capaz de mediar toda discussão feita ao longo deste livro. Portanto, a meu ver, esse é um capítulo, acima de tudo, estruturante, porque introduz e sustenta elementos que rompem com a visão fragmentada da realidade, dando conta de afirmar a perspectiva ontológica do ser social. Com o objetivo de reconstruir, mesmo que de maneira sucinta, o trajeto que escravizou, pela via do salário, "o velho proletariado", transito por lutas medievais que romperam as correntes do trabalho servil e criaram o capital usurário e recorro às circunstâncias mediante as quais a sujeição do(a) trabalhador(a) protagonizou a quebra das amarras das corporações de ofícios, possibilitando o surgimento do capital mercantil. Conso-

---

15. Está em processo de produção a dissertação de mestrado da assistente social Suéllen Bezerra Alves (integrante do GEEHPTS), orientada pela professora dra. Juliane Feix Peruzzo, do Departamento de Serviço Social da Universidade Federal de Pernambuco, cuja proposta de trabalho expressa a preocupação com os fundamentos teóricos e políticos que norteiam o debate sobre a velhice na produção de conhecimento do Serviço Social. A pesquisa está sendo realizada junto às teses e dissertações produzidas no âmbito da Pós-graduação em Serviço Social, tendo em vista o tensionamento entre o posicionamento crítico historicamente incorporado pela profissão e as abordagens conservadoras que ainda são desenvolvidas nos estudos sobre a velhice.

lidados o capital usurário e o mercantil, o caminho foi aberto para se instituir "o prelúdio da revolução que criou a base do modo capitalista de produção" (Marx, 2008, p. 835). Desde então, sendo o *dinheiro, poder dos poderes*, a nova racionalidade capitalista colocou a miséria do *velho proletariado* em contraste com a *riqueza das nações*, a nova razão de ser, capitalista, que impera na contemporaneidade. Busco, no segundo capítulo, resgatar brevemente o debate sobre a razão, elegendo elementos teórico-metodológicos, com o objetivo de propor o *estudo do envelhecimento da classe trabalhadora na perspectiva da totalidade social*. Para apreender o objeto em suas múltiplas determinações, dialogo com autores no campo da filosofia com a intenção de traduzir o *humanismo*, o *historicismo concreto* e a *razão dialética* enquanto núcleos que sintetizam as categorias essenciais da tradição progressista, ou seja, da razão moderna, para subsidiar as reflexões sobre as questões levantadas nos capítulos deste livro. Reflito, à luz dessa discussão, sobre a posição do sujeito no processo de conhecimento e resgato, inicialmente, a "totalidade" enquanto categoria central na dialética hegeliana, na qual a negação e a contradição são princípios da razão. Inicio a exposição dos resultados da pesquisa nos *Anais dos Enpess*, propositadamente, nesse capítulo dedicado a discutir *a velhice da classe trabalhadora na perspectiva da totalidade na dialética marxiana*, o que não se faz sem conceber a centralidade do trabalho na sociabilidade capitalista, cuja lógica é presidida pela racionalidade do capital. Iluminada pela teoria social crítica, bem como pela produção crítica de conhecimento do Serviço Social, verso sobre a velhice enquanto produção social na sociedade moderna, sendo tratada como "problema social em si" na contemporaneidade. *Status* reificado que necessita ser colocado à prova, mediante o desvelamento do objeto pela via em que "as determinações abstratas levam à reprodução do concreto por meio do pensamento" (Marx, 2011, p. 54). Assim, a magnitude do envelhecimento das populações, nas condições objetivas de vida em que se processa para a grande maioria dos seres humanos em escala mundial, configura-se como uma das novas expressões da "velha" questão social, tendo em vista que se manifesta como reflexo da histórica luta de classes, ou seja, do antagonismo estrutural inconciliável entre capital e trabalho. A particularidade da política de saúde brasileira, compondo a bandeira de lutas da classe trabalhadora e a agenda da seguridade social, integra o objetivo de realização do terceiro capítulo, diante da necessidade de situar questões relacionadas à saúde do(a) velho(a) trabalhador(a) no tempo da contrarreforma do Estado. Para tanto, como resultado das lutas sociais da classe trabalhadora, recordo a história do direito à saúde escrita no diário da proteção social brasileira. Sem perder de vista o momento em que a velhice entra em pauta na agenda mundial das políticas públicas, mais precisamente a partir da Assembleia realizada em Viena, em 1982, pontuo aspectos da trajetória dos direitos sociais garantidos aos(às) velhos(as) trabalhadores(as), com base nos textos das Constituições brasileiras. Trago uma breve discussão a respeito do espaço destinado ao(à) velho(a) trabalhador(a) [usuário(a)] no Sistema Único de Saúde e foco, dando continuidade à discussão dos resultados da pesquisa no campo empírico, em questões que dizem respeito à violência praticada contra homens velhos e mulheres velhas, um dos aspectos mais estudados nos artigos selecionados nos *Anais dos Enpess*. Abordo a realidade empírica dos dados demográficos e epidemiológicos do envelhecimento no país, no entanto, longe de se pretender apenas reproduzir dados, estes são apresentados com o único objetivo de contextualizar a discussão sobre "a reprodução social da velhice no Brasil", refletida a partir da crítica ao foco privilegiado na transição demográfica, na "datação da idade cronológica" e no "indivíduo isolado" como parâmetros para a proteção social à velhice, nos textos da Política Nacional de Saúde do Idoso e da Política Nacional de Saúde da Pessoa Idosa. O quarto capítulo consolida todo processo de pesquisa teórica, contemplando a análise dos resultados mais significativos da pesquisa no campo empírico. Assim, dando conta do caminho de volta, refuto a perspectiva da "racionalidade instrumental", da "individualidade isolada" e da velhice como um "problema social em si", discutindo a "tragédia do envelhecimento" como expressão da questão social. Momento em que são retomadas questões e colocados desafios teórico-metodológicos, ético-políticos e técnico-operativos ao Serviço Social enquanto categoria profissional que, no Brasil, como resultado de processos históricos iniciados na década de 1970, culminou, nos anos 1990, com a tomada do partido pelo projeto societário da classe trabalhadora.

Todavia, apesar do *Projeto Ético-Político* hegemônico, a concepção teórico-metodológica dialética não prevalece na produção de conhecimento nem nas práticas sociais dos profissionais do Serviço Social no campo da Gerontologia Social. Em outras palavras, apesar de ser uma categoria profissional que adota a teoria social crítica em seus fundamentos, quando analisados os escritos publicados nos *Anais dos Enpess*, há a nítida tendência de se privilegiar metodologias de pesquisa que se vinculam mais à epistemologia que à perspectiva da ontologia do ser social, como será visto adiante. Escrito de outra maneira, os resultados da pesquisa indicam, apesar do Projeto hegemônico no Serviço Social, não ser predominante a tendência de apreensão das novas questões colocadas pelo envelhecimento da classe trabalhadora, na perspectiva da totalidade social. Ou seja, não predomina nos escritos a concepção teórico-metodológica dialética. Realidade esta merecedora de atenção urgente por parte da categoria profissional.

Creio, enfim, ter deixado evidente que todo esse processo metodológico foi cuidadosamente orientado e refletido na perspectiva ontológica do ser social. O fato de não haver uma "pauta metodológica *a priori*", deixou em aberto um leque de possibilidades que foram, ao longo do trajeto, determinadas pela relação mediada entre sujeito e objeto do conhecimento. Muito embora, dando conta de minha capacidade teleológica, houvesse a intencionalidade de estudar o envelhecimento humano do ponto de vista do trabalho, entre o que pensei no início do processo de doutoramento em Serviço Social, do estudo que originou este livro, e o que exponho agora, ocorreu uma significativa mudança, em razão do que o objeto me demandou conhecer. Devo confessar, não foi um processo fácil de ser vivenciado, tendo em vista a dificuldade de romper com a visão fragmentada, caótica do mundo, pois, como esclarece Montaño (2000, p. 31, tradução nossa), "a perspectiva que assume o método dialético é a que o objeto nos exige, a perspectiva de totalidade". E assim, sem partir de uma metodologia *a priori*, busquei, com a essencial ajuda da professora dra. Edelweiss Falcão de Oliveira e do porfessor dr. Jorge Luis Acanda González, "captar a lógica imanente do objeto", refutando qualquer apelo ao "epistemologismo", na busca permanente de ser fiel à ontologia do ser social.

Capítulo 1

A formação do "velho proletariado" na pré-história do capitalismo: uma narrativa na perspectiva ontológica do ser social

Recorrer à história da formação do proletariado implica a necessidade teórico-metodológica de apreender o caráter contraditório da realidade social, dando conta do *humanismo* e da *historicidade do ser social*, determinações da perspectiva teórico-metodológica dialética. Jorge Luis Acanda González (2012, grifos do autor, tradução nossa) esclarece que Marx

> utilizou poucas vezes a categoria de "ser social", sempre referida à categoria de "consciência social". Na linguagem filosófica, a categoria "ser" refere à realidade material. Ao criar um conceito de "ser social", Marx queria destacar que a materialidade que interessa ao ser humano, a materialidade da qual se ocupa a filosofia não é a materialidade física, senão materialidade social. Pode-se dizer — e de fato se diz muito — que o homem é um "ser social", e com isso o que se quer ressaltar é a ideia de que a essência do ser humano é de caráter social. Aquilo que caracteriza essencialmente o ser humano não é um conjunto de traços inatos, senão as circunstâncias de que o ser humano só pode desenvolver sua humanidade na vida social, no contexto de um sistema de relações sociais que condicionam as formas, modalidades, intensi-

dades, carências, direções, em que essa "humanidade" existe e se desenvolve em cada indivíduo concreto.

Acrescentar "tempo" e "lutas sociais" às questões colocadas pelo "fenômeno" do envelhecimento das populações humanas em escala quase mundial, significa, antes de tudo, considerar que, na perspectiva de classe, quanto à localização historicamente subordinada na estrutura do comando do capital, conforme indica Mészáros (2002, p. 44), "não há nenhuma diferença entre os trabalhadores dos países mais 'subdesenvolvidos' e seus semelhantes nas sociedades capitalistas mais privilegiadas [...]".[1]

Compreensão fundamental à realização dos objetivos deste estudo, porque na contemporaneidade, de maneira exaustiva, a velhice vem sendo estudada pela sua magnitude, ou seja, como se apresenta em números, com ênfase no seu desenho epidemiológico, numa via de apreensão deslocada das relações de produção e reprodução capitalista. Como os estudos tendem a ser delimitados no âmbito das questões que se manifestam enquanto problemas de ordem social, está explicado, *a priori*, por qual manobra teórico-metodológica a velhice senil, com perdas acentuadas da capacidade funcional, aparece cientificamente comprovada como sendo [quase] um dado natural dessa fase da vida humana. Se o contingente estudado, foco das necessidades mínimas não saciadas e das demandas sociais históricas, devidamente encaminhadas aos *"experts"* ou "ideólogos" do envelhecimento e às instituições legitimadas pela intervenção do Estado, é o que compõe a versão atual do "velho proletariado", a verdadeira "tragédia do envelhecimento" é, por sua vez, o resultado das condições objetivas de vida dos(as) trabalhadores(as) e não um dado natural do envelhecimento do ser humano na sua universalidade.

---

1. Para que não fiquem dúvidas, é conveniente esclarecer que não estou aqui deixando de reconhecer as diferenças, mesmo na perspectiva de classe (trabalhadora), no processo de envelhecimento dos segmentos que serão ainda mais penalizados se associo a velhice a variáveis como gênero, etnia, até mesmo aos intervalos etários, entre outras. Estou fazendo referência à desigualdade substantiva.

Sendo muito conveniente neste momento lembrar, e assim sinalizou Beauvoir (1990, p. 111), que "até o século XIX, nunca se fez menção aos 'velhos pobres'; estes eram pouco numerosos e a longevidade só era possível nas classes privilegiadas; os idosos pobres não representavam rigorosamente nada". Esse, a meu ver, é um problema a ser estudado no campo da Gerontologia Social — que eu venho propor — Crítica,[2] com o objetivo de romper com o universalismo abstrato que corresponde a elevar a particularidade ao patamar da universalidade, atestando enquanto única possibilidade de verdade a realidade que se vive do ponto de vista do capital.

Cogitar a respeito dos números exponenciais é um exercício que me reporta a Carl Sagan (2008, p. 28), quando este sinaliza que todos nós temos dois pais, quatro avós, oito bisavós, dezesseis trisavós etc. Nessa dinâmica, "a cada geração que retrocedemos, temos duas vezes mais antepassados em linha direta". Portanto, afirma o cientista, "se retrocedemos o bastante, quaisquer duas pessoas sobre a Terra tem um ancestral em comum". Seguindo tal raciocínio, julgo não ser possível estudar o envelhecimento humano, na perspectiva de classe (trabalhadora), da totalidade social, sem a justa menção aos ancestrais, ou seja, ao "velho proletariado" e esse movimento não se realiza sem mergulhar no *agitado mar da história*.[3] E inicio essa história universal pensando num certo trabalhador que há trinta anos se deparou com

---

2. Após exaustiva pesquisa na literatura gerontológica, incluindo periódicos, como a revista *Geriatria & Gerontologia*, órgão oficial de publicação científica da SBGG, os *Anais dos Enpess* da última década, a base Scielo etc.; após consultar representantes da Gerontologia na esfera nacional, manter contato com a então presidente da Comissão de Título de Gerontologia da SBGG, até o momento da defesa da tese, em 15 de março de 2012, não obtive uma única informação afirmando a utilização da expressão "Gerontologia Social Crítica" no Brasil. O que não significa dizer que não existe conteúdo crítico no campo da Gerontologia. Para não dizer que não se falou em "Gerontologia Social Crítica", encontrei apenas um artigo intitulado "Hacia una gerontologia social crítica", de autoria do professor Jorge G. Hidalgo G., do Departamento de Sociologia da Universidad de Costa Rica, no qual está sinalizada a questão da *carência de um corpo teórico coerente*, da *riqueza de dados e a pobreza de teoria*, ou mesmo, que *o progresso da teoria gerontológica não é acumulativo*.

3. A referência é alusiva ao poema intitulado "E então, que quereis?" (1927) do poeta russo Vladímir Maiakóvski.

um simples instrumento musical, objeto de seu desejo e da necessidade de realização da sua subjetividade. Somente ao comemorar 74 anos de vida e muito trabalho, sem parar, porque mesmo aposentado continua trabalhando, conseguiu finalmente...[4]

1.1 A luta pela liberdade rompe as amarras do trabalho servil, cria o capital usurário

Quando escreveu sobre *O segredo da acumulação primitiva*, Marx abordou as condições básicas da produção capitalista a partir do confronto e do contato de "duas espécies bem diferentes de possuidores de mercadorias", a saber: de um lado, o proprietário de dinheiro, de meios de produção e de subsistência, cujo maior interesse é o aumento da soma de valores que possui, comprando a força de trabalho alheia; de outro, os(as) trabalhadores(as) livres, em dois sentidos, por não mais fazerem parte direta dos meios de produção, como faziam os escravos e servos, e por não serem donos dos meios de produção, como o camponês autônomo. Essa circunstância, segundo Marx (2008, p. 828), foi fundamental à transformação do modo de produção feudal para o capitalista porque "a chamada acumulação primitiva é apenas o processo histórico que dissocia o trabalhador dos meios de produção. [...] constitui a pré-história do capital e do modo de produção capitalista".

Conforme pode ser verificado, enquanto produto da sociedade moderna,[5] as reivindicações por direitos do trabalho passaram a incorporar a dimensão da proteção social ao envelhecimento, à velhice do(a) trabalhador(a). Nesse modelo de sociedade, a fase que

---

4. Faço referência e ao mesmo tempo reverência ao meu pai, Geraldo Campelo, um velho trabalhador.

5. Do ponto de vista histórico, assinala o professor Acanda (2006, p. 51): "O conceito de modernidade designa um período específico no qual surgiram e se difundiram formas de organização social radicalmente diferentes das existentes em épocas anteriores".

encerra o curso de vida humana deixou de ser uma experiência vivenciada pelo indivíduo, no espaço privado, quando eram estabelecidas redes familiares de interdependência de produção e proteção, para ocupar o espaço público, desafiando a lógica de acumulação do capital. Antes, nas sociedades pré-capitalistas, de modo de produção feudal, onde a medida de riqueza era determinada pela quantidade de terra, a propriedade pertencia aos senhores feudais, altos dignitários da Igreja ou sacerdotes (clero) e à nobreza. A posse da terra, sobretudo, implicava ao servo o dever de cumprir suas obrigações de fidelidade e trabalho — vassalagem — para com os seus senhores que, por sua vez, também tinham obrigações em relação ao servo, segundo o costume do feudo. Havia um sistema de proteção aos que dela necessitavam. No entanto, acerca da mediação do contingente populacional, historiadores como Leo Huberman (2010) e Cláudio Vicentino (1997) não fazem referência a um detalhe importante, devidamente registrado por Marx (2008, p. 831), segundo o qual,

> em todos os países da Europa, a produção feudal se caracteriza pela repartição da terra pelo maior número de camponeses. O poder do senhor feudal se caracteriza pela repartição da terra pelo maior número possível de camponeses. O poder do senhor feudal, como o dos soberanos, não depende da magnitude de suas rendas, mas do número de camponeses estabelecidos em seus domínios.

O modo de produção feudal se caracterizava por uma economia basicamente agrária, não comercial, autossuficiente e quase amonetária. Ainda que a palavra "servo" derive do latim *servus*, cujo significado é "escravo", o camponês, apesar de levar uma vida miserável, não era necessariamente um escravo, pois mesmo havendo uma transferência da posse de um feudo de um senhor a outro, o servo permaneceria no seu pedaço de terra. Esta era uma diferença fundamental, porque ao servo era garantida uma ligação à terra que o escravo nunca teve, embora não seja possível falar em igualdade entre servos e senhores (Huberman, 2010; Vicentino, 1997).

Como a Igreja, nos primórdios da Idade Média,[6] era a maior proprietária, dominando entre um terço e metade de todas as terras da Europa ocidental, exercia também a hegemonia ideológica e cultural da época, caracterizada pelo teocentrismo, com referência na doutrina cristã. A Igreja se encarregava de prestar ajuda espiritual, enquanto a nobreza assumia a proteção militar. A contrapartida dos(as) trabalhadores(as) era o pagamento pela via do cultivo das terras e dos diversos tributos.[7] No século XI, não havia mecanismos para promover a multiplicação dessa riqueza, porque mesmo havendo intercâmbio dos produtos do trabalho, a vida econômica não dependia essencialmente da utilização de moeda. Não fazia sentido a produção de excedentes em larga escala, pois, o servo, junto com a sua família, cultivavam o alimento e também fabricavam os objetos de que necessitassem.

Houve, de fato, na história da humanidade, esse tempo quando a vida e o trabalho acompanhavam a trajetória diária do sol, do ciclo da lua, das estações do ano, do curso de vida humana. O tempo de trabalho estava organizado e dividido em função de uma dinâmica familiar, havendo a mediação por gênero e geração. Friedrich Engels (2008, p. 45), por exemplo, ao narrar, em 1845, a situação da classe trabalhadora na Inglaterra, escreveu a seguinte observação: "Antes da introdução das máquinas, a fiação e a tecelagem das matérias-pri-

---

6. Adoto a explicação apresentada por Vicentino (1997, p. 106, grifo do autor), considerando que "as expressões Idade Média e Idade Moderna foram criadas durante o Renascimento, no século XV. Demonstrando repúdio ao mundo feudal, os renascentistas forjaram tendenciosamente a concepção de que a Idade Média fora *uma longa noite de mil anos*, a Idade das Trevas, em que mergulharam a cultura clássica após a queda de Roma."

7. Dentre os principais tributos, ou seja, obrigações civis, Vicentino (1997, p. 109) destaca: "*Corveia*: trabalho gratuito nas terras do senhor (manso senhorial) em alguns dias da semana; *Talha*: porcentagem da produção das tenências; *Banalidade*: tributo cobrado pelo uso de instrumentos ou bens do senhor, como o moinho, o forno, o celeiro, as pontes; *Capitação*: imposto pago por cada membro da família servil (por cabeça); *Tostão de Pedro*: imposto pago à Igreja, utilizado para a manutenção da capela local; *Mão-morta*: tributo cobrado na transferência do lote de um servo falecido a seus herdeiros; *Formariage*: taxa cobrada quando o camponês se casava; *Albergagem*: obrigação de alojamento e fornecimento de produtos ao senhor e sua comitiva quando viajavam".

mas tinham lugar na casa do trabalhador. A mulher e os filhos fiavam e, com o fio, o homem tecia — quando o chefe da família não o fazia, o fio era vendido [...]".

Marx (2008, p. 99-100), na sua abordagem sobre o trabalho em comum — associação direta de trabalho —, critica os que pensavam a forma primitiva da propriedade comum como sendo apenas uma experiência eslava ou exclusivamente russa, mencionando o exemplo da "indústria patriarcal rural de uma família camponesa" que produz (trigo, gado, fio, tela de linho, peças de roupa etc.), através de diferentes espécies de trabalho (lavoura, pecuária, fiação, tecelagem, costura etc.) para atender às próprias necessidades. Todavia, conclui que apesar dessas coisas diversas serem, para a família, produtos diversos do seu trabalho, não se confrontam entre si como mercadorias.[8] Sendo importante lembrar neste momento que, de acordo com Netto e Braz (2006, p. 81), "a mercadoria é uma unidade que sintetiza valor de uso e valor de troca", ou seja, "a produção de mercadorias tem como condições indispensáveis a divisão social do trabalho e a propriedade privada dos meios de produção".

Na situação ilustrada por Marx, "as diferentes espécies de trabalho que dão origem aos produtos são, na sua forma concreta, funções sociais, por serem funções da família que tem, com a produção de mercadorias, sua própria e espontânea divisão do trabalho". Portanto, é importante destacar, as "diferenças de sexo e de idade e as condições naturais do trabalho, variáveis com as estações do ano, regulam sua distribuição dentro da família e o tempo que deve durar o trabalho de cada um de seus membros".

A velhice, experiência tão antiga quanto a história da própria humanidade, longe de ser um problema social, era vivenciada naturalmente no domínio do espaço privado e da mesma maneira se vi-

---

8. Para Marx (2008, p. 57) "a mercadoria é, antes de mais nada, um objeto externo, uma coisa que, por suas propriedades, satisfaz necessidades humanas, seja qual for a natureza, a origem delas, provenham do estômago ou da fantasia" [...]. Para Marx, portanto, "não importa a maneira como a coisa satisfaz a necessidade humana, se diretamente, como meio de subsistência, objeto de consumo, ou indiretamente, como meio de produção".

venciava o processo de finitude da vida humana. Muito embora isso não implique a pretensão de se defender uma visão romântica da velhice em sociedades pré-capitalistas. Mas a história registra mudanças que repercutiram nas relações sociais, como aquelas que, no século X, com o fim das invasões na Europa, possibilitou um crescimento demográfico cujas necessidades básicas do novo contingente humano não poderiam ser supridas pela produção servil, resultando na expulsão do excedente populacional das propriedades pelos senhores feudais, acirrando ainda mais a situação de miséria dessa população que se estabeleceu em aldeias ou que passou a se dedicar a saques nas estradas. Era um tempo de escassez generalizada. E, apesar do crescimento demográfico ter exigido maiores colheitas e o consequente aperfeiçoamento das técnicas agrícolas, a estrutura estamental não permitia ao servo a motivação necessária ao desenvolvimento tecnológico. Os motivos são óbvios, principalmente porque, aumentando a produtividade e o consumo, aumentaria a tributação, o pagamento de impostos (Vicentino, 1997, p. 133). Sem dúvida, outro aspecto diretamente relacionado à mediação do contingente populacional.

A realidade observada no século XI não será a mesma nos séculos seguintes quando, na Europa ocidental, o comércio evoluiu a passos largos. Foi o tempo das Cruzadas[9] rumo à Terra Santa que, embora do ponto de vista religioso não tenham obtido resultados duradouros, favoreceram a expansão do comércio, despertando a Europa do seu sono feudal. Nessa dinâmica das mudanças, do século XII ao XV,[10]

---

9. "O movimento cruzadista é, geralmente, definido como uma série de expedições armadas realizadas pelos cristãos contra os muçulmanos, com o propósito de romper o cerco a que vinham submetendo a Europa desde o século VIII. Assim, a ideia de libertação de lugares religiosos tradicionais, como o Santo Sepulcro, na Palestina, transformou-se em bandeira desse movimento" (Vicentino, 1997, p. 133).

10. "O feudalismo, estrutura econômica, social, política e cultural que se edificou progressivamente na Europa centro-ocidental em substituição à estrutura escravista da Antiguidade romana [...] começou a se formar a partir das transformações ocorridas no final do Império Romano do Ocidente e das invasões bárbaras, alcançando seu apogeu no final da Alta Idade Média, período compreendido entre os séculos V e X. O declínio do feudalismo, que já se es-

surgiram no cenário europeu as grandes feiras onde eram negociadas mercadorias por atacado, provenientes de todas as partes do mundo até então conhecido. Diferente do que acontecia nos mercados locais do início da Idade Média, quando se realizavam "transações de troca simples", nessas feiras, além da importância do comércio, eram realizadas transações financeiras. Com o incremento destas transações, a negociação em dinheiro veio demandar um novo sujeito, o comerciante. A atividade comercial emergente reivindicava a liberdade como condição para a sua realização, produzindo novos padrões de relações sociais, diferenciando a vida na cidade da vida no feudo. Na cidade, onde viviam as populações urbanas, passou a ecoar o grito de liberdade em todos os sentidos, como o direito de ir e vir; de criar os próprios tribunais e proceder a seus próprios julgamentos; de fixar os próprios impostos etc. (Huberman, 2010). Note-se aqui uma diferença, pois, mais especificamente, a partir do século XIII, com a divisão social do trabalho e a propriedade privada dos meios de produção, a produção mercantil simples, cujo processo de circulação pode ser expresso em M $\rightarrow$ D $\rightarrow$ M (*Mercadoria* $\rightarrow$ *Dinheiro* $\rightarrow$ *Outra Mercadoria*), é modificado para D $\rightarrow$ M $\rightarrow$ D⁺ (*Dinheiro* $\rightarrow$ *Mercadoria* $\rightarrow$ *Dinheiro acrescido*), caracterizando uma maior complexidade nesse processo de circulação. Melhor explicando, à luz da contribuição de Netto e Braz (2006, p. 82), a simbologia M $\rightarrow$ D $\rightarrow$ M revela que o objetivo central do produtor não é a posse do dinheiro, sendo este apenas um meio de troca. Com a intermediação do comerciante, sujeito que veio se colocar entre os produtores e os consumidores, o processo de circulação das mercadorias será mais complexo, assunto ao qual retornarei no próximo item.

Surgiram as associações de mercadores, criadas a partir do século XII, com o intuito de regular os preços das mercadorias e controlar, com exclusividade, o mercado. Não demorou muito e a prática da

---

boçava no século X, prosseguiria até o século XV, constituindo o período convencionalmente chamado de Baixa Idade Média. Não é raro encontrarmos também a expressão Idade Média Central, referente ao período do apogeu feudal, situada entre os séculos VIII e XIII, aproximadamente" (Vicentino, 1997, p. 107).

cobrança de juros, antes condenada pela Igreja, foi liberada. O empréstimo, até então, se dava em decorrência de algum infortúnio que atingisse algum indivíduo. Emprestar dinheiro a juros, segundo a Igreja, era usura e a usura, por sua vez, era um pecado. De acordo com a Igreja estavam os governos locais e mais tarde os governos dos estados que criaram legislações contra essa prática de cobrança de juros. Nas sociedades pré-capitalistas a economia não era independente de elementos éticos e religiosos. Naquele modelo de sociedade, onde prevaleciam as ideias de Tomás de Aquino[11] (1225-1274), as regras eram as mesmas para as atividades econômicas e não econômicas. A proibição se dava necessariamente porque cobrar juros pelo uso do dinheiro significava a venda do tempo e, como o tempo não pertence a ninguém, não podia ser vendido. De fato, era abominante, na época, a figura de um usurário como Shylock.[12] Mas, como se sabe, entre o que pregava e praticava, havia uma distância abissal, pois, a Igreja, a despeito de ser — nessa lógica — um dos maiores praticantes da usura, continuava a gritar contra os usurários. Em síntese, "a moderna noção de que qualquer transação comercial é lícita desde que seja possível realizá-la não fazia parte do pensamento medieval", tampouco "se considerava ético acumular mais dinheiro do que o necessário para a própria manutenção" (Huberman, 2010, p. 31).

A história revela ainda que uma das mudanças mais significantes ocorridas com o desenvolvimento do comércio, a introdução de uma economia monetária e o crescimento das cidades, por volta do século XII, foi a ascensão do servo à posse da terra. Esse dado tem relação com a necessária divisão do trabalho entre cidade e campo, pois já não era viável para os que se ocupavam do comércio produzir o seu próprio alimento. Na época, prevaleceu o difícil desafio assumido pelo camponês de trabalhar em terras incultas, no solo europeu, quando apenas metade das terras da França, um terço da

---

11. Tomás de Aquino (1225-1274), expoente da Escolástica, foi o principal pensador da Idade Média, condenava a "ambição do ganho" (Huberman, 2010, p. 30).

12. Personagem criado por Shakespeare e imortalizado em sua obra *O mercador de Veneza* (Shakespeare, 2011).

Alemanha e um quinto da Inglaterra eram cultivadas. Foi assim que os camponeses se aventuraram por entre florestas, pântanos e terrenos inaproveitados. Outro dado digno de registro diz respeito ao fato de o senhor feudal ter percebido que o trabalho livre era bem mais produtivo que o trabalho escravo, viabilizando, cada vez mais, entre os séculos XIII e XIV, a concessão da posse da terra a esse trabalhador. O interessante, mas não surpreendente, é constatar que a Igreja, muito mais que a nobreza, se colocou como a principal reacionária à emancipação dos servos, baixando inclusive estatutos contrários à libertação dos servos pelos seus senhores, sob a ameaça de excomunhão[13] (Huberman, 2010).

O anseio pela liberdade, sob a pressão das forças econômicas, protagonizou revoltas coletivas, ou seja, estratégias de lutas e resistência por parte dos camponeses. Mas a epidemia da peste negra, no século XIV, veio marcar profundamente essa época, quando a situação de morbimortalidade foi determinante no preço do trabalho do camponês que passou a valer cerca de 50% a mais em decorrência da baixa na oferta e do relativo aumento de demanda por trabalho. Não é nenhuma novidade o fato de que a terra só pode ser produtiva pela mediação do trabalho humano. Assim, as revoltas dos camponeses do século XIV, diferente das anteriores, possibilitaram o fortalecimento político dos(as) trabalhadores(as) agrícolas, quando a escassez de "mão de obra" despertou neles um sentimento de poder. A resistência, é claro, foi violenta. Houve execuções, enforcamentos, mas conforme Huberman (2010, p. 40),

> [...] a velha organização feudal rompeu-se sob a pressão de forças econômicas que não podiam ser controladas. Em meados do século XV, na maior parte da Europa ocidental, os arrendamentos pagos em dinheiro haviam substituído o trabalho servil, e, além disso, muitos camponeses haviam conquistado a emancipação completa. [...] o fato de que a terra

---

13. Huberman (2010, p. 37) menciona os estatutos da Cluníaca, entre 1320 e 1458, como exemplo da atitude de ameaça de excomunhão dos que libertassem da condição servil, homens ou mulheres, pertencentes aos mosteiros daquela ordem religiosa.

fosse assim comprada, vendida e trocada livremente, como qualquer outra mercadoria, determinou o fim do antigo mundo feudal. Forças atuando no sentido de modificar a situação varriam a Europa ocidental, dando-lhe uma face nova.

Com a ascensão dos comerciantes e do consequente estilo de vida urbano, a sociedade estamental foi paulatinamente produzindo as circunstâncias para a transformação em uma sociedade de classes. Assim, entre os séculos XI e XIII, a história vai registrar, na Europa ocidental, a constante luta pela autonomia urbana. E foi tão intensa a luta que, por volta do século XIV, em algumas regiões, metade da população havia sido deslocada para as vilas e cidades. Vale salientar que algumas cidades, diferentemente de outras que se desenvolveram próximas à confluência de estradas ou à foz de rios, eram fortificadas, sendo estas chamadas de burgos.[14] Mas, por estarem situadas em áreas de feudos, embora pudessem desenvolver livremente suas atividades de comércio e artesanato, não estavam livres os burgueses de pagarem impostos aos senhores feudais (Vicentino, 1997).

Tais mudanças, sem precedentes, vão incidir no modo de produzir os objetos utilizados para a satisfação das necessidades humanas. A princípio, de acordo com o que foi visto anteriormente, a indústria se fazia em casa, e a produção era destinada a satisfazer as necessidades domésticas. Foi preciso, portanto, que o mercado crescesse para que os artesãos abandonassem a agricultura e existissem em suas profissões isoladas. O que só foi possível mediante o crescimento das cidades e o uso do dinheiro (Huberman, 2010). Em síntese, na análise de Marx (2008, p. 829), todas essas transformações que servirão de alavanca à classe capitalista em formação, com ênfase nos forçados deslocamentos de grandes massas humanas, expropriadas súbita e violentamente de seus meios de subsistência, "lançadas no mercado de trabalho como levas de proletários destituídos de direitos", marcam época na história da acumulação primitiva.

---

14. Palavra que deriva do latim, *burgu*, cujo significado é fortaleza (Huberman, 2010).

1.2 A sujeição do(a) trabalhador(a) quebra as amarras das corporações de ofícios, surge o capital mercantil

No início, a unidade industrial presente na Idade Média consistia numa oficina, cujo mestre — empregador em pequena escala — trabalhava lado a lado com seus ajudantes. Havia ainda uma relação de respeito entre o mestre e seus ajudantes, pautada no saber, na experiência, via de regra uma relação intergeracional. Nesse tipo de arranjo, foi visto no item anterior, as mercadorias, "que eram feitas por artesãos profissionais, donos tanto da matéria-prima como das ferramentas utilizadas para trabalhá-las", passaram a ser vendidas num mercado externo (Huberman, 2010, p. 42).

A exemplo das associações de mercadores, foram criadas, também, no âmbito das sociedades medievais, as corporações de ofício, cujo principal objetivo, segundo Vicentino (1997, p. 139), era o de "manter o monopólio de seus ramos de atividade, impedindo a concorrência entre os que produziam um mesmo artigo e controlando os preços e a qualidade do produto". Com relação às corporações, Huberman (2010, p. 48) observa ainda que apresentavam, entre os séculos XII e XIV, duas características fundamentais: "a igualdade entre os senhores e a facilidade com que os trabalhadores podiam passar a mestres".

Mas, para que pudesse vender livremente a sua força de trabalho, exercendo o direito de ir e vir a/de qualquer mercado, o produtor precisou se livrar também das amarras impostas pelas corporações, a partir das suas regulamentações às quais estavam subordinados os aprendizes e oficiais. Entretanto, se na versão dos historiadores burgueses essas explicações são suficientes, para Marx (2008, p. 829) os trabalhadores emancipados só se tornaram verdadeiramente vendedores de si mesmos após terem sido roubados, expropriados de todos os seus meios de produção e privados de todas as garantias que as instituições feudais asseguravam à sua existência, com a dissolução das vassalagens feudais. Assim, "a história da expropriação que sofreram foi inscrita a sangue e fogo nos anais da humanidade".

É importante não perder de vista que remanescia nas corporações, até certo momento, aquela noção do justo preço das mercadorias, advinda da cultura cristã. Mas isso só se sustentou até antes da ampliação do comércio e do crescimento das cidades, pois até a descoberta, em 1498, do caminho marítimo para as Índias, por Vasco da Gama, os venezianos monopolizavam o comércio com o oriente, desafiando mercadores do mundo inteiro. Com o desenvolvimento do mercado e, consequentemente, a produção em larga escala, o justo preço foi substituído pelo preço de mercado. Ou seja, com as modificações das condições econômicas foram também modificadas as ideias econômicas. Mudou a lógica do preço justo; mudaram também as características que predominavam nas antigas corporações artesanais. Com a prosperação de certos mestres, houve uma gradação e assim era possível identificar as corporações "superiores" e as "inferiores". Numa relação social diferente do passado, os mestres das corporações inferiores podiam trabalhar para os mestres das superiores mediante o assalariamento. Sendo oportuno não perder de vista que "o processo que produz o assalariado e o capitalista tem suas raízes na sujeição do trabalhador" (Marx, 2008, p. 829).

O tempo passou e essas corporações artesanais tenderam a suplantar as comerciais que outrora detinham o monopólio do comércio da cidade. Não tardou muito e já era possível identificar corporações exclusivistas, "selecionadas, poderosas e ricas", que passavam a dar as ordens, cuja direção não poderia ser assumida por qualquer um de seus membros. Havia discriminação entre pobres e ricos. De acordo com Huberman (2010, p. 48),

> do controle das corporações exclusivistas ao controle do governo municipal bastava um passo, que foi dado pelos membros dessas grandes organizações. Tornaram-se os verdadeiros administradores da cidade, quase em toda parte os mais ricos e influentes eram mais ou menos identificados com o governo municipal.

No século XV se consolidava, assim, a ascensão da classe média, quando a necessidade de ordem e segurança demandou uma autoridade central, ou seja, um Estado nacional. Essa nova classe social logrou, desde a Reforma à Revolução Francesa, uma participação cabal no controle do Estado, modificando também as relações legais, de modo que o *status* foi substituído pelo contrato. Isto é, a soberania nacional substituiu o império medieval do *jus divinum* e *jus naturale*.[15] Acompanhava essa ascensão uma nova maneira de pensar o mundo. Segundo observa Harold Laski (1992, tradução nossa), as novas condições materiais deram origem a novas relações sociais e, em função destas, desenvolveu-se uma nova filosofia, o liberalismo,[16] para permitir uma justificação racional do novo mundo que assim nascera. Era a época em que a ciência, paulatinamente, ocupava o espaço principal da nova mentalidade humana. A respeito do assunto, em seu importante estudo, Acanda (2006, p. 65) vem esclarecer

> que o termo liberalismo [...] refere-se a realidades que existiram e existem. Na filosofia política, o adjetivo "liberal" designa formas de pensar o Estado e seus modos de existência e estruturação, mas também modos específicos de fazer política e de exercer o poder. [...] Houve teorias liberais subversivas e outras conservadoras. Estados liberais surgiram como resultados de profundas revoluções; outros se impuseram para eliminar a revolução. Por isso um termo como "liberalismo" evoca não só coisas diferentes — e contraditórias — mas também emotivas e apaixonadas.

À razão apaixonada, decerto, eu fiz menção na Introdução a este livro, mas devo agora voltar ao século XV. A partir de então, ao rei,

---

15. Para Laski (1992, p. 55, tradução nossa), a recusa à religião como princípio habilitado a guiar a política, possibilitou facilmente um novo absolutismo como resultado dessa mudança. O Estado tomou o lugar da Igreja enquanto critério para definir o bem e o mal. Surgiu, assim, com facilidade o que implica a teoria mercantilista: "uma religião do Estado, na qual o interesse do indivíduo está subordinado à razão *d'état*". Atitude predominante no século XVI.

16. Como doutrina, o liberalismo está relacionado ao conceito de liberdade, surgindo em oposição aos privilégios conferidos a qualquer classe social em virtude do nascimento ou da crença. Mas, esclarece Laski (1992, p. 14, tradução nossa), a liberdade que se buscava tampouco oferece títulos de universalidade, posto que, na prática, ficou reservada a quem possui uma propriedade a defender.

monarca de toda uma nação, por ter se colocado como um forte aliado na luta levantada nas cidades contra os senhores, os homens deviam fidelidade e não mais ao senhor feudal. Venho lembrar que, até aquele período, o latim era a língua universal erudita, favorecendo as universidades no sentido de serem instituições internacionais, onde estudavam pessoas oriundas das diversas regiões e cidades da Europa. Mas, a partir do século XV, o surgimento das nações e as consequentes divisões nacionais, cada vez mais acentuadas, modificaram as literaturas, as maneiras de se contar a história — entre conquistadores e conquistados — e as regulamentações para a indústria. Foram, então, suprimidos os conteúdos locais pelos nacionais (Huberman, 2010).

Com as mudanças significativas ocorridas durante a Idade Média, a formação das monarquias nacionais, produto do desenvolvimento burguês, veio instituir uma nova modalidade de tributação. A renda do soberano não mais se limitava a proventos oriundos de seus domínios pessoais. Foram implantados sistemas nacionais de impostos, a exemplo do ocorrido na França, modelo mais significativo de uma monarquia nacional onde, em 1439, o rei introduziu o *taille*, um imposto regular em dinheiro. O poder dos soberanos passou a depender das suas finanças, motivo pelo qual os reis, preocupados com o progresso, entenderam que os regulamentos das corporações eram verdadeiros obstáculos à expansão do comércio e da indústria, em razão da antiga proposta de manter o monopólio para um grupo restrito em determinada cidade. Assim, diante do crescente poder da monarquia nacional, os reis começaram a investir na derrocada dos monopólios locais, tendo em vista o interesse de toda a nação. O que não foi de fácil realização, por exemplo, em cidades poderosas na Alemanha e na Itália (Huberman, 2010; Vicentino, 1997).

Era o localismo suplantado pelo nacionalismo, dando início à era de um soberano poderoso à frente de um reino unido. Uma produção burguesa, com certeza! Huberman (2010, p. 71), porém, faz uma ressalva com relação à ênfase dada por historiadores às ambições, conquistas e guerras referentes a um ou outro rei, esquecendo dos "ricos mercadores e financistas da época", personagens "escondidos atrás dos tronos", cujos poderes e interesses deveriam ocupar espaço significativo nos livros de história. É neste sentido que ancoro mais uma vez na contribuição de Netto e Braz (2006, p. 82), quando os autores explicam que

> os comerciantes não controlavam ou dominavam a produção: sua atividade consistia em encontrar mercadorias que podiam comprar a preços baixos e vender a preços mais altos. Frequentemente combinando a compra e a venda com a pirataria e os saques, começaram a acumular grandes lucros — a base do seu *capital comercial* (ou capital de *comércio de mercadorias* que, junto com o capital de *comércio de dinheiro*, constitui o *capital mercantil*).

Mas restava uma pedra, a Igreja pelo caminho, instituição universal detentora, na época, de pelo menos um terço ou metade de toda a terra da Europa ocidental, cometendo o grave desalinho de se recusar a pagar impostos ao governo nacional. Como os reis necessitavam de dinheiro, seria preciso taxar a Igreja. Além dessa situação, o poder conferido ao papa também incomodava o soberano.

1.3 Dinheiro, o poder dos poderes: "prelúdio da revolução que criou a base do modo capitalista de produção"

Nessa trama de tantos séculos, da existência material condicionando as ideias, a história vem registrando mais um fato marcante que evidencia o acirramento desse conflito entre soberanos e a Igreja. Em 1517, a Reforma protagonizada por Martinho Lutero (1483-1546) e os reformadores que, diferente de tentativas anteriores, se respaldou no apelo ao sentimento nacionalista. O discurso ideológico esvaziado de uma pregação pela igualdade, intencionalmente, não comprometia o apoio da classe dominante alemã. A luta, denominada Reforma Protestante, embora tenha sido, para alguns historiadores, "a primeira batalha decisiva da nova classe contra o feudalismo", tomou um disfarce religioso (Huberman, 2010, p. 63).

A Reforma Protestante veio impulsionar o processo violento de expropriação do povo, agravado pelos saques aos bens da Igreja Católica. Em decorrência, na Inglaterra, os habitantes expulsos dos feudos da Igreja passaram a engrossar o proletariado. Segundo Marx (2008, p. 835), o direito a uma parte dos dízimos da Igreja, legalmente garantido aos lavradores empobrecidos, foi tacitamente confiscado. E era tamanha a miséria humana que a rainha Elizabeth,[17] no ano 43 de seu reinado, reconheceu oficialmente o pauperismo, introduzindo o imposto de assistência aos pobres. A respeito do assunto, Marx acrescenta que, na Inglaterra, entre o último terço do século XV e as primeiras décadas do século XVI, ocorreu o que ele denominou de "prelúdio da revolução que criou a base do modo capitalista de produção". A dissolução das vassalagens feudais lançou ao mercado de trabalho uma massa de proletários, sem direitos. No entanto, essa mudança, na visão de Marx, não foi produto apenas da manobra feudal, numa época de florescimento da manufatura da lã, quando a elevação do preço dessa mercadoria impulsionou a violência praticada contra os camponeses naquele país. Ao usurpar as terras comuns, transformando-as em pastagens, o grande senhor feudal expulsou os camponeses das suas terras, destituindo-os dos direitos assegurados pelos institutos feudais, criando um proletariado incomparavelmente maior. A velha nobreza havia sido devorada pelas guerras feudais e para a nova nobreza "o dinheiro era o poder dos poderes" (Marx, 2008, p. 831-832).

Com a lucidez de sempre, estudando a realidade da classe trabalhadora na Inglaterra, Marx (2008, p. 830, 856) via na expropriação do produtor rural, do camponês, de suas terras a base de todo processo da acumulação primitiva. Porque naquele país, no final do sé-

---

17. Laski (1992, p. 53, tradução nossa) também destaca que o espírito da Lei nessa época "trata aos sem emprego como criminosos sociais [...] o sentido todo de seus esforços é conseguir que as pessoas trabalhem [...]".

culo XIV, a servidão praticamente desaparecera. O que significa dizer que no século XV, majoritariamente, a população inglesa consistia em camponeses proprietários. No entanto, outras transformações se processavam e uma delas diz respeito à substituição do chamado *bailiff*, que era um servo, pelo arrendatário livre, possuidor de grandes domínios senhoriais.[18] Tendo sido este plenamente beneficiado pela revolução agrícola — iniciada no último terço do século XV e prosseguindo durante todo século XVI — quando ao enriquecimento do arrendatário correspondeu o empobrecimento da população rural. Neste sentido, Laski (1992, p. 27, tradução nossa) vem dizer da não possibilidade de colocar em dúvida a contribuição que o avanço do protestantismo deu à evolução da filosofia liberal. Principalmente, por afrouxar os laços da tradição, lançando mão de profundos ataques à autoridade, tendo em vista que "a Reforma é, sobretudo, uma revolução contra o papado", o que veio impulsionar o racionalismo, evidenciando princípios até então considerados intangíveis, dentre os quais, é pertinente destacar a emancipação do indivíduo. Após a Reforma, o Estado desenvolve seus próprios princípios de conduta e a religião passa a ser um instrumento a seu serviço e não um fim ao qual estaria subordinado.

No trato desse assunto, para além das considerações de Laski (1992), Acanda (2006, p. 72) vem dizer do liberalismo como uma ideologia,[19] "um modo de interpretar e construir a realidade social".

---

18. De acordo com Marx (2008, p. 856), "na Inglaterra, o ponto de partida das transformações que culminam com o aparecimento da figura do arrendatário capitalista, seu germe mais primitivo, é o *bailiff*, ainda servo. Sua posição é análoga à do *villicus* da velha Roma, embora com uma esfera menor de atribuições. Durante a segunda metade do século XIV, é substituído por um colono a quem o *landlord* fornece sementes, gado e instrumentos agrícolas. Sua situação não é muito diferente da do camponês. Apenas explora mais trabalho assalariado. Logo se torna parceiro, um tipo que se parece mais com o verdadeiro arrendatário. O parceiro fornece uma parte do capital; o *landlord*, a outra. Ambos dividem o produto total em proporção contratualmente estabelecida. Essa forma desaparece rapidamente na Inglaterra, para dar lugar ao arrendatário propriamente dito, que procura expandir seu próprio capital empregando trabalhadores assalariados e entregando ao *landlord* uma parte do produto excedente, em dinheiro ou em produtos, como renda da terra".

19. Segundo Acanda (2006, p. 73), "a utilização do termo 'ideologia' nesta acepção nos permite um enfoque cujo mérito consiste em evidenciar o estatuto material das ideias, pondo-as

Traduz o liberalismo como "a primeira ideologia moderna e a ideologia da modernidade". Assim como Laski, Acanda (2006, p. 72) também enfatiza que, enquanto ideologia da modernidade, foi a primeira a oferecer "uma fundamentação não religiosa para o seu projeto social". Rompendo, portanto, com o pensamento vigente, pois, segundo afirma o autor, "o liberalismo não apoiou sua interpretação da realidade em princípios de caráter transcendente (a religião ou a tradição), mas na razão e no ser humano como possuidor de faculdade racional". Consolidou enquanto marcas de sua identidade e grande contribuição ao pensamento ocidental o que Acanda (2006, p. 72) denomina de três pilares do liberalismo: razão, indivíduo e liberdade. Foi assim, a "primeira ideologia moderna", no essencial, "radical, inovadora e revolucionária", até 1848, momento histórico em que a burguesia passa de revolucionária à conservadora.

Mas, para retornar ao ponto de onde precisei env011edar pela "ideologia da modernidade", quero apenas lembrar, a partir do importante estudo de Acanda (2006, p. 76-78), que o liberalismo, embora tenha reivindicado a necessidade de se fundamentar a importância e o valor do indivíduo, não foi capaz de resolver essa questão de forma adequada e coerente, "devido ao individualismo antropológico" presente nessa ideologia. Quando analisado o vínculo existente entre o projeto político-social e os pressupostos epistemológicos do liberalismo, nas palavras do filósofo cubano, não é possível "conceber a totalidade da experiência social a não ser em termos duais". Estou aqui me reportando ao princípio do individualismo abstrato, a saber, do "indivíduo como ente 'livre', emancipado de todo condicionamento de caráter material", aliado à concepção coisificada da sociedade, pois "[...] o capitalismo necessita libertar a propriedade de todo vínculo pessoal, político ou social", transformando as relações sociais "[...] por um lado, em relações entre coisas, ou, por outro, em relações entre sujeitos abstratos de direito". Por-

---

em relação com os dados materiais e as instâncias de poder. [...] A ideologia é entendida aqui como uma concepção do mundo, o que inclui, além do conhecimento teórico da realidade, os desejos, as paixões e — o que é muito importante — as práticas".

tanto, essa "reificação da ideia do próprio e da realidade social é premissa gnosiológica e resultado teórico do liberalismo". É neste sentido que Acanda afirma ser

> essencial apreender os fundamentos gnosiológicos e de classe que constituem o padrão que delimita as fronteiras — ou os níveis de tolerância, mais à direita ou à esquerda — em que estão situadas as diversas formas de práxis política liberal e fora das quais essas já não podem ser reconhecidas como tais.

Antes da Reforma, a relação com a "região transcendental" era determinante no "valor conferido ao indivíduo". É possível observar, desde o pensamento de Santo Agostinho, a separação, por exemplo, entre natureza e Graça; mundo e Igreja. Em João Calvino (1509-1564) se estabelece uma mudança radical, há a "noção do indivíduo como ente eticamente autônomo", aspecto que será fundamental para o surgimento da ideia de sociedade civil. Em síntese, essa "noção do indivíduo eticamente autônomo", quem me esclarece é Acanda (2006, p. 102): "É apregoada por meio da introjeção no ser humano de uma dimensão particular da Graça, agora função da vida no mundo".

Data desse mesmo período, em toda Europa ocidental, o surgimento do que Marx (2008, p. 848) chamou de "legislação sanguinária contra a vadiagem" desse proletariado sem direitos.[20] Sendo interessante observar que essa legislação teve início na Inglaterra, no reinado de Henrique VII, lei de 1530, concedendo, como direito aos mendigos velhos e incapacitados para trabalhar, uma licença para pedir esmolas. Convém aqui repetir: "aos mendigos velhos e incapacitados para trabalhar, uma licença para pedir esmolas". As penas variavam desde a flagelação, incluindo o cruel requinte do decepamento da

---

20. Essa mediação da Lei contra o proletariado, aliada aos interesses dominantes, sob a guarda do Estado, está expressa no romance de Victor Hugo, *Os miseráveis*, na trama que envolve os personagens Javert e Jean Valjean. Apesar de ter sido publicado em 1862, o texto não parece anacrônico nem em relação aos séculos que o antecederam, tampouco aos séculos que se seguiram (Hugo, 2007).

metade da orelha; ao enforcamento do reincidente da vagabundagem, considerado e tratado como um criminoso irrecuperável e inimigo da humanidade. Nas palavras de Marx (2008, p. 848),

> os ancestrais da classe trabalhadora atual foram punidos inicialmente por se transformarem em vagabundos e indigentes, transformação que lhe era imposta. A legislação os tratava como pessoas que escolhem propositalmente o caminho do crime, como se dependesse da vontade deles prosseguirem trabalhando nas velhas condições que não mais existem.

Abolida a propriedade comunal, antiga instituição germânica que existia sob cobertura feudal, as lavouras foram transformadas em pastagens para ovelhas, em decorrência da lã se configurar como uma matéria-prima importante para o fomento da indústria que se desenvolvia na Inglaterra. No século XIX, já não era possível lembrar que antes existia uma conexão entre agricultura e terra comunal. Para dar uma ideia da situação, Marx (2008, p. 844) cuidadosamente narra como certa duquesa se apossou de 794.000 acres de terra, pertencentes a um clã formado por 3.000 famílias, ou seja, cerca de 15.000 habitantes, valendo-se da força violenta de soldados britânicos para expulsar os camponeses com os quais acabaram entrando em choque. Essa ação tangeu os nativos para viverem em 6.000 acres da orla marítima, somando 2 acres por família, com a ressalva de que os membros do clã pagariam 2 *xelins* e 6 *pence* de renda à referida duquesa. O destino da propriedade foi transformá-la em 29 grandes arrendamentos para criação de ovelhas, cada um habitado por uma única família, em regra oriunda da criadagem dos arrendatários ingleses. Neste episódio, Marx registra a morte violenta de uma mulher velha, em meio às chamas na cabana que se recusou a abandonar.

Foi também no século XV que a Revolução comercial ganhou um novo impulso com a expansão das rotas de navegação. Era o tempo das grandes "descobertas" ou, escrito de maneira correta, das invasões sofridas pelo chamado "novo mundo", cujas veias estariam sendo violentamente abertas aos comerciantes empreendedores europeus.[21] Na Idade Média, informa Eduardo Galeano (2010, p. 32),

> uma bolsa de pimenta valia mais do que a vida de um homem, mas o ouro e a prata eram as chaves que o Renascimento usava para abrir as portas do Paraíso no céu e as portas do mercantilismo capitalista na Terra. A epopeia dos espanhóis e portugueses na América combinou a propagação da fé cristã com a usurpação e o saque das riquezas indígenas.

Conclamava-se a intervenção do Estado e não mais da Igreja nas questões que envolviam fixação de normas de conduta econômica. Assim, de acordo com Laski (1992, p. 53, tradução nossa), o mercantilismo foi o primeiro passo dado pelo Estado secular rumo à realização do liberalismo. Destarte, a finalidade da ação do Estado deixava de ser a vida boa para abraçar a causa da produção da riqueza, lançando mão de um aparato legal capaz de favorecer as condições para a sua realização. Na opinião de historiadores como Huberman (2010, p. 71, 74), "essa foi a época áurea do comércio, quando se fizeram fortunas — o capital acumulado — que formariam o alicerce para a grande expansão industrial dos séculos XVII e XVIII". Contudo, vale o registro das palavras de Marx (2008, p. 864), quando, em tom de denúncia, afirma que

> as descobertas de ouro e de prata na América, o extermínio, a escravização das populações indígenas, forçadas a trabalhar no interior das minas, o início da conquista e da pilhagem das Índias Orientais e a transformação da África num vasto campo de caçada lucrativa são os acontecimentos que marcam os albores da era da produção capitalista. Esses processos idílicos são fatores fundamentais da acumulação primitiva. Logo segue a guerra comercial entre as nações europeias, tendo o mundo por palco. Inicia-se com a revolução dos Países Baixos contra

---

21. Faço alusão ao livro escrito por Eduardo Galeano (2010), *As veias abertas da América Latina*.

a Espanha, assume enormes dimensões com a guerra antijacobina da Inglaterra, prossegue com a guerra do ópio contra a China etc.

Os séculos seguintes seriam marcados pelas guerras financiadas pelos mercadores e banqueiros. A Espanha, no século XVI, com o afluxo da prata das minas do México e Peru, despontava como uma das maiores potências entre os estados nacionais. No dizer de Galeano (2010, p. 46, 53), "a América era um negócio europeu". Estava, desde então, a América subjugada à divisão internacional do trabalho, cujos mercados, surgindo junto com o capitalismo, "cresceram como meros apêndices do mercado interno do capitalismo que irrompia". No tocante às consequências históricas da invasão dos portugueses e espanhóis à América Latina, considerando as particularidades do processo de formação social dos países que compõem esse "negócio europeu", é oportuno aludir ao importante estudo de Florestan Fernandes (2005), quando este sinaliza a condição de dependência e de subdesenvolvimento da periferia em relação às nações capitalistas centrais hegemônicas.

Na Bélgica, em Antuérpia, para enfrentar as necessidades do comércio em expansão, foi posta em movimento por mercadores e banqueiros o *moderno instrumental de finanças*. Se o velho mundo acumulava riquezas por um lado, por outro, nos séculos XVI e XVII, a situação de miséria vivenciada pela classe proletária atingia magnitudes surpreendentes. Em Paris, na década de 1630, um quarto da população praticava a mendicância não sendo diferente a realidade observada nos distritos rurais (Huberman, 2010). Com relação às condições concretas de vida dos velhos, Beauvoir (1990, p. 206) informa que o século XVII francês foi muito duro, tendo em vista o caráter autoritário e absolutista dessa sociedade, onde "os adultos que a regiam não abriam espaço para os indivíduos que não pertenciam à mesma categoria que eles: velhos e crianças".

Na Inglaterra, as condições não eram melhores. O flagelo humano devia-se, principalmente, às guerras que foram travadas durante esses duzentos anos de afirmação dos estados nacionais. Essa tragédia humana era acompanhada por uma revolução nos preços, cuja origem se reportava ao século XV, quando a desvalorização do dinheiro significava, automaticamente, uma elevação nos preços das mercadorias. Se esse aumento beneficiava os mercadores e as pessoas cujas despesas permaneciam fixas, severamente prejudicava os governos, com sérias dificuldades para equilibrar a receita e a despesa. Para sanar os problemas de ordem financeira, os reis se articulavam aos homens ricos, mediante concessões. Foi assim que a revolução dos preços possibilitou o fortalecimento do poder político da burguesia que passava a ocupar espaços cada vez mais significantes (Huberman, 2010).

Nesse contexto, com o desenvolvimento do comércio e da indústria, e a revolução dos preços, "o dinheiro passou a ser mais importante do que os homens, e a terra passou a ser considerada fonte de renda". Sucumbia a "ideia de que a terra era importante em relação ao total de trabalho sobre ela executado", nascia a prática de tratar a terra como qualquer mercadoria que poderia ser comprada e vendida, com o propósito de *fazer dinheiro*. Com a expansão do mercado, em escala nacional e internacional, a estrutura das corporações que se destinavam ao mercado local deixou de ter utilidade. Entrou em cena, no âmbito da indústria, a figura do intermediário, assumindo os ofícios de mercador e comerciante que antes ficavam por conta do mestre artesão. Este agora recebia a matéria-prima e entregava o produto acabado ao intermediário que, por sua vez, se colocava entre o mestre e o comprador. Ao empregar alguns artesãos para trabalhar a matéria-prima em suas próprias residências, os intermediários inauguraram o que se convencionou chamar de sistema de produção *doméstica* (Huberman, 2010, p. 86).

Não tardou muito e os intermediários minaram definitivamente a estrutura do sistema de corporações, principalmente em se tratando dos que se ocupavam da venda de tecidos, diante da necessidade de acelerar a produção, tendo em vista que os tecidos constituíam a principal exportação europeia para o Oriente. No século XVI, Jack Newbury ergueu um edifício próprio, com mais de

200 teares, no qual cerca de 600 homens, mulheres e crianças trabalhavam. Segundo refere Huberman (2010, p. 87-88), "Newbury e os intermediários que levavam a matéria-prima para os artesãos trabalharem em suas próprias casas eram capitalistas [...]. Era o homem do dinheiro, o capitalista que se tornava o orientador do sistema de produção capitalista".[22]

Desde então, foi visto, a expressão original M → D → M sofrerá uma transformação radical, sendo modificada para D → M → D⁺, a partir da intermediação do comerciante entre os produtores e os consumidores, representando o processo mercantil simples, sem que este tenha sido plenamente abolido. No século XVIII, a produção mercantil simples é deslocada pela produção mercantil capitalista (Netto e Braz, 2006). Como retomarei essa discussão mais adiante, quero apenas registrar, neste breve espaço, a observação feita por Netto e Braz (2006, p. 83) em relação à distinção entre as bases da produção mercantil simples e da produção mercantil capitalista, posto que, embora nos dois casos sejam pressupostos a divisão social do trabalho e a propriedade privada dos meios de produção, "na produção mercantil capitalista essa propriedade não cabe ao produtor direto, mas ao *capitalista* (ao buguês)". Neste *caso*, o capitalista não é o que trabalha, desaparecendo, nessa relação de produção, o *trabalho pessoal* do proprietário. Este "compra a força de trabalho que, com os meios de produção que lhe pertencem, vai produzir mercadorias".

Estava posta, desde o século XV, uma nova e complexa realidade a ser refletida pela filosofia, pelos grandes pensadores da época. Apesar de ser mais lembrado pela sua contribuição à astronomia, Nicolau Copérnico,[23] em 1530, se manifestou em defesa da estabilização do

---

22. Entre os séculos XVI e XVIII, "os artesãos independentes da Idade Média tendem a desaparecer, e em seu lugar surgem os assalariados, que cada vez dependem mais do capitalista-mercador-intermediário-empreendedor" (Huberman, 2010, p. 89).

23. Nicolau Copérnico, segundo Huberman (2010, p. 66), também estudou as questões da economia e "advogava a modificação do sistema monetário do seu país, a Polônia. Percebia que muitas moedas diferentes constituíam um obstáculo ao comércio, e por isso defendia a

dinheiro, pois, como é sabido, os salários não acompanham a elevação dos preços. Enquanto os preços são elevados pelas operações de mercado, os aumentos salariais geralmente são conquistados com luta, numa ação coletiva que sempre encontra resistência. Para se ter uma ideia, "[...] em fins do século XV o salário de um dia do trabalhador na França correspondia a 4,5 quilos de carne; um século depois valia apenas 1,8 quilo" (Huberman, 2010, p. 79).

Era tão diferente e deletéria a situação do "velho proletariado" na Europa entre os séculos XV e XVI que, na Inglaterra, Thomas Morus chegou a denunciá-la em seu livro *Utopia*. De fato, a Idade Média forneceu as duas formas de capital, o usurário e o mercantil que, segundo Marx (2008, p. 864), "não podia se transformar em capital industrial pelo sistema feudal no campo e pela organização corporativa na cidade". Entraves resolvidos com a derrubada das vassalagens feudais e a expropriação parcial das populações rurais. Estava formado e disponível o proletariado nas circunstâncias favoráveis à sua absorção pela indústria nascente, diante da miséria em que se encontrava e pela força da lei que o coagia a se submeter às precárias condições de trabalho.

Decretava-se, desde então, a produção da mais-valia enquanto último e único objetivo da humanidade. O sistema da dívida pública remanescente da Idade Média, oriundo de Gênova e Veneza, será expandido por toda Europa durante o período manufatureiro. Primeiramente, foi implantado na Holanda, impulsionado pelo sistema colonial. A respeito do assunto, Marx (2008, p. 867) vem ressaltar que a "dívida do Estado, a venda deste, seja ele despótico, constitucional ou republicano, imprime sua marca à era capitalista". Ainda nas suas palavras, "a única parte da chamada riqueza nacional que é realmente da posse coletiva dos povos modernos é a dívida pública [...] alavanca mais poderosa da acumulação primitiva", donde nasce um

---

adoção de um sistema monetário unificado, em vez de se permitir que qualquer baronete fundisse suas próprias moedas. E, acima de tudo, defendia a estabilização do dinheiro", pois considerava, dentre as desgraças que levam os reinados, principados e repúblicas à decadência, *as lutas, as pestes, a terra estéril e a deterioração do dinheiro* como sendo as quatro principais.

sistema internacional de crédito. Consequentemente, o moderno sistema tributário vem complementar o sistema de empréstimos nacionais, taxando os meios de subsistência mais necessários, encarecendo-os. Nessa engrenagem, de acordo com Marx (2008, p. 867-868), "a tributação excessiva não é um incidente; é um princípio". A propósito, em razão do que tem sido colocado até o presente momento, não há como apartar a mediação do contingente populacional desse histórico sistema de tributação que incide sobre determinados segmentos das populações em escala mundial.

1.4 A nova "razão" de ser capitalista: a miséria do proletariado em contraste com a riqueza das nações

Desde o final do século XV, o espírito capitalista começou a dominar o espírito dos homens. Perde-se a noção da riqueza como fundo de sentido social e prevalece a ideia da riqueza enquanto posse individual. Há ênfase numa concepção individualista em detrimento de uma concepção social. As regras de conduta deixam de ser reguladas por sanções divinas desde que se estabelecem as sanções utilitárias. Contra a tradição religiosa da Idade Média, o novo espírito preconiza a satisfação das necessidades nesta vida, neste mundo, numa invocação à razão. Nas palavras de Laski (1992, p. 21, 62, tradução nossa), "a ideia do capitalismo não cabia dentro dos muros da cultura medieval [...] o racionalismo é secular em propósito; como objetivo primário trata de dar à humanidade um império material sobre a natureza". Mas esse "novo espírito" não avançou com igual velocidade em todas as partes da Europa.[24]

No lugar da metafísica e cosmologia medieval, da interpretação da natureza tomando a magia e o milagre como elementos funda-

---

24. A Itália, por exemplo, no século XV, parecia que o representaria em toda sua expressão, mas as circunstâncias políticas e econômicas naquela sociedade debelaram a tendência do predomínio italiano.

mentais, foi adotada uma nova interpretação do mundo, cujo objeto se relacionava à vida real, ditando uma nova maneira de conceber a realidade, a partir dos fenômenos naturais. Defendia-se "a análise da experiência pela razão e a validez da hipótese pela experiência", mediante a observação e a dedução natural, caminho capaz de viabilizar a formulação de uma lei (Laski, 1992, p. 64, tradução nossa). Desse modo, a ciência dominou a natureza, evidenciando o poder da razão, contrário ao poder da autoridade e da fé, posto que a luta pelo direito de pensar livremente é um aspecto crucial do credo liberal.[25] No dizer de Netto (1994, p. 27), "a constituição da razão moderna é um processo que arranca do Renascimento e culmina no Iluminismo". O movimento do pensamento que formatará a nova razão moderna trouxe ao debate filosófico a concepção de uma razão cujas categorias nucleares se afirmam no *humanismo*, no *historicismo concreto* e na *razão dialética*, como será visto no próximo capítulo. Para tanto, contribuíram vários pensadores, dentre os quais Copérnico, cuja hipótese heliocêntrica provocou uma verdadeira revolução no campo da ciência. Ocorreram grandes descobertas que vieram marcar a época, aliando desenvolvimento científico e progresso tecnológico, a exemplo do aperfeiçoamento dos instrumentos náuticos, de inventos astronômicos, dos significativos avanços nas ciências exatas, biológicas e da nova dimensão geográfica do mundo, resultante dos chamados "descobrimentos". O campo da saúde foi beneficiado por esse progresso, tanto no que se refere ao diagnóstico quanto ao tratamento. Para se ter uma ideia do novo pensamento, é oportuno fazer referência a Francis Bacon (1561-1626), filósofo inglês, defensor do empirismo como parâmetro da razão, reivindicando a observação sem descanso e o esforço constante no sentido de registrar novas observações, tendo em vista que a investigação científica deve ser princípio de conduta pública. Diante desse giro revolucionário, no século XVI, com a nova maneira

---

25. Como expressão dessa luta, é possível lembrar, no dizer de Laski (1992, p. 64), o martírio ao qual foi submetido Giordano Bruno, a prisão de Galileu, a prudência de Descartes, o interesse de Newton pelos problemas convencionais da teologia dogmática, entre outros que desafiaram a ordem vigente.

de se pensar o mundo, é possível conceber a ideia do homem enquanto selvagem virtuoso, independentemente de qualquer princípio cristão[26] (Laski, 1992).

Mas à classe emergente não bastava mudar a sociedade, era preciso também se apoderar do Estado em benefício de seus próprios interesses. Com ênfase no individualismo, segundo Laski (1992, p. 62, tradução nossa), "cada vez se deixa impressionar menos pelo dogma do pecado original; mais e mais pelo princípio antiético de seus próprios fins". No campo político, o liberalismo concebia o Estado contratual enquanto instrumento de intervenção estreitamente vinculado à manutenção da ordem, salvaguardando o direito à riqueza do controle de qualquer autoridade social. Estava longe de compreender ou mesmo de admitir que a liberdade contratual jamais será genuinamente livre se não possuem as partes contratantes igual força para negociar. Havia o discurso ideológico de que a busca da riqueza promove o bem-estar social. Assim, a ética do capitalismo consiste em libertar a "espécie" possuidora do dinheiro, dos meios de produção e de subsistência, de qualquer amarra às leis da exploração e acumulação. Por fim, o liberalismo atinge o seu apogeu quando a doutrina passa a servir de fundamento à ética capitalista. Entre os séculos XVII e XVIII, diante de tantas transformações, uma preocupação latente entre os intelectuais era a de pensar em termos de Estado nacional e não de cidades, com ênfase no "Estado econômico". Mas é oportuno lembrar que a doutrina liberal[27] foi modelada para dar conta dos interesses de uma sociedade nascente e, "como todas as filosofias sociais, não podia transcender o meio em que nasceu" (Laski, 1992, p. 16, tradução nossa).

---

26. Rousseau (2007, p. 25, 52) defendia que "os selvagens não são maus, precisamente porque não sabem o que é ser bom", pensamento contrário ao de Hobbes para quem "o homem é naturalmente intrépido e não procura senão atacar e combater."

27. Laski (1992) considera que o liberalismo contempla correntes de doutrinas de diversas origens, não havendo uma linha reta de desenvolvimento desse pensamento, cuja evolução sofreu a influência de homens como Maquiavel, Calvino, Lutero, Copérnico, Henrique VIII, Tomás Morus, em um século; no outro, Richelieu e Luís XIV, Hobbes, Jurieu, Pascal e Bacon.

No contexto, a questão levantada, em torno da qual se produzia o conhecimento era a seguinte: o que torna um país rico? As respostas eram múltiplas e divergentes. Como exemplo, é possível lembrar a ideia de que a quantidade de prata e ouro possuída por um país seria um índice dessa riqueza. Ou seja, será mais poderoso o Estado quanto maior for a riqueza que a burguesia logre alcançar, cabendo ao Príncipe a proteção aos capitalistas, de modo a promover a paz e a justiça, bem como uma classe trabalhadora disciplinada e educada, seguindo padrões de racionalização a serviço da acumulação. Todavia, para além de dar respostas à questão, era necessário apontar sugestões para o aumento da riqueza. Numa tendência contrária à acumulação capitalista, era o tempo em que os mendigos e desempregados formavam um expressivo contingente, implicando um alto custo em decorrência da assistência prestada aos pobres.[28] A respeito do assunto, Marx (2008, p. 839) refere que na Inglaterra "o século XVIII não reconhecia ainda, na mesma extensão que o século XIX,[29] a identidade entre riqueza nacional e pobreza do povo".

Predominavam, à época, as ideias mercantilistas. A ênfase no fomento da indústria para exportar e suprir necessidades internas priorizava o objetivo de assegurar a balança de comércio favorável e aumentar a oferta de emprego. O mercantilismo, enquanto "regime dos mercadores", protagonizava ideias que atribuíam às colônias a função de servirem à metrópole no sentido de aumentar a riqueza e o poderio nacional. Igualmente, era disseminada como natural a ideia de que "[...] no comércio, o prejuízo de um país era lucro de outro — isto é, um país só podia aumentar seu comércio a expensas de

---

28. Na Inglaterra, entre 1600 e 1880, são desenvolvidas as *Poor Laws*, protagonizando e disseminando uma concepção culpabilizadora da pobreza e da assistência a ela associada (Fleury, 1994).

29. No ano de 1891, o papa Leão XIII manifestou no texto da encíclica *Rerum Novarum*, por ele escrita, a preocupação com as condições em que se encontrava a classe trabalhadora na Europa, denunciando a miséria humana e reivindicando justiça social. O dia do assistente social, 15 de maio, está diretamente relacionado a esse fato, pois a *Rerum Novarum* vem trazer fortes questionamentos ao modo de produção que se estabelecera, o capitalista, embora o papa Leão XIII refutasse qualquer iniciativa socialista.

outro". Não é difícil entender, em decorrência desse pensamento, a noção da necessidade de provisão de uma Marinha Mercante destinada, sobretudo, a proteger e viabilizar o aumento da riqueza e soberania do Estado nacional. Em nome dessa racionalidade, proclamava-se a guerra como solução para um conflito entre estados rivais, quando o bem geral de um dependesse da redução do comércio e indústria do outro (Huberman, 2010, p. 93, 102).

Marcadamente, 1776 foi um ano de intensas revoltas, quando veio culminar, por exemplo, a declaração da Independência dos Estados Unidos da América. No campo da produção de conhecimento, merece destaque a publicação do livro de Adam Smith, intitulado *A riqueza das nações*, cujo teor vem criticar as teorias mercantilistas. Havia, portanto, um movimento de pensamento crítico em relação às ideias mercantilistas, cuja maior representação pode ser constatada na França, onde surgiu a primeira escola de economistas, em 1757, com o propósito de estudar os problemas econômicos, sob a presidência de François Quesnay (1694-1774). Os fisiocratas defendiam o comércio livre. O lema *"Laissez-faire!"* cuja tradução significa o mesmo que "Deixe-nos em paz!", dá uma ideia da luta desse grupo contra as restrições e as regulamentações mercantilistas impostas na França, país onde o controle estatal sobre a indústria atingiu os limites máximos. Mas esse "[...] controle demasiado da indústria estimulou a luta pela ausência total de controle". É oportuno salientar o quanto valia o direito à liberdade para os fisiocratas que acreditavam na inviolabilidade da propriedade privada, particularmente, na propriedade privada da terra, tendo em vista que, segundo acreditavam, "somente a agricultura fornece as matérias-primas essenciais à indústria e ao comércio" (Huberman, 2010, p. 109-110).

A realidade na França do século XVIII, sem dúvida, era insuportável, diante das condições em que se encontrava o chamado Terceiro Estado, o povo, classe sem privilégios, correspondente a 95% da população total daquele país.[30] O governo francês isentava os ricos e

---

30. Na época, segundo Huberman (2010, p. 116), eram 25 milhões de habitantes, dos quais 250.000 viviam bem, compondo a classe média superior ou burguesa, 2,5 milhões eram artesãos

cobrava impostos dos pobres que também pagavam dízimos ao clero (Primeiro Estado) e taxas feudais à nobreza (Segundo Estado). Para dar conta de tantos tributos, calcula-se que o camponês chegava a despender cerca de 80% dos seus ganhos, restando 20% para cuidar de si e de sua família. Percentual que podia ficar ainda mais comprometido, caso um contratempo inviabilizasse a boa colheita. Mas, apesar desse cenário, dentre os 22 milhões de camponeses existentes na França, em 1700, havia 1 milhão de servos no sentido antigo. A realidade mudou, mas a miséria humana não mudara e aumentava em magnitude (Huberman, 2010, p. 117).

Em 1789, um fato inesquecível na história da humanidade foi a eclosão da Revolução Francesa. O que não significa dizer que no século XVIII os camponeses estivessem em pior situação de vida que no século XVII. Como observa Huberman (2010, p. 118-119), durante os cem anos que antecederam a Revolução os camponeses compraram propriedades; quando chegou o ano de 1789, cerca de um terço das terras da França estava em suas mãos. Mas o peso esmagador dos impostos cobrados pelo Estado e pelas classes privilegiadas era um impedimento ao seu avanço. Para realizar a Revolução, os camponeses contaram com o auxílio e a liderança da nascente classe média, a burguesia, que provocou e mais se beneficiou com a Revolução Francesa. Era formada por escritores, doutores, professores, advogados, juízes, funcionários (as classes educadas); mercadores, fabricantes, banqueiros (as classes abastadas) e, junto ao povo, levantou uma bandeira com o objetivo principal de "lançar fora o jugo da lei feudal numa sociedade que realmente já não era feudal" (Huberman, 2010, p. 118-119). Mas os interesses da burguesia — que detinha o talento, a cultura e o dinheiro — divergiam dos interesses do povo. A classe média praticamente não possuía terras, mas era dona do capital. Havia emprestado dinheiro ao Estado e era preciso recebê-lo de volta, em um momento caótico na França, onde o esbanjamento era visível a olho nu. Resultava na impossibilidade de se governar o país,

---

e "cerca de 22 milhões, eram camponeses que trabalhavam na terra. Pagavam impostos aos Estados, dízimos ao clero e taxas feudais à nobreza".

prevalecendo as massas descontentes e uma classe inteligente em ascensão. Assim, a burguesia "[...] alarmava-se com a perspectiva de perder suas economias e [...] desejava que seu poder político correspondesse ao poder econômico" (Huberman, 2010, p. 118-119).

Tomou o poder o chamado Terceiro Estado, formado por artesãos, camponeses e burgueses, sendo estes os que realmente assumiram o poder político na França, os que, de fato e de direito, vivenciaram a "Liberdade, Igualdade e Fraternidade", a partir da Revolução Francesa. Abolido o feudalismo na França e nos países conquistados pelo exército napoleônico, se fez necessário criar novas leis e o Código Napoleônico, dando conta do que defendiam os fisiocratas, foi um documento destinado a proteger a propriedade — não a feudal, a burguesa. Com cerca de dois mil artigos, apenas em sete aborda o trabalho, enquanto oitocentos são declarados à propriedade privada. Com certeza, "o Código foi feito pela burguesia e para a burguesia [...]" (Huberman, 2010, p. 120). E, apesar dos movimentos contrários à ordem estabelecida, dois séculos depois, eles continuam no poder...

Caberia a continuidade dessa narrativa sem que eu estivesse fugindo dos objetivos deste capítulo, no entanto, considero ter revisto o conteúdo que traz os elementos aos quais estarei voltando durante todo o trajeto do livro, pois, conforme anunciado na Introdução, é um capítulo estruturante. Chegando ao momento da Revolução Francesa, estão postas as circunstâncias a partir das quais a filosofia burguesa refletirá sobre as mudanças que vieram consolidar a sociedade moderna...

Capítulo 2

Envelhecimento e centralidade do trabalho na sociabilidade capitalista: discutido do ponto de vista da totalidade na dialética marxiana

No campo de "batalha das ideias", uma das principais questões levantadas pela filosofia, ao longo da história, tem sido a de saber como se constrói o conhecimento. Nessa peleja em busca da verdade, conforme foi visto no capítulo anterior, o debate sobre a razão, mais precisamente a partir do século XVII, com a ascensão da classe média na Europa, veio afirmar a ideia de um mundo racional, passível de ser apreendido e transformado pela ação intencional do homem — o sujeito do conhecimento, que se tornaria um ser racional, para alguns, como Immanuel Kant (1724-1804) e Friedrich Hegel (1770-1831), pela via da instrução, da educação. A respeito do assunto, Coutinho (2010, p. 26, grifo do autor) vem esclarecer que, diferente dos economistas clássicos como Adam Smith (1723-1790) e David Ricardo (1772-1823), defensores da teoria da relação orgânica entre realidade social e atividade humana que, no plano da *práxis* econômica, assume a forma da relação entre trabalho e mercadoria,[1] para os iluministas, "a

---

1. De acordo com Acanda (2006, p. 107), para Adam Smith "o foco e a força motriz da atividade econômica era o impulso, presente em todo ser humano, de busca de reconhecimento dos outros, o qual só poderia ser alcançado pelo êxito econômico".

ação humana ainda era concebida de um modo abstrato, individualista e idealista, ou seja, como uma ação pedagógico-espiritual de *esclarecimento*".

Desde então, divergente do pensamento hegemônico nas sociedades feudais, onde se privilegiava uma perspectiva metafísica nas explicações sobre o homem e o mundo, há na filosofia moderna essa novidade da atividade racional, possibilitando falar em sujeito na perspectiva crítica — da materialidade — e não só da natureza humana — boa, como defendia Jean-Jacques Rousseau (1712-1778), ou má, como pensava Thomas Hobbes (1588-1679). É neste sentido que Celso Frederico (1997) enfatiza que o Iluminismo surgiu como um movimento que atribuía à razão virtudes emancipatórias. Pensamento também corroborado por Marcuse (2004, p. 18), para quem "todas as filosofias do iluminismo francês, e suas sucessoras revolucionárias, definiram a razão como uma força histórica objetiva que, uma vez libertada dos grilhões do despotismo, faria do mundo um lugar de progresso e felicidade". Ideias que sofrerão um golpe fatal a partir da Revolução de 1848, na França, movimento conhecido como a Primavera dos Povos.

Muito embora o resgate histórico, a imersão nesse campo de "batalha das ideias" tenha sido um recurso necessário à concretização deste estudo, não o reproduzirei aqui, pois o aprofundamento do debate filosófico sobre a razão moderna não é objetivo deste livro. Contudo, a título apenas de contextualização, no próximo item tecerei breves comentários a respeito de elementos teóricos para refletir a posição do sujeito no processo de conhecimento [em Kant] e da totalidade, enquanto categoria central na dialética [hegeliana], adotando a negação e a contradição como princípios da razão dialética. Seguirei, portanto, no item 2.2 dando conta de resgatar elementos teóricos essenciais à discussão sobre a categoria totalidade social na dialética marxiana, recurso teórico essencial à realização deste estudo.

2.1 O sujeito, sede do processo de conhecimento, na filosofia de Kant, e a totalidade enquanto categoria central na dialética hegeliana

No dizer de Guerra (2007, p. 41), a concepção da razão, em oposição à ignorância do homem sobre sua história, funda "um 'novo' período na história da humanidade: a era moderna".[2] Muito embora, no final do século XVII e na primeira metade do século XVIII, na onda da chamada revolução científica, a filosofia iluminista tenha sofrido forte influência das ideias do cientista e filósofo da natureza, o físico inglês Isaac Newton (1643-1727). Logo, a primeira fase do Iluminismo foi pautada por tentativas de importação do modelo de estudo dos fenômenos físicos para a compreensão dos fenômenos humanos e culturais. Outro exemplo pode ser tomado a partir da filosofia mecanicista de René Descartes (1596-1650), cujo maior intento foi criar um método universal, respaldado na matemática, defendendo a objetividade como critério de cientificidade, por excluir o fator subjetivo do processo de conhecimento (Marcuse, 2004). Destarte, nas palavras de Coutinho (2010, p. 29), "estamos aqui, como em geral durante o período ascendente da burguesia, diante da permanência de momentos ideológicos no interior de uma posição essencialmente voltada para a representação científica do mundo".

Essa ideia que vem dizer do sujeito como ente produtor racional, condicionado por um sistema de leis diretamente relacionadas às estruturas dos objetos, está presente na obra de Kant, cujo pensamento influenciou a moderna teoria social. Ele defendia que uma coisa se diferencia do objeto. A coisa pode existir independente da existência do homem. Em outras palavras, o mundo existiu sem depender do ser humano, mas o objeto, diferente da *coisa em si*, só

---

2. "Agora, à razão é tributada a possibilidade de fornecer o arsenal necessário ao conhecimento da realidade objetiva, já que ela concebe que os processos podem ser racionalmente (re)conhecidos pelos sujeitos, os quais encontram nas categorias constitutivas da dialética o substrato que lhes possibilita transcender da aparência fenomênica à lógica que movimenta os fenômenos [...]" (Guerra, 2007, p. 42).

existe na relação com o sujeito posto que é uma expressão de sua subjetividade (Acanda González, 2011). Na crítica encaminhada ao pensamento cartesiano, Kant, embora tenha adotado a opinião dos empiristas no sentido de defender que todo conhecimento humano começa e é limitado pela experiência,[3] considerando que só a experiência fornece a matéria para os conceitos da razão, condenou o empirismo por não dar conta de que o objeto, a realidade, não é o ponto de partida do conhecimento. Ou seja, estando a objetividade no sujeito, o processo de conhecimento é subjetivo. Kant estava preocupado em dar resposta a uma questão: *haverá um conhecimento independente da experiência e de todas as impressões dos sentidos?* "Denomina-se [explica] *a priori* esse conhecimento e distingue-se do empírico, cuja origem é *a posteriori*, ou seja, na experiência". Kant, vale salientar, está definindo por "juízos *a priori*, não aqueles que não dependem desta ou daquela experiência, mas aqueles em que se verifica absoluta independência de toda e qualquer experiência". Neste caso, "dos conhecimentos *a priori*, são puros aqueles em que nada de empírico se mistura" (Kant, 2010, p. 37).

Quando criticou correntes de pensamento como o inatismo e o empirismo, Kant denunciou que nos dois casos a razão, o ponto de partida do conhecimento, é a realidade interna — assim defendiam Platão e Descartes — ou a realidade externa — como acreditava David Hume (1711-1776) —, prevalecendo a objetividade no processo de conhecimento.[4] Kant, iluminado pela revolução de Nicolau

---

3. Nas palavras do próprio Kant (2010, p. 36, grifos do autor), "não resta dúvida de que todo o nosso conhecimento começa pela experiência; efectivamente, que outra coisa poderia despertar e por em acção a nossa capacidade de conhecer senão os objectos que afectam os sentidos e que, por outro lado, põem em movimento a nossa faculdade intelectual e levam-na a compará-las, ligá-las ou separá-las, transformando assim a matéria bruta das impressões sensíveis num conhecimento que se denomina experiência? Assim, na *ordem do tempo*, nenhum conhecimento precede em nós a experiência e é com esta que todo o conhecimento tem seu início".

4. Para Kant (2010, p. 38-39), "a universalidade empírica é, assim, uma extensão arbitrária da verdade, em que transfere para a totalidade dos casos a validade da maioria [...]". Pensando assim, Kant pergunta: "onde iria a própria experiência buscar a certeza, se todas as regras, segundo as quais progride, fossem continuamente empíricas e, portanto, contingentes?".

Copérnico[5] (1473-1543), causou uma verdadeira revolução no pensamento filosófico ao deslocar o foco do processo de conhecimento para o sujeito, argumentando que o ponto de partida do processo de conhecimento está no sujeito, em defesa assim da subjetividade (Chaui, 2005; Marcuse, 2004). Para Kant, "quando se ultrapassa o círculo da experiência, há a certeza de não ser refutado pela experiência". Era significativo o fato

> de certos conhecimentos saírem do campo de todas as experiências possíveis e, mediante conceitos, aos quais a experiência não pode apresentar objecto correspondente, aparentem estender os nossos juízos para além de todos os limites da experiência (Kant, 2010, p. 40-41).

Sem dúvida, Kant foi um dos principais pensadores críticos no tocante à adoção das premissas mecanicistas da física pela filosofia iluminista que passaria a sofrer, a partir da segunda metade do século XVIII, a influência das ciências da vida. Para uma compreensão mais aproximada de sua crítica[6] ao pensamento corrente, reproduzo a seguir uma — a meu ver — importante argumentação desse filósofo alemão:

> É precisamente em relação a estes conhecimentos, que se elevam acima do mundo sensível, em que a experiência não pode dar um fio condutor nem correcção, que se situam as investigações da nossa razão, as quais, por sua importância, consideramos eminentemente preferíveis e muito mais sublimes quanto ao seu significado último, do que tudo o que o entendimento nos pode ensinar no campo dos fenômenos. Por

---

5. Copérnico defendeu o sistema heliocêntrico pois, segundo observou, o Sol está no centro do sistema planetário e tudo se move ao seu redor. Para Kant, inatistas e empiristas são como astrônomos geocêntricos, em busca de um centro que não é verdadeiro (Chaui, 2005, p. 76).

6. Kant (2010, p. 53, grifo do autor), aó propor a *Crítica da razão pura*, enquanto ciência, refuta a ideia de nomear essa ciência de *doutrina*, adotando a *crítica*, com o propósito de examinar a razão pura, suas fontes e limites. Assim explica o filósofo: "a esta ciência não se deverá dar o nome de *doutrina*, antes o de crítica da razão pura e a sua utilidade [do ponto de vista da especulação] será realmente apenas negativa, não servirá para alargar a nossa razão, mas tão somente para a clarificar, mantendo-a isenta de erros, o que já é grande conquista".

esse motivo, mesmo correndo o risco de nos enganarmos, preferimos arriscar tudo a desistir de tão importantes pesquisas, qualquer que seja o motivo, dificuldade, menosprezo ou indiferença (Kant, 2010, p. 40).

Apesar da inegável contribuição à teoria social moderna, Kant não se livrou das amarras do empirismo. Negava a possibilidade de se conhecer a *coisa em si* porque a apropriação do conhecimento, segundo pensava, estava condicionada pela estrutura gnosiológica — inata e universal — do sujeito. Se, por uma via, a distinção entre a *coisa em si*, incognoscível, e o objeto, cognoscível, abre o espaço para uma crítica à posição adotada por Kant em relação ao processo de conhecimento, porque acreditava ser inata a estrutura cognitiva do sujeito, em outra via, acabou construindo a base para uma ontologia social idealista. A partir dele existe a ideia de um mundo da aparência e um mundo da razão, "pois Kant afirma que o ser humano existe no mundo conformado pelos objetos que são produtos de sua apropriação racional da realidade" (Acanda González, 2011, tradução nossa).[7] Entretanto, interessa aqui enfatizar a mudança de referência do ponto de partida e da sede do conhecimento. Porque, se antes, como defendia Descartes, a ciência só era ciência por excluir a subjetividade, decretando a morte do sujeito, em Kant, a perspectiva é diferente. O sujeito está vivo e ativo no processo de conhecimento!

Por sua vez, Hegel, quando criticou o inatismo, o empirismo e o kantismo — embora reconhecesse que Kant adiantou a reflexão sobre a mútua relação entre universalidade e particularidade, um dos núcleos centrais da lógica dialética —, observou que nenhuma dessas modalidades de pensamento se deu conta de que a razão é histórica. Em resposta, veio propor o método dialético, cuja ênfase na mudança e na contradição daria conta dos problemas latentes. De acordo com Mészáros (2002, p. 57), Hegel, "ao criticar Kant, elaborou um significado radicalmente novo — supraindividual — à categoria da razão". Para Hegel, segundo Marcuse (2004, p. 110), "a razão é a

---

7. Texto fornecido pelo professor Jorge Luis Acanda González, da Universidad de La Habana, de Cuba, em novembro de 2011.

própria história" e o processo de conhecimento é objetivo e subjetivo.[8] Neste sentido, não há cisão nem oposição entre sujeito e objeto, sendo este definido como "objetificação de um sujeito consciente", formado e cultivado pela atividade humana. Assim, "o objeto não é *per se*; ele existe *porque o conheço*".

Hegel trouxe a história para a filosofia, tornando-a, nas palavras de Marcuse, um fator histórico concreto. A filosofia hegeliana vem se apresentar como um sistema que subordina todos os domínios do ser à ideia totalizante da razão. Embora não tenha sido uma novidade da filosofia hegeliana, a perspectiva totalizadora constitui critério de verdade e o núcleo organizador do método dialético. Neste caso, "o que é verdadeiro é idêntico ao seu conceito". Na filosofia de Hegel o conceito de totalidade é central e, diferente de Kant, "a ideia tradicional de uma *coisa em si* por trás dos fenômenos, de um mundo interior, de uma essência permanente, desligada da realidade, torna-se absurda; a filosofia surge definitivamente comprometida com a realidade concreta" (Marcuse, 2004, p. 32, 122). Destarte, reproduzindo as palavras de Acanda González (2011, tradução nossa), venho colocar três observações fundamentais à realização dos objetivos deste livro:

> 1) "Totalidade" significa ter uma visão de sistema da realidade. É dizer, conceber a realidade não como um agregado mecânico de fenômenos, mas como um sistema no qual a determinação essencial de cada fenômeno é expressão — direta ou indireta — da determinação essencial do sistema. É dizer que não se pode entender a parte se não se entende primeiro o todo (o sistema). Isto tem consequências gnosiológicas, pois implica romper com o esquema típico das ciências sociais particulares, de ir do conhecimento do particular ao conhecimento do geral; 2) A visão de totalidade implica uma visão relacional da realidade e dos fenômenos e processos que a conformam. A realidade em que vive o ser humano, a realidade objetiva, está constituída por objetos que a nós

---

8. Em Hegel, a subjetividade diz respeito à arena do sujeito em desenvolvimento, ou seja, é a arena da razão (Marcuse, 2004).

se apresentam como se fossem coisas — ou seja, como se tivessem em si a sua determinação essencial, independentemente do sistema em que existem — mas que, na realidade, cada um deles não é mais que a expressão de um conjunto de relações; 3) Hegel destacou que para captar a essência da realidade, para captar a racionalidade da realidade, do Espírito Absoluto, há que captar a racionalidade expressada na atividade do ser humano como totalidade, como sistema. Que era preciso estudar a totalidade das formas de atividade humana, o que não quer dizer estudar "todas as formas de atividade humana", e sim estudá-las em sua inter-relação orgânica, ter uma visão de totalidade das formas de atividade humana.

Para além das críticas que possam ser feitas à filosofia hegeliana, e Marx já o fez com muita propriedade, cabe ainda resgatar alguns elementos que julgo fundamentais de suas ideias, não enquanto conclusões, mas enquanto reflexões. Um deles diz respeito à necessária desconfiança em relação aos fatos que se apresentam ao "senso comum" enquanto "indícios positivos da verdade". Esses indícios são tomados pelo filósofo como negação da verdade e esta só poderá ser apreendida mediante a destruição da realidade aparente. Há, portanto, uma nítida distinção entre realidade e verdade, porque na filosofia hegeliana o dado deve se justificar ante a razão, totalidade das capacidades da natureza do homem. A razão, neste caso, volto a salientar, é essencialmente uma força histórica, uma tarefa a ser realizada (Marcuse, 2004, p. 20).

Além do ceticismo perante os fatos, desde os primeiros escritos filosóficos de Hegel, a função negativa da razão proclama a destruição do "mundo estável e indiferente do senso comum e do entendimento", luta que demarca o início do pensamento especulativo e a consequente *perda de tranquilidade cotidiana*, caracterizando, assim, a origem da filosofia. Em contraposição ao senso comum que se estabelece pela via da reflexão isolada, a apreensão da verdade deve se realizar pela via do "pensamento especulativo",[9] cerne do método dialético hege-

---

9. Marcuse (2004, p. 51) vem explicar que "o pensamento especulativo compara a forma aparente ou dada das coisas às potencialidades delas, distinguindo assim, nas coisas, a essên-

liano, tendo em vista que a primeira norma da razão diz respeito ao ceticismo — "elemento de liberdade" de toda filosofia autêntica — perante a aparência, pois é preciso desconfiar da autoridade dos fatos. O mundo dos fatos, portanto, não é racional, mas deve ser trazido à razão, ou seja, a realidade deve corresponder à verdade. Enquanto isto não ocorrer, "a verdade estará no conceito abstrato, e não na realidade concreta". Assim, o exercício da abstração significa ao mesmo tempo transcender e reduzir a realidade (mera aparência) ao essencial que só se manifesta no conceito. Numa posição contrária à de Marx, em Hegel, "a formação do conceito vai dos fatos ao conteúdo essencial deles". Somente a razão é capaz de criticar e superar as oposições fixas criadas pelo entendimento que se estabelece a partir da reflexão isolada. Esta, por sua vez, só é capaz de perceber entidades separadas em oposição umas às outras, enquanto a razão descobre a "identidade entre os opostos" (Marcuse, 2004, p. 52-53, 141).

A contradição, na concepção dialética, é o motor efetivo do processo, sendo a essência, simultaneamente histórica e ontológica. Em Hegel, "o fato é antes de existir", pois somente "quando todas as condições de um fato estão presentes, ele passa a existir." Assim, o conceito de realidade equivale à possibilidade porque "na sua totalidade, e em cada aspecto ou relação singular, o conteúdo da realidade dada está envolvido por uma inadequação tal que somente por meio da destruição desta realidade podem as possibilidades da mesma converter-se em atualidades". Neste sentido, a dialética da atualidade refuta qualquer oposição tradicional entre contingência, possibilidade e necessidade, integrando estes momentos num processo compreensivo (Marcuse, 2004, p. 137-138).

Em contraposição a uma lógica tradicional, cujas categorias filosóficas advêm do senso comum, a lógica dialética vem ser defendida como aquela capaz de anular o controle do senso comum, esse en-

---

cia, do estado acidental da existência. [...] Tal resultado não é atingido através de um processo de intuição mística, mas por um método de conhecimento conceitual, que examina o processo pelo qual cada forma veio a ser o que ela é. O pensamento especulativo não concebe o 'mundo material e intelectual' como uma totalidade de relações fixas e estáveis, mas como 'um vir-a-ser', e seu SER como um produto e um produzir".

tendimento que estabiliza e perpetua uma falsa realidade. Neste sentido, Marcuse (2004, p. 115) esclarece que a negatividade "constitui o procedimento dialético genuíno", considerando que o primeiro passo rumo ao verdadeiro conhecimento da razão é um passo negativo. Assim, é preciso negar as categorias fixas e estáticas do senso comum, bem como negar a realidade do mundo designado por essas categorias. Na lógica dialética, como está explicitada na *Fenomenologia do espírito*, a existência das coisas, o dado, estão afastados da sua verdade e a ela aspiram. As potencialidades latentes guiam o movimento efetivo dessas coisas em direção à sua verdade. Para Hegel, o mundo da experiência sensível e da percepção (privilegiado pelos empiristas e inatistas) configura-se como o reino da aparência. Em oposição, "no conceito vivem a verdade e a essência das coisas", ou seja, "a forma lógica do universal é o conceito", mas este só existe no pensamento (Marcuse, 2004, p. 104, 116).

Chega-se, agora, a outro elemento importante abordado por Hegel, porque falar em razão implica considerar que a parte, a entidade individual só tem sentido e significação em sua relação à totalidade. Para o filósofo, "a determinação de uma coisa compreende suas potencialidades inerentes em contraposição às condições externas que ainda não foram incorporadas à coisa mesma". Dessa maneira, em sua *Lógica* estará afirmando que o conceito adequado revela a natureza de um objeto, dizendo o que a coisa é em si mesma, muito embora essa verdade que se torna evidente ao sujeito do conhecimento evidencie também que as coisas não existem na sua própria verdade. E isso se dá porque as potencialidades das coisas estão limitadas pelas condições determinadas de sua existência. Portanto, para que as coisas atinjam a sua própria verdade, é preciso negar suas condições determinadas. Em síntese, "a diferença entre a realidade e a potencialidade é o ponto de partida do processo dialético que se aplica a todo conceito na *Lógica* de Hegel" (Marcuse, 2004, p. 68, 123).

Na reflexão sobre a universalidade e a particularidade, é importante destacar ainda que, para Hegel, não há particularidade, qualquer que seja ela, que possa legislar sobre o homem individual. Destaco, portanto, um aspecto positivo da dialética, a propriedade de dar forma ao universal pela negação do particular. Somente assim, "o processo de dissolução e destruição da estabilidade do mundo do senso comum resultará na construção *do universal que é em si concreto*; concreto porque não existe fora do particular, mas só se realiza no e através do particular, ou melhor, na totalidade dos particulares". Para Hegel, o ser é a entidade mais universal do mundo. A contradição inquieta o homem no sentido de lutar para superar o seu estado exterior dado porque "o processo da existência é simplesmente a contradição entre modos de ser e potencialidades; por isso, o mesmo é existir e ser limitado". Nessa perspectiva "ser é, continuamente, vir a ser" (Marcuse, 2004, p. 118, 124, grifos do autor).

Esse caminho leva à consideração de que as formas imediatas da existência, sejam naturais ou históricas, devem ser apreendidas no seu aspecto negativo, pois estão limitando as coisas em relação ao que poderiam ser. Então, a verdadeira existência só se realiza na luta do sujeito para adaptar o seu estado aparente às suas potencialidades. Hegel, em sua Lógica, defendia que o esforço engendrado pelo sujeito do conhecimento para chegar a um conceito capaz de decifrar a *coisa em si* "mergulha o espírito em um mar infinito de relações". Sendo conveniente, mais uma vez, salientar que a universalidade é uma relação do pensamento e não do ser, muito embora tanto a substância da natureza como a da história seja um universal que se revela por meio do particular (Marcuse, 2004, p. 70, grifo do autor).

Nessa linha de pensamento, só se chega a um conceito pela via da história do objeto. É neste sentido que Hegel estará dizendo que o caminho que leva à verdade é um processo epistemológico e também um processo histórico, não sendo adequado permitir que o conhecimento do objeto se detenha ao fluxo de impressões. Na sua análise, a certeza sensível, como a experiência do aqui e agora é uma verdade universal, não é o objeto particular, individual. O que é diferente de sustentar, como fazia a corrente da experiência sensível, que o objeto é o essencial, o real, evidente por si, "enquanto o sujeito é inessencial e o seu conhecimento depende do objeto". Em oposição ao pensamento corrente, no pensamento autêntico, "[...] o universal revelou-se como verdadeiro conteúdo da experiência. E a sede do universal é o sujeito, e não o objeto; o universal existe no conhecimento, que, de início, era o fator inessencial" (Marcuse, 2004, p. 99).

Finalmente, na discussão elaborada por Hegel sobre a essência e a aparência, é importante resgatar a questão levantada na *Ciência da lógica*: "o que é SER?". Sua resposta: "a verdade do Ser é a essência". A essência, então, é a negação do Ser, o movimento infinito do Ser, autorrelacionamento e autorrealização. O processo de essência é o processo de reflexão, o movimento de reflexão que, diferente do processo do pensamento, é o movimento objetivo e subjetivo. Na *Ciência da lógica*, a doutrina da essência fornece os conceitos básicos que libertam a lógica dialética do método matemático, propondo "libertar o conhecimento do culto dos fatos observáveis e do senso comum científico que impõe este culto". A conclusão a que chega Hegel, no tocante à impossibilidade de se isolar e fixar momentos particulares, deve ser considerada porque realça "o abismo intransponível que se afirma entre a matemática e a teoria dialética, [...] visto que a tentativa de construir a verdade sob formas matemáticas, inevitavelmente acaba por destruí-la" (Marcuse, 2004, p. 130-132, 141).

Em síntese, está sendo apresentada uma lógica que desconsidera a hegemonia do fato determinado, relativo às coisas como elas são, e reivindica a apreciação crítica desses fatos "como em um prelúdio à superação das suas formas dadas", porque "o conhecimento lida com aparências, visando a ultrapassá-las". Saber que a aparência e a essência não concordam é o começo da verdade. A marca do pensamento dialético, desde Hegel, "é a habilidade em distinguir, do processo aparente, o processo essencial da realidade e em apresentar sua mútua relação". Esse movimento não é simples de se realizar, diante da complexidade das relações sociais, tendo em vista que, na lógica dialética, "a realidade tem caráter contraditório e é uma *totalidade negativa*". Assim, considerar a unidade da identidade e da contradição no contexto das formas e forças sociais, na filosofia hegeliana, significa que em termos sócio-históricos, via de regra, "crise e malogro não são acidentes e distúrbios externos, mas manifestações da natureza verdadeira das coisas, e por isso fornecem a base sobre a qual a essência do sistema social existente pode ser compreendida" (Marcuse, 2004, p. 132, 135, grifos do autor).

A respeito da contribuição de Hegel, Carlos Nelson Coutinho (2010, p. 27) vem dizer da "grandiosa síntese", mesmo que idealista, da dialética racional e da economia, realizada pelo filósofo alemão que, em sua teoria da "astúcia da Razão", concretiza a ontologia dialética do ser social, "ao ligar a ação humana e a legalidade objetiva que dela decorre às suas raízes econômicas". Para Coutinho, o pensamento de Hegel marca o ponto terminal e a culminação da trajetória ascendente da filosofia burguesa, a partir da elaboração das "categorias que constituem o legado imperecível dessa grande época da humanidade para o conhecimento do real". Dessa maneira, continua o autor, o mérito essencial de Hegel consiste na "sua capacidade de sintetizar e elevar a um nível superior todos os momentos progressistas do pensamento burguês revolucionário". Momentos esquematicamente resumidos por Coutinho (2010, p. 28) em três núcleos, a saber:

> O *humanismo*, a teoria de que o homem é um produto de sua própria atividade, de sua história coletiva; o *historicismo concreto*, ou seja, a afirmação do caráter ontologicamente histórico da realidade, com a consequente defesa do progresso e do melhoramento da espécie humana; e, finalmente, a *razão dialética*, em seu duplo aspecto, isto é, o de uma racionalidade objetiva imanente ao desenvolvimento da realidade (que se apresenta sob a forma da unidade dos contrários), e aquele das categorias capazes de apreender subjetivamente essa racionalidade objetiva, categorias estas que englobam, superando, as provenientes do "saber imediato" (intuição) e do "entendimento" (intelecto analítico).

Com essas anotações, enfim, creio ter destacado alguns pontos esclarecedores a serem considerados neste estudo. Contudo, apesar da inegável contribuição, convém não perder de vista que o sistema hegeliano, oscilante no seu conteúdo, inviabilizou a dialética quando o filósofo proclamou o fim da história. Isso se explica porque Hegel vivenciou a Revolução Francesa e todos os levantes que a precederam. Testemunhava, assim, as ações do *Espírito do Mundo* e acreditava na soberania absoluta do Estado capitalista. Não obstante a reconhecida contribuição no tocante à importância da contradição como categoria central em seu sistema de ideias, acreditou no Estado monárquico constitucional como possibilidade mais evoluída da sociedade racional, enquanto promotor e provedor de uma síntese conciliatória dos antagonismos por ele reconhecidos. Hegel estava testemunhando, também, após a Revolução de 1789, um Terceiro Estado dividido por interesses de classes conflitantes, ou seja, uma realidade não correspondente ao ideal iluminista de progresso e emancipação humana enquanto fato histórico. Mérito reconhecido por Marx e destacado por Mészáros (2002, p. 55), quando este vem registrar a importância de que uma filosofia concebida do ponto de vista do capital, em determinado estágio do desenvolvimento histórico, tenha reconhecido os antagonismos históricos objetivos.

Sobre esse assunto, de maneira esclarecedora, Acanda (2006, p. 116) vem lembrar que no liberalismo clássico "a racionalidade social se identificava por completo com a racionalidade econômica", todavia, essa "racionalidade liberal não demonstrou uma racionalidade política suficiente para construir uma forma de Estado que encontrasse sua legitimidade no consenso". Sendo este, na opinião do autor, "o grande problema com que o liberalismo se deparou". Na Europa, vale salientar, o início do século XIX foi marcado pela expansão napoleônica, o que significa dizer, em outras palavras, a expansão do liberalismo, ou seja, das relações sociais burguesas. Processo histórico consolidado com a Revolução Francesa. Tempo em que ficava evidente o crescimento do pauperismo e a expansão da miséria extrema sem precedentes na história da humanidade. Onde o cenário de antagonismos sociais protagonizou o período histórico denominado Restauração,[10] delimitado entre 1789 e 1815, com o fim das guerras napoleônicas e o retorno das

---

10. Acanda (2006, p. 116) considera que "os complexos processos que tiveram lugar no período de 1789 e 1815 representaram um novo desafio à ideologia liberal justamente porque

monarquias tradicionais ao trono. Nesse período, segundo Acanda (2006, p. 116), "sobressai a importância da obra de Hegel, tanto na história da teoria política quanto no desenvolvimento da ideia de sociedade civil", pois, até Hegel, "o político e o civil são idênticos entre si [...] idênticos ao burguês, e isso deve ser levado em conta para compreender a evolução posterior da ideia de sociedade civil na obra de Hegel". Embora seja mais difundida a opinião de que Hegel seja um defensor da Restauração e do Estado Prussiano absolutista, o filósofo alemão manifestou insatisfação explícita em relação ao jusnaturalismo e ao romantismo, linhas de pensamento político prevalentes em sua época. Apesar de concordar com a ênfase do romantismo na integração coletiva, Hegel não aceitava a negação da liberdade individual preconizada por essa linha de pensamento, posto que considerava ser o princípio da subjetividade a maior conquista da modernidade. A respeito da crítica elaborada por Hegel ao jusnaturalismo, Acanda (2006, p. 121) vem esclarecer ainda que, para o filósofo alemão, "o individualismo contratual não podia proporcionar a base racional para pensar e encadear a articulação estável da complexa sociedade moderna". O que não significa dizer que Hegel era um antiliberal, tendo em vista que o liberalismo não se identifica exclusivamente com o contratualismo. Hegel, continua Acanda (2006, p. 122), "não pretende, com a sua polêmica anticontratualista, afastar-se da tendência reformista constitucional, e sim sublinhar a absoluta inadequação do contratualismo como plataforma teórica de um programa de renovação política". Hegel expressava, assim, a sua insatisfação no tocante às formas políticas de sua época, em decorrência de não terem sido "capazes de propor uma base para pensar e compreender a identificação do indivíduo com sua sociedade, [...] nem de contribuir para pensar o problema [...] da articulação interna da sociedade moderna: o problema da sua coesão voluntária". Dessa maneira, Hegel "entendeu que a estabilidade do Estado só podia ser alcançada se os súditos compartilhassem valores éticos comuns [...]", mas não aceitava a ideia de que "[...] uma nação

---

começaram a revelar as limitações do liberalismo e de seus ideologemas para enfrentar a tarefa de refletir sobre como articular as aporias constituintes da modernidade [...]".

pudesse encontrar em sua tradição as respostas necessárias para todos os seus problemas políticos urgentes" como propunha o romantismo. Em síntese, para Acanda (2006, p. 123), na obra de Hegel há uma mudança na concepção da filosofia política, tendo em vista que o filósofo alemão "assumiu uma tarefa urgente para aquele momento histórico: a de superar a inorganicidade na interpretação da relação Estado-sociedade, própria do liberalismo clássico".

Decerto, o ponto de vista do capital é cego em relação ao ponto de vista do trabalho. Não havia motivos razoáveis para se acreditar nem defender a superação dos antagonismos, a realização da pretensa sociedade racional, porque a situação de pauperização sofrida pelo "velho proletariado" — aquele que começou a se formar na Idade Média — no mesmo momento histórico em que Hegel anunciava uma "síntese conciliatória", colocava à prova qualquer possibilidade real de progresso e justiça social, isto é, de realização da razão, evidenciando-se, ao contrário, como a sua própria negação. A miséria diante da riqueza em expansão, conforme foi visto no Capítulo 1, tem suas raízes na sociedade moderna, demonstrando não haver nenhuma relação entre o modo de produção capitalista e a emancipação humana. Com esse espírito crítico, Marx adota outro ponto de vista, denunciando que na sociedade moderna a divisão social do trabalho não está relacionada às aptidões ou interesses dos indivíduos, trabalhadores(as) livres, ao revés, dizem respeito unicamente às leis de produção capitalista de mercadorias. Vem, assim, enfatizar o lado negativo do trabalho, por Hegel esquecido, ponto de vista abordado a seguir.

2.2 A lei do valor, forma de razão geral do capitalismo, orienta a divisão social do trabalho e a vida do(a) trabalhador(a) para além da velhice

Feitas as primeiras considerações a respeito da totalidade no debate sobre a razão, é interessante observar como a filosofia de Hegel apontava para um caminho os rumos da sociedade racional e a história testemunhava outro. O que se explica, na compreensão de Mészáros (2002, p. 55-56), por Hegel tratar as relações sociais *incorporadas na categoria contradição de forma extremamente abstrata e idealista*, atenuando suas implicações explosivas do mundo de reprodução sociometabólica do capital. Na verdade, as categorias utilizadas por Hegel são conceitos filosóficos abstratos. Até porque havia naquele momento a crença na possibilidade de resolver esses conflitos por alguma força ou "princípio" universalmente benéficos, esperança que será trucidada após as Revoluções de 1848 e 1849. Estava, portanto, o filósofo alemão, fortemente influenciado pelo iluminismo francês, ao adotar o ponto de vista do capital e incorporar princípios fundamentais da economia política de Adam Smith (1723-1790), economista clássico e filósofo escocês, fortemente influenciado pelo pensamento fisiocrata, marcado pelo empirismo e o pragmatismo. Smith reconhecia o papel ativo da atividade humana na formação da objetividade social, determinada a partir do trabalho econômico. Defendia uma economia regida por leis naturais — pela "mão oculta" — e pela não intervenção do Estado nas questões de ordem econômica. Para Marx (2006, p. 179), reconhecidamente, "o ponto de partida de Hegel é o da moderna economia política".

Na crítica à filosofia hegeliana, Marcuse (2004) destaca a ênfase na ontologia em detrimento da história. O que não anula o mérito de Hegel ter aprendido a dialética das coisas, embora não tenha chegado a compreender, segundo Marx e Vladimir Ilitch Lenin (1870-1924), que a dialética das coisas produz a dialética das ideias e não o contrário. Na opinião de Netto (1994, p. 28), de maneira independente da exploração ulterior do legado de Hegel, o seu sistema de ideias "concluía monumentalmente a articulação da razão moderna", tendo em vista que, na formulação do filósofo alemão, "estruturada sobre uma riqueza categorial que só encontraria símile na obra marxiana, a centralidade da razão estava assentada em que a racionalidade do real e a realidade da razão operavam-se historicamente pelo trabalho do Espírito". Hegel, apesar de "romper" com o pensamento liberal clássico, sucumbiu ao universalismo abstrato. Há, no seu legado, conforme analisa Mészáros (2002, p. 56, 58, grifo do autor), o mérito de "concentrar a atenção na dialética objetiva do próprio processo histórico. Suas continuidades na descontinuidade e suas descontinuidades na continuidade" que deve ser incorporado pelos socialistas. Contudo, o horizonte limitador, "a *conclusão* a-histórica" em seu sistema, ao anunciar a "ordem sociometabólica eternizada do capital", uma *mistificação apologética*, é merecedor de uma crítica radical. Se, para Hegel, o capital se configurava enquanto "horizonte absoluto insuperável e como culminação da história do homem e suas instituições concebíveis, coroado pelo Estado *germânico* capitalista [...]", Marx (2008, 2011) refuta essa definição do capital, pois, de acordo com o que foi visto no capítulo anterior, o capital é histórico, portanto, transitório. Ponto de vista este que abomina qualquer nuance fatalista no processo de apreensão da dinâmica social.

Sem dúvida, o legado hegeliano mais importante, o método dialético, influenciou Marx (2008, p. 29), segundo o qual

> a mistificação por que passa a dialética de Hegel não o impediu de ser o primeiro a apresentar suas formas gerais de movimento, de maneira ampla e consciente. Em Hegel, a dialética está de cabeça para baixo. É necessário pô-la de cabeça para cima, a fim de descobrir a substância racional dentro do invólucro místico.

Na explicação do próprio Marx (2008, p. 28), o seu método dialético, por seu fundamento, difere do hegeliano, "sendo a ele inteiramente oposto". Enquanto Hegel transforma o processo do pensamento em sujeito autônomo sob o nome de ideia, configurando-se como criador da realidade, sendo esta apenas sua manifestação externa; na dialética marxiana, ao contrário, "o ideal não é mais do que o material transposto para a cabeça do ser humano e por ela interpretado". Com essa compreensão, Marx (2008, 2011) produz uma crítica à economia política, ao modo de pensar burguês, apresentando categorias econômicas e sociais que atestam contra a totalidade da ordem existente. Nos seus *Manuscritos* (Marx, 2006, p. 178-179), reconhece a importante contribuição de Hegel quando concebeu o trabalho como "a essência confirmativa do homem", mesmo fazendo a ressalva de que ele tenha considerado apenas o seu lado positivo, esquecendo o lado negativo. Em decorrência, critica Marx, o único trabalho entendido e reconhecido por Hegel é o "intelectual abstrato". Marx também enfatiza o mérito hegeliano de apresentar, na *Fenomenologia do Espírito*, a dialética da negatividade enquanto princípio motor e criador do método, destacando dois importantes aspectos: o primeiro, por dar conta de "conceber a autocriação do homem como processo, a objetivação como perda do objeto, como alienação e como abolição da alienação"; o segundo, por "apreender a natureza do *trabalho* e conceber o homem objetivo (verdadeiro, porque homem real), como resultado do seu *próprio trabalho*". Assim, foi demonstrada a relação entre trabalho, reificação e sua abolição. No entanto, o valor da demonstração se perde quando Hegel defende que os antagonismos foram superados pela síntese conciliatória, na esfera do pensamento (*Espírito Absoluto*).

2.2.1 O conhecimento da sociedade como totalidade, objetivo do método dialético em Marx

Na opinião de György Lukács (1974, p. 41), a categoria totalidade, guardiã do caráter revolucionário da dialética hegeliana, foi o ponto de vista adotado por Marx na explicação da história, aspecto distintivo do seu método em relação à ciência burguesa. Para o filósofo húngaro, Marx foi além da inversão materialista, porque "o princípio revolucionário da dialética hegeliana só pôde manifestar-se nesta e por esta inversão" ao salvaguardar a essência do método, ou seja, "o ponto de vista da totalidade". Desse ponto de vista, continua Lukács, "o método dialético em Marx tem por objetivo o conhecimento da sociedade como totalidade", não fazendo sentido a existência de ciências autônomas. Mas é importante destacar que o ponto de vista da totalidade determina tanto o objeto quanto o sujeito, com a ressalva de que "este ponto de vista da totalidade como sujeito só as classes o representam na sociedade moderna".

A partir da contribuição de Netto (1994, p. 34, grifo do autor) convém destacar que "a determinação central da ontologia marxiana como especificamente referida ao ser social está na sua categoria *fundante*, a categoria de *práxis*, cuja pertinência é exclusiva aos indivíduos pertencentes ao gênero humano". Na perspectiva marxiana, então, se reconhece a dimensão histórica, a capacidade teleológica, manifestada através do trabalho, ato fundante do ser social. Porque, conforme explica Netto (1994, p. 35, grifo do autor), cada indivíduo do gênero humano é portador do ser social, "mediante a apropriação da herança cultural pela via da sociabilização", neste sentido, cada indivíduo é ao mesmo tempo singularidade e universalidade, existindo enquanto ser social na condição de *ser objetivo*, que se objetiva. Em síntese, esclarece Netto, "sua objetivação ontológico-primária é precisamente o trabalho, atividade necessariamente coletiva — donde a determinação marxiana do homem como ser prático e social".[11] O que vai diferenciar o ser humano dos animais não é, portanto, a consciência ou o fato de ser o homem um animal político — como definiram os filósofos gregos —,[12] tampouco um ser sociável — como pensavam os filósofos medievais.[13] Na verdade, a diferença essencial

---

11. Segundo Netto (1994, p. 35, grifo do autor), "para Marx, o gênero humano resulta de um *salto* na dinâmica da natureza (inorgânica e orgânica), que sofreu uma inflexão substantivo-estrutural quando se instaurou o ser social: este foi colocado pelo *processo de trabalho* (trabalho entendido no sentido inglês *work*, não *labour*). Com o trabalho, que é uma atividade desconhecida no nível da natureza, posto que especificado pela *teleologia* (quando o que a natureza conhece é a *causalidade*), um determinado gênero de ser vivo destacou-se da legalidade natural e desenvolveu-se segundo legalidades peculiares. É o *pôr teleológico* do trabalho que instaura o ser social, (cuja existência e desenvolvimento supõem a natureza e o incessante intercâmbio com ela — mas cuja estrutura é diversa dela e dela tende a afastar-se progressivamente, mercê de uma crescente e cada vez mais autônoma complexidade)".

12. A etimologia da palavra trabalho, esclarece Marilena Chauí (2005, p. 390), remete à tragédia, indicando castigo e tortura. O filósofo grego Aristóteles, por exemplo, estabelece uma distinção entre a *poiesis*, ação fabricadora — o trabalho e as técnicas — e a *práxis*, ação livre do agente moral e do sujeito político. Neste caso, a liberdade é sinônimo de não precisar ocupar-se com atividades de sobrevivência, mas dispor de ócio para cuidar da coisa pública. Os gregos, com esse entendimento, desprezavam a *poiesis*, pois significava esforço penoso (*ponos*), digno dos escravos.

13. Do latim, a palavra trabalho deriva de *tripalium*, um instrumento de tortura, de três estacas, destinado a prender bois e cavalos difíceis de ferrar. Mais conhecida, outra palavra

está na capacidade de produzir as condições de sua existência material e intelectual. O trabalho, acrescenta Ivo Tonet (2009), é constituído pelos polos da subjetividade e objetividade, que perfazem uma unidade indissolúvel, exigindo desse indivíduo, para transformar a natureza e suprir suas necessidades, em graus variados, "a captura, pela consciência, de determinações objetivas e de conexões causais de que o mundo é composto". Nesta perspectiva, diferente da greco-romana, *práxis* é o momento da mediação entre os polos da subjetividade e objetividade. De igual maneira, afirma Sérgio Lessa (2002),

> não pode haver existência social sem trabalho. A existência social, todavia, é muito mais que trabalho. O próprio trabalho é uma categoria social, ou seja, apenas pode existir como partícipe de um complexo composto, no mínimo, por ele, pela fala e pela sociabilidade (conjunto das relações sociais).

Pela via da alienação do trabalho, como foi visto anteriormente, o operariado passou a trabalhar para o capitalista a quem entrega, na condição de assalariado, o produto do seu trabalho que será apropriado pelo capital. Esse mecanismo de expropriação atinge os objetos mais necessários à vida e ao trabalho, negando o(a) trabalhador(a) aos limites da fome. Assim, alienado(a) do seu produto, o(a) trabalhador(a) está alienado(a) de si mesmo(a). Com a divisão social do trabalho, ocorre a cisão entre as forças intelectuais (os que pensam) e materiais (os que produzem) de produção; entre diversão e trabalho; consumo e produção; controle e produção. Isto é, tais realizações estarão colocadas para indivíduos diferentes, fato que vem colocar à prova a categoria abstrata de liberdade hegeliana, tendo em vista que, na sociedade moderna, de acordo com Marcuse (2004, p. 237), "a totalidade das relações humanas é governada pelas leis imanentes da

---

latina empregada para designar trabalho é *labor*, cujo significado corresponde ao grego *ponos*, indicando pena, fadiga, cansaço e dor, nos remetendo à expressão "trabalho de parto". Assim, para os romanos, somente os homens livres dispõem de *otium* — lazer — e aos não livres caberá o *neg-otium* — negação de ócio, trabalho (Chaui, 2005).

economia". A ideologia dominante — burguesa — vem dizer que todos os homens são livres e iguais, mas não é possível esquecer que, ao revés desse discurso formal, na sociedade moderna, os mecanismos do processo de trabalho — que se configura como sendo a própria vida do proletariado — governam a liberdade e diferenciam a igualdade de todos os humanos. Portanto, é razoável concluir que a racionalidade do capital atesta radicalmente contra a realização da *igualdade substantiva* porque, trazendo aqui as belas palavras de Netto e Braz (2006, p. 47),

> [...] a marca de originalidade de cada indivíduo social (originalidade que deve nuclear a sua personalidade) não implica a existência de desigualdades entre eles e os outros. Na verdade, são iguais: Todos têm iguais possibilidades humanas de se sociabilizar; a igualdade opõe-se à desigualdade — e o que a originalidade introduz entre os homens não é a desigualdade, é a diferença. E para que a diferença (que não se opõe à igualdade, mas à indiferença) se constitua, ou seja: para que todos os homens possam construir a sua personalidade, é preciso que as condições sociais para que se sociabilizem sejam iguais para todos.

Nessa dinâmica, é possível dizer que a centralidade do trabalho na sociabilidade moderna é perpetuada pela troca universal constante de produtos do trabalho. Logo, sendo a sociedade a totalidade das relações humanas é, portanto, governada pelas leis imanentes da acumulação do capital que funcionam a partir do princípio do trabalho universal, onde o processo de trabalho é decisivo à *totalidade* da existência humana, determinando o valor de todas as coisas. Entretanto, se por um lado a teoria social vem criticar a sociedade racional e a filosofia burguesa, por outro lado, o método que não se aparta da teoria e da história, desde a dialética hegeliana, ao enunciar que "todo fato é mais do que um mero fato", reconhece no próprio fato "a negação e a restrição de possibilidades reais". Nessa linha de raciocínio, o trabalho assalariado é um fato e ao mesmo tempo a restrição ao trabalho livre que pode satisfazer às necessidades humanas. A propriedade privada é um fato e ao mesmo tempo a negação da apropriação coletiva da natureza pelo homem. Outro exemplo que poderia ser acrescentado seria a velhice vivenciada pela grande maioria dos indivíduos nas populações mundiais, um fato, ou seja, a negação do que deveria ser. De acordo com Marcuse (2004, p. 245, 253), na perspectiva dialética, tanto em Hegel quanto em Marx, "a prática social do homem incorpora a negatividade bem como a superação da negatividade". Do ponto de vista do trabalho, a ideia de uma sociedade racional diz respeito à totalidade de uma ordem na qual "o princípio da organização social não seja a universalidade do trabalho, mas a satisfação universal de todas as potencialidades individuais". Neste sentido, convém lembrar, a principal meta do comunismo é o indivíduo livre.

Mas, se não é o trabalho, de maneira geral, uma novidade do capital, como também não é o excedente da produção, o que vai então caracterizar a distinção do processo de produção capitalista? A extração da mais-valia, uma forma específica de exploração em que o excedente passará a ser valor de troca, cuja determinação é o trabalho abstrato, tomando a forma de lucro, seria a resposta[14] mais imediata à questão aqui levantada. Na crítica à economia política clássica,[15] Marx (2008, p. 101), mesmo reconhecendo mérito na análise elaborada por Ricardo, será enfático quanto à sua insuficiência por não distinguir "expressamente e com plena consciência, entre o trabalho representado no valor e o mesmo trabalho representado no valor-de-uso do produto". Aspecto distintivo do processo de produção capitalista, ao qual me reportei no Capítulo 1 e será merecedor de uma atenção especial a partir de agora.

---

14. Em Marx (2008, p. 230), a partir da análise da mercadoria, será encontrada a seguinte explicação: "O processo de produção, quando unidade do processo de trabalho e do processo de produzir valor, é processo de produção; quando unidade do processo de trabalho e do processo de produzir mais-valia, é processo capitalista de produção, forma capitalista de produção de mercadorias."

15. Para Marx (2008, p. 103), "economia política clássica é toda a economia que, desde W. Petty, investiga os nexos causais das condições burguesas de produção, ao contrário da economia vulgar, que trata apenas das relações aparentes [...]".

2.2.2 "O mecanismo de exploração que garante a extração da mais-valia, também expropria o(a) trabalhador(a) do seu tempo de vida" e vai mais além...

Na exposição de Marx (2008, p. 211-212), os três elementos componentes do processo de trabalho são o trabalho (a atividade adequada a um fim), o objeto de trabalho (a matéria a que se aplica o trabalho) e o instrumental de trabalho (os meios de trabalho).[16] Em suas próprias palavras,

> antes de tudo, o trabalho é um processo de que participam o homem e a natureza, processo em que o ser humano, com sua própria ação, impulsiona, regula e controla seu intercâmbio material com a natureza. Defronta-se com a natureza como uma de suas forças. Põe em movimento as forças naturais do seu corpo — braços, pernas, cabeça e mãos —, a fim de apropriar-se dos recursos da natureza, imprimindo-lhes forma útil à vida humana.

Neste sentido, Lukács (2012, p. 285) afirma que Marx, em relação à crítica feita à filosofia da natureza, sempre se posicionou rigorosamente contra a tradicional separação entre natureza e sociedade. Logo, a partir do próprio Marx (2008, p. 211-212), pode ser apreendido que a "utilização da força de trabalho é o próprio trabalho", ou seja, é na ação de trabalhar que o(a) vendedor(a) de sua força de trabalho torna-se um(a) trabalhador(a). Outra observação digna de registro diz respeito à distinção entre as formas "instintivas, animais" e a forma "exclusivamente humana" de trabalho.[17] Neste caso, o ser humano,

---

16. Para Marx (2008, p. 212), "todas as coisas que o trabalho apenas separa da sua conexão imediata com o seu meio natural constituem objetos de trabalho, fornecidos pela natureza. [...] Se o objeto de trabalho é, por assim dizer, filtrado através do trabalho anterior, chamamo-lo de matéria-prima. [...] O meio de trabalho é uma coisa ou um complexo de coisas que o trabalhador insere entre si mesmo e o objeto de trabalho e lhe serve para dirigir sua atividade sobre esse objeto". Para o autor, "o que distingue as diferentes épocas econômicas não é o que se faz, mas como, com que meios de trabalho se faz" (Marx, 2008, p. 214).

17. Para exemplificar essa distinção, Marx (2008, p. 211) utilizou o seguinte exemplo: "uma aranha executa operações semelhantes às do tecelão, e a abelha supera mais de um arquiteto

além de transformar o material sobre o qual opera, "imprime ao material o projeto que tinha conscientemente em mira, o qual constitui a lei determinante do seu modo de operar e ao qual tem de subordinar sua vontade". Mas há de se compreender que essa subordinação da vontade ao projeto não é um ato fortuito. Depende tanto do esforço dos órgãos que trabalham, quanto da vontade adequada, externada a partir da atenção que o indivíduo deverá manter durante todo o curso do trabalho. Esse esforço de concentração, por sua vez, será "tanto mais necessário quanto menos se sinta o trabalhador atraído pelo conteúdo e pelo método de execução de sua tarefa". E, quanto menos atraído, "menos possibilidade de fruir da aplicação das suas próprias forças físicas e espirituais".

O trabalho, no entanto, só reaparecerá em mercadorias — forma elementar, isoladamente considerada, da riqueza nas sociedades capitalistas — se a força dispendida pelo(a) trabalhador(a) for empregada em valores de uso, ou seja, em coisas úteis.[18] Mas, como foi visto, esse processo de trabalho cujo objetivo é criar valores de uso, é condição da vida humana a partir do seu intercâmbio com a natureza, independentemente das formas sociais (Marx, 2008, p. 218). Para compreender o que seria "a novidade do capital", na teoria marxiana, não há de se perder de vista, o que determina a grandeza do valor é a quantidade de trabalho socialmente necessário para a produção do valor de uso e a sua medida é o tempo de trabalho nele cristalizado (Marx, 2008, p. 61). Esse tempo, tão estudado e debatido na contemporaneidade,

---

ao construir sua colmeia. Mas o que distingue o pior arquiteto da melhor abelha é que ele figura na mente sua construção antes de transformá-la em realidade. No fim do processo do trabalho aparece um resultado que já existia antes idealmente na imaginação do trabalhador".

18. Segundo Marx (2008, p. 214-216), "no processo de trabalho, a atividade do homem opera uma transformação, subordinada a um determinado fim, no objeto sobre que atua por meio do instrumental de trabalho. O produto é um valor-de-uso, um material da natureza adaptado às necessidades humanas através da mudança de forma. O trabalho está incorporado ao objeto sobre que atuou". [...] "Valor-de-uso que é produto de um trabalho torna-se, assim, meio de produção de outro. Os produtos destinados a servir de meio de produção não são apenas resultado, mas também condição do processo de trabalho". [...] Marx demonstra como "um valor-de-uso pode ser considerado matéria-prima, meio de trabalho ou produto, dependendo inteiramente da sua função no processo de trabalho, da posição que nele ocupa, variando com essa posição a natureza do valor-de-uso".

no capitalismo, como se sabe, é sinônimo de dinheiro. Por isto, o mecanismo de exploração que garante a extração da mais-valia, também expropria o(a) trabalhador(a) do seu tempo de vida.

Aqui interessa ressaltar que, diferente de Ricardo, Marx estabeleceu uma distinção entre o trabalho abstrato (que produz valor) e o trabalho concreto (que produz valor de uso). Na sua análise, Marx (2008, p. 58, 60) demonstrará que "o valor de uso só se realiza com a utilização ou o consumo". Ou seja, no caso de ser dispensado o valor de uso de uma determinada mercadoria, só lhe restará a propriedade de ser produto do trabalho. Abstraídas as formas e elementos materiais que fazem dos produtos do trabalho valores de uso, desaparecem também o caráter útil desses produtos, bem como o caráter útil dos trabalhos neles corporificados. Nessa relação social, "ao desvanecerem as diferentes formas de trabalho concreto, elas não mais se distinguem uma das outras, mas reduzem-se, todas, a uma única espécie de trabalho, o trabalho humano abstrato". Por ora, é importante registrar que, diferente de como se estabeleciam as relações sociais "antes da introdução das máquinas", na "associação direta de trabalho", como foi visto anteriormente, no sistema do capital, a partir da leitura de Marx (2008, p. 219),

> o processo de trabalho, quando ocorre como processo de consumo da força de trabalho pelo capitalista, apresenta dois fenômenos característicos: 1. O trabalhador trabalha sob o controle do capitalista, a quem pertence seu trabalho; 2. O capitalista cuida em que o trabalho se realize de maneira apropriada e em que se apliquem adequadamente os meios de produção, não se desperdiçando matéria-prima e poupando-se o instrumental de trabalho, de modo que só se gaste deles o que for imprescindível à execução do trabalho.

Como se não bastasse a expropriação dos meios de produção do(a) trabalhador(a), o seu tempo de vida será submetido aos ditames do capital de modo que, conforme alerta Robert Kurz (1999), "a maioria dos que laboram não sente o tempo de trabalho como tempo de vida próprio, mas como tempo morto e vazio, arrebatado à vida como num pesadelo". Mas esse mecanismo não se limita à expropriação dos meios de produção e do tempo de vida do(a) trabalhador(a). Vai mais além, rompendo com a capacidade do ser humano de *atuar, impulsionar, regular e controlar* seu intercâmbio material com a natureza. Afeta, portanto, a dimensão que na crítica de Marx foi abordada enquanto lei determinante do modo de operar do ser humano, sua capacidade teleológica. Na engrenagem moderna, a subordinação da vontade do ser humano não diz respeito a um "projeto que tinha consciente em mira", mas a um projeto que lhe é estranho, sobre o qual não exercerá controle, ao qual a sua vontade deverá forçadamente ser submetida. Nessa trama de dominação e exploração, é importante salientar, enquanto contradição estrutural do sistema do capital, o produto do trabalho humano não será apropriado por quem o produziu, pois segundo observou Marx (2008, p. 219),

> [...] O produto é propriedade do capitalista, não do produtor imediato, o trabalhador. O capitalista paga, por exemplo, o valor diário da força de trabalho. Sua utilização, como a de qualquer mercadoria — por exemplo, a de um cavalo que alugou por um dia —, pertence-lhe durante o dia. Ao comprador pertence o uso da mercadoria, ao possuidor da força de trabalho apenas cabe realmente o valor-de-uso que vendeu, ao ceder seu trabalho.

Há nitidamente dois pontos de vista nessa relação social, ou seja, "do ponto de vista do capitalista, o processo de trabalho é apenas o consumo da mercadoria que comprou, a força de trabalho, que só pode consumir adicionando-lhe meios de produção". Neste caso, de acordo com Marx (2008, p. 219-220), o processo ocorre entre coisas que o capitalista comprou e lhe pertencem, "do mesmo modo que o produto do processo de fermentação em sua adega". Certamente, "na produção de mercadorias, o capitalista não é movido por amor aos valores-de-uso. Produz valores-de-uso apenas por serem e enquanto forem substrato material, detentores de valor-de-troca". E assim Marx (2008, p. 219-220) sinaliza os dois objetivos, na visão do capitalista:

1. Quer produzir um valor-de-uso que tenha um valor-de-troca, um artigo destinado à venda, uma mercadoria; 2. Quer produzir uma mercadoria de valor mais elevado que o valor conjunto das mercadorias necessárias para produzi-la, isto é, a soma dos valores dos meios de produção e força de trabalho, pelos quais antecipou seu bom dinheiro no mercado. Além de um valor-de-uso, quer produzir mercadoria; além de valor-de-uso, valor, e não só valor, mas também valor excedente (mais-valia).

Marx, então, enveredará por exemplos capazes de dar conta de explicitar o processo de produção do ponto de vista do valor, no entanto, aqui interessa ter em conta que "sendo a própria mercadoria unidade de valor-de-uso e valor, o processo de produzi-la tem de ser um processo de trabalho ou um processo de produzir valor-de-uso e, ao mesmo tempo, um processo de produzir valor" (Marx, 2008, p. 220).

Do ponto de vista do trabalho, a recorrência ao Capítulo 1 é pertinente neste momento por evidenciar as circunstâncias necessárias à acumulação primitiva para desencadear o amadurecimento do modo de produção capitalista, vindo este romper com os processos produtivos realizados à base da cooperação entre os membros de uma família. Com a divisão social do trabalho, o capitalista é beneficiado e o(a) que vende a sua força de trabalho é alienado(a) de sua produção. Mas esse mecanismo de "separação capitalista entre o produtor e o processo de conjunto da produção" vai ainda mais além. Parcelariza o processo do trabalho, negando o "caráter humano do trabalhador" e atomiza a sociedade em indivíduos que "vão produzindo sempre sem plano e sem acordo", entre outras mazelas, que serão aperfeiçoadas no intuito de reproduzir e perpetuar a exploração do capital sobre o trabalho (Lukács, 1974, p. 41).

Evidentemente, os interesses de uma classe estão em oposição aos interesses da outra. A satisfação das necessidades — socialmente produzidas — de uma minoria *proprietária de dinheiro, de meios de produção e de subsistência*, se realiza às custas da negação da satisfação das mínimas necessidades e potencialidades dos(as) *trabalhadores(as) livres* em dois sentidos, primeiro por estes não mais fazerem parte direta dos meios de produção, como faziam os escravos e servos, segundo, por não serem donos dos meios de produção, como o camponês autônomo. A relação social que produz a desumanização do processo de trabalho transforma as relações entre humanos em relações objetivas entre coisas. Nessa lógica perversa de dominação e exploração, do ponto de vista do capital, o valor da força de trabalho significa apenas um insumo ao processo capitalista de reprodução; enquanto, do ponto de vista do(a) trabalhador(a) assalariado(a), significa seu próprio processo de produção. Não é de se estranhar, assim, que no âmbito da sociedade moderna milhões e milhões de trabalhadores(as) e seus descendentes sejam negados ao limite da fome e inanição.

Em razão do que foi discutido até o presente momento, a partir de Marx (2008, p. 220, 226), "sabemos que o valor de qualquer mercadoria é determinado pela quantidade de trabalho materializado em seu valor-de-uso, pelo tempo de trabalho socialmente necessário à sua produção". No entanto, o próprio Marx esclarecerá que o trabalho pretérito materializado na força de trabalho e o trabalho vivo que esta pode realizar, assim como os custos diários de sua produção e o trabalho por ela desprendido, conformam duas grandezas inteiramente diversas: "a primeira grandeza determina seu valor-de-troca, a segunda constitui seu valor-de-uso". Diante dessa constatação, continua Marx, "por ser necessário meio dia de trabalho para a manutenção do trabalhador durante 24h, não se infira que este está impedido de trabalhar uma jornada inteira". Conclui-se então que

> [...] o valor da força de trabalho e o valor que ela cria no processo de trabalho são, portanto, duas magnitudes distintas. O capitalista tinha em vista essa diferença de valor quando comprou a força de trabalho. A propriedade útil desta, de fazer fios ou sapatos, era apenas uma *conditio sine qua non*, pois o trabalho, para criar valor, tem de ser despendido em forma útil. Mas o decisivo foi o valor-de-uso específico da força de trabalho, o qual consiste em ser ela fonte de valor, e de mais valor que o que tem. Este é o serviço específico que o capitalista dela espera. E ele procede, no caso, de acordo com as leis eternas da troca de mercadorias. Na realidade, o vendedor da força de trabalho, como o de qualquer

outra mercadoria, realiza seu valor-de-troca e aliena seu valor-de-uso. Não pode receber um sem transferir o outro. O valor-de-uso do óleo vendido não pertence ao comerciante que o vendeu, e o valor-de-uso da força de trabalho, o próprio trabalho, tampouco pertence a seu vendedor. O possuidor do dinheiro pagou o valor diário da força de trabalho; pertence-lhe, portanto, o uso dela durante o dia, o trabalho de uma jornada inteira. A manutenção quotidiana da força de trabalho custa apenas meia jornada, apesar de a força de trabalho poder operar, trabalhar, uma jornada inteira, e o valor que sua utilização cria num dia é o dobro do próprio valor-de-troca. Isto é uma grande felicidade para o comprador, sem constituir injustiça contra o vendedor (Marx, 2008, p. 227).

Eis a trama que produz e reproduz a vida inteira do(a) trabalhador(a) e que não o(a) libertará da condenação ao trabalho na velhice, a menos que a doença ou a morte, significando o esgotamento total da sua capacidade funcional ao sistema do capital, o(a) incapacite para tal esforço. Tampouco o(a) libertará, enquanto classe, da condição de se reproduzir nos limites da força a ser sugada pelo espírito predatório do capital. Neste sentido trágico, Teixeira (2008, p. 134, grifo do autor) refere que, "ao perder seu *valor de uso* e sua funcionalidade para a sociedade capitalista, os trabalhadores idosos atingem um potencial desumanizante de 'supérfluos' para o capital e de peso morto do exército industrial de reserva". Mas, como está posto nos versos de Victor Jara, na epígrafe que abre este livro, enquanto não sofrer essa perda do seu valor de uso e de sua funcionalidade ao sistema do capital, o(a) trabalhador(a), mesmo em sua velhice, seguirá sendo explorado(a).

2.2.3 A centralidade do trabalho na produção de conhecimento do Serviço Social no campo da Gerontologia Social

De fato, muito embora, na contemporaneidade, tenham se levantado alguns pensadores, questionando a validade da centralidade do trabalho na sociabilidade capitalista, essas ideias, em geral, estão fundamentadas em interpretações equivocadas ou limitadas em relação à teoria do valor de Marx. Dentre os principais pensadores em ataque à centralidade do trabalho, é possível destacar Jürgen Habermas, da Escola de Frankfurt, defensor da centralidade da linguagem e da comunicação. Ele considera que, com o domínio da ciência no interior do processo de produção, surge uma nova forma de divisão do trabalho, onde todos deverão ser, a um só tempo, executores e planejadores da produção. Não havendo mais espaço para a divisão entre os que organizam e os que executam a produção, consequentemente, está decretado o fim do capitalismo. Essas transformações, então, implodiram a teoria do valor de Marx. Na sua crítica, Mészáros (2004) será enfático, afirmando que Habermas apresenta um "quadro limitado de referência", confinado às "sociedades capitalistas desenvolvidas", cuja teoria é tendenciosa no sentido de ignorar o Terceiro Mundo. Ao defender a "desvalorização da importância do trabalho no mundo da vida", continua Mészáros (2004, p. 87), "a análise de Habermas não resiste a um exame crítico, seja em termos factuais e históricos, seja quanto às conclusões teóricas do autor".[19] Outros autores como Maurizio Lazzarato e Antonio Negri (2001) também vão colocar em xeque a teoria do valor de Marx, apresentando novas ideias em relação ao modo de produção capitalista, a partir do que vieram a denominar trabalho imaterial. No entanto, segundo Euletério Prado (2005, p. 39), a tese da imaterialidade, mais que uma interpretação das novas formas de produção e de gerência, inclui uma concepção política cujo cerne é a proposição de um comunismo sem a superação das classes sociais e com a manutenção do controle da produção nas mãos dos burgueses, ou seja, um Comunismo burguês. Eis uma fantasia insustentável, pois, "quanto mais desenvolvida a sociedade, mais divergentes as necessidades autenticamente humanas e as necessidades de autovalorização do capital, sendo impossível a humanização do capital" (Prado, 2005, p. 39). Lessa (2005, p. 54), na crítica ao pensamento de Negri, destaca que seu equívoco foi entender trabalho imaterial como sendo o trabalho que gera serviço útil, tese que não se sustenta, pois

---

19. Para uma melhor compreensão a respeito da crítica ao pensamento de Habermas, ver Mészáros (2004).

a condição necessária para que o trabalho seja produtivo no capitalismo é que ele produza valores de uso que tenham mercado, mas esta não é uma condição suficiente, pois é preciso também que ele produza mais-valia para o capital. Pouco importa aqui se o valor gerado será cristalizado em produtos materiais ou imateriais ou em produtos que têm existência separada ou não do ato de trabalhar.

Marx, Mészáros, Netto e Lessa, em defesa da centralidade do trabalho na sociabilidade capitalista, dentre outros autores e autoras, são referências constantes da produção de conhecimento do Serviço Social, no Brasil, cujo legado crítico não se reconhece sem a presença marcante do professor José Paulo Netto, da Universidade Federal do Rio de Janeiro (UFRJ), por exemplo, autor que imprime em suas linhas o traço do "insulto", característico nos escritos de Marx. No entanto, apesar do arcabouço teórico disponibilizado tanto para estudantes em processo de formação acadêmica quanto para assistentes sociais graduadas(os) e pós-graduadas(os), bem como para quem possa interessar, ratificando o que está colocado a partir do próprio Netto (2006, p. 142), o *Projeto Ético-Político*, embora hegemônico no Serviço Social brasileiro, não está isento de antagonismos, posto que o "sujeito coletivo que constrói o projeto profissional constitui um universo heterogêneo".

Com essa visão, diante da necessidade de confirmar e afirmar a perspectiva ontológica do ser na produção de conhecimento do Serviço Social, no campo da Gerontologia Social, tornou-se um imperativo estudar os escritos publicados nos anais das seis últimas edições do *Enpess* (2000, 2002, 2004, 2006, 2008 e 2010), tomados como fonte de dados e informações para a pesquisa no campo empírico.

Para efeito de ilustração de alguns dados da pesquisa no campo empírico, levando em consideração os 47 artigos selecionados, versando sobre *"velhice, saúde e trabalho"*, quando verificados o ano de publicação e a região de origem, 42,6% (n = 20) dos artigos analisados foram da última edição do evento. Sendo a região Sudeste com o maior número de publicações, seguido da região Sul e Nordeste (31,0%, 28,6% e 26,2%, respectivamente). Todavia, ao aplicar o teste Qui-quadrado[20] para proporção, o resultado foi não significativo (p-valor = 0,430), indicando que a proporção da produção não difere por região. Após todo o processo de rastreamento, explicitado ao final deste livro, mesmo selecionando os artigos versados sobre "*velhice, saúde e trabalho*", foi surpreendente perceber que, em sua maioria, os conteúdos não atestam a favor dessa perspectiva ontológica adotada enquanto hegemônica no *Projeto Ético-Político* do Serviço Social. A *centralidade do trabalho na sociabilidade capitalista* é praticamente um parâmetro inexistente no conteúdo da grande maioria dos artigos, o que é possível ser visualizado quando a distribuição do perfil das publicações vem demonstrar que 89,4% (n = 42) dos artigos não se caracterizam como estudos fundamentados na teoria social crítica, embora não seja mesmo possível deixar de considerar o fato de 85,7% destes não terem apresentado tal perspectiva enquanto proposta de estudo, observada em apenas 14,3% dos artigos. Apesar de alguns artigos, no início, mencionarem o "método dialético", ou mesmo citarem alguns aspectos pertinentes à teoria social crítica, ao final da leitura fica a lacuna em aberto. Para exemplificar esse dilema, é interessante reproduzir o trecho encontrado no artigo *S03104* (Bulla e Tsuruzono, 2010) que se propôs crítico e que, de fato, trouxe elementos importantes a respeito da discussão sobre a violência praticada contra a pessoa idosa, no entanto, o tom de "ameaça" colocado em um de seus parágrafos, a seguir reproduzido, tende a desconstruir a ideia inicial:

> Demógrafos, gerontólogos e outros cientistas que estudam o envelhecimento humano usam dados demográficos e suas estimativas para expressar a problemática do envelhecimento, porém os gestores públicos devem estar alerta à "ameaça" de que este segmento representa, considerando o crescimento de suas demandas sociais e econômicas, os reflexos ao sistema previdenciário, de saúde e de assistência social.

---

20. Segundo Doria Filho (1999, p. 95), o teste de Qui-quadrado (*Chi-square*) é um recurso da Estatística Analítica (ou Indutiva), utilizado "para comparar dados nominais e, portanto, sem distribuição normal, [...] que constitui uma medida de discrepância entre as frequências observadas e as esperadas."

No caso ilustrado, mesmo que a palavra "ameaça" tenha sido colocada entre aspas, não há nenhum sentido apropriado para o uso desse "tom" na perspectiva da totalidade social, pois a disseminação da ideia de que a velhice da classe trabalhadora, a que demanda as políticas no âmbito da Seguridade Social brasileira, por exemplo, vem desmantelando o Sistema de Saúde e da Previdência Social, compõe a trama moderna responsável por promover a visibilidade da velhice como um "problema social em si", do ponto de vista do capital. Uma visão caótica do todo, a serviço, como será abordado logo mais, da "ordem da reprodução sociometabólica do sistema do capital". No artigo *S01039* (Souza, 2006) foi verificada situação semelhante, ou seja, apesar de abordar a família e mencionar alguns aspectos da teoria social crítica, não está contemplada a perspectiva totalizadora. A discussão é pertinente, ensaia o que seria uma crítica, todavia, não há mediação entre família e reprodução social.

Outra constatação advinda com a leitura dos 47 escritos selecionados foi a de não se encontrar a ênfase, de maneira geral, no dado da transição demográfica, tampouco, do perfil epidemiológico — marcado por doenças crônicas incapacitantes que têm, cada vez mais, afetado a vida de indivíduos e populações, principalmente, em se tratando dos segmentos mais velhos e mais pobres — como perfazendo as mediações secundárias da *ordem de reprodução sociometabólica do sistema do capital*. Ao revés da esperada menção à reprodução social, foram priorizadas, em alguns artigos, discussões que dizem respeito à ênfase na qualidade de vida, conforme se verifica no artigo *S30114* (Oliveira Júnior, Nogueira e Silva, 2010) onde se lê: "[...] Deste modo, a noção de qualidade de vida, intimamente imbricada ao objeto desse estudo, se constitui, na verdade, na categoria central desta reflexão"; nos hábitos e estilo de vida, bem como, na autoestima, o que pode ser exemplificado a partir do artigo *S18011* (Gomes, 2002) onde é possível encontrar as seguintes afirmações:

> O processo de envelhecimento pode ser difícil ou não, dependendo muito de como seja conduzido e vivido. Através da participação em atividades de lazer e de uma ampla convivência social, pode-se enve-

lhecer com saúde. Essas práticas proporcionam a elevação da autoestima e a consequente melhoria da qualidade de vida.

Dependendo da filosofia de vida, os valores individuais e sociais, para alguns, o envelhecimento pode ser um período vazio, sem valor, inútil, sem sentido. Já para outros, é um tempo de liberdade, de desligamento de compromissos profissionais, de fazer aquilo que não teve tempo de fazer, de aproveitar a vida.

Nitidamente, nesse escrito, é constatado o apelo à "individualidade isolada", ou seja, o processo de envelhecimento depende da condição pessoal de "cada um(a)", corroborando o pensamento de Guimarães (2007), criticado na Introdução deste livro. Ora, essa maneira de apreender e interpretar aspectos fragmentados do processo de envelhecimento humano não é uma invenção do Serviço Social. Está sendo colocada exatamente como rezam correntes de pensamento refletidas no conteúdo ideopolítico das políticas direcionadas ao segmento mais velho, acentuadamente, após as Assembleias realizadas em Viena e Madri. Porém, dando conta de responder a questões relacionadas à lacuna, ora levantada, ou seja, "a necessidade de confirmar e afirmar a perspectiva ontológica do ser na produção de conhecimento do Serviço Social no campo da Gerontologia Social", o item a seguir vem trazer uma discussão que julgo ser essencial à realização deste livro.

2.3 A reprodução social da velhice na sociedade do fetiche[21]

Para compor este item é importante voltar ao "segredo da acumulação primitiva" reiterando o pensamento de Marx (2008, p. 828) quando afirma que "o sistema capitalista pressupõe a dissociação

---

21. Reviso este item no momento histórico marcado por protestos contra o sistema financeiro mundial. No dia 12 de outubro, nos Estados Unidos, pessoas indignadas com o processo de acumulação das riquezas nas mãos de poucos, saem às ruas de Nova York para manifestar esse sentimento de indignação.

entre os trabalhadores e a propriedade dos meios pelos quais realizam o trabalho". História sucintamente narrada no Capítulo 1, dando conta do objetivo de trazer elementos históricos à discussão sobre o tema neste capítulo apresentado. Mas o processo que cria o sistema capitalista, por retirar do(a) trabalhador(a) a propriedade de seus meios de trabalho, transformar em capital os meios sociais de subsistência e os de produção, além de converter em assalariados(as) os(as) produtores(as) diretos(as), não se limita a essa dissociação que, conforme foi visto, é histórica. A produção capitalista ao se tornar independente, reproduz em escala cada vez maior essas circunstâncias. Estou aqui tratando da "ordem da reprodução sociometabólica do capital", sendo oportuno citar Mészáros (2002, p. 96), segundo o qual,

> não se pode imaginar um sistema de controle mais inexoravelmente absorvente — e, neste importante sentido, "totalitário" — do que o sistema do capital globalmente dominante, que sujeita cegamente aos mesmos imperativos a questão da saúde e a do comércio, a da educação e a agricultura, a arte e a indústria manufatureira, que implacavelmente sobrepõe a tudo seus próprios critérios de viabilidade, desde as menores unidades de seu "microcosmo" até as mais gigantescas empresas internacionais, desde as mais íntimas relações pessoais aos mais complexos processos de tomadas de decisão dos vastos monopólios industriais, sempre a favor dos fortes e contra os fracos.

Contudo, não é possível esquecer que Marx (2008) também identifica neste sistema as condições materiais para a superação do antagonismo estrutural da ordem socioeconômica dominante, em razão de sua lógica contraditória e ao mesmo tempo predatória, impondo limites à sobrevivência da espécie humana e do planeta Terra, ou seja, por colocar em xeque a "ordem de reprodução sociometabólica do capital". O que David Harvey (2011, p. 152) *mui* apropriadamente está denominando "destruição criativa da terra", diz respeito exatamente à histórica produção da chamada "segunda natureza", essa "natureza remodelada pela ação humana" que, nos últimos três séculos, com a ascenção do capitalismo, tem se propagado sem precedentes. Com certeza, ainda de acordo com Harvey (2011, p. 152),

> por mais que muitos agentes atuem na produção e reprodução da geografia da segunda natureza que nos cerca, os dois principais agentes sistêmicos no nosso tempo são o Estado e o capital. A paisagem geográfica da acumulação do capital está em perpétua evolução, em grande parte sob o impulso das necessidades especulativas de acumulação adicional (incluindo a especulação sobre a terra) e, só secundariamente, tomando em conta as necessidades das pessoas.

Faz-se, então, necessário analisar a realidade por um método que, diferente dos que observam o mundo com as lentes emprestadas de sua lógica intrínseca, submeta essa ordem a uma crítica radical, desvelando as relações estabelecidas enquanto mediações de reprodução social ditadas pelo domínio do capital. Para isso, é pertinente recorrer a Mészáros (2007, p. 192) quando menciona, a partir de Marx, a diferença fundamental entre *mediações de primeira e de segunda ordem*.

2.3.1 Breves considerações sobre as mediações primárias e secundárias no movimento da reprodução social

A análise das mediações primárias não identifica critérios ou, nas palavras de Mészáros (2007, p. 192, grifos do autor), "*hierarquias estruturais* de dominação e subordinação enquanto estrutura necessária da reprodução sociometabólica". Na composição das mediações primárias, necessárias a todas as formas viáveis de reprodução social, inserem-se a regulação da atividade biológica reprodutiva e o tamanho da população sustentável, em relação com os recursos disponíveis; a regulação do processo de trabalho dando conta de que o processo reprodutivo seja mantido e aprimorado; o estabelecimento de relações de troca, otimizando os recursos naturais e produtivos disponíveis; a organização, a coordenação e o controle da multiplicidade de atividades, assegurando e protegendo a reprodução sociometabólica bem-sucedida de comunidades humanas; a alocação racional dos recursos materiais e humanos disponíveis, rompendo com a "tirania da escassez"; e "a promulgação e a administração de regras e regulamentos da sociedade dada como um todo, em conjunção com outras funções e determinações primárias mediadoras".

Ao contrário das primárias, as mediações de segunda ordem do sistema do capital, "irremediavelmente antagônicas", se articulam em um círculo vicioso ao eleger a família nuclear, o *microcosmo social*, cuja função é essencial à reprodução do próprio Estado moderno, indo muito além do seu papel na reprodução da espécie humana; alienar os meios de produção, personificando capital e trabalho de modo a impor a todos uma conformidade diante das exigências objetivas desumanizantes da ordem sociometabólica dada; elevar o dinheiro ao patamar do domínio total do sistema monetário internacional, como pode ser observado na contemporaneidade; tornar os objetivos de produção fetichistas, submetendo a satisfação de necessidades humanas aos imperativos da expansão e acumulação do capital; cindir estruturalmente a unidade entre trabalho e controle; produzir variedades de formação do Estado capitalista, a exemplo dos Estados nacionais, voltados a si mesmos, lançando mão de meios extremamente violentos contra a humanidade (não sendo possível esquecer que no século XX a humanidade vivenciou penosa crise civilizatória, em razão de duas grandes guerras mundiais); e promover o descontrole do *mercado mundial*, causando mais concorrência entre os Estados nacionais e, consequentemente, mais conflitos destrutivos (Mészáros, 2007).

Estão assim colocados os conteúdos para o estabelecimento de dois pontos de vista: o primeiro não enxerga estas mediações de segunda ordem, adotando o sistema do capital como verdade eternizada. O segundo, explica Mészáros (2007, p. 194), "vislumbra a superação das mediações de segunda ordem", partindo de uma concepção "inseparável da reavaliação radical do contraste metodologicamente seminal entre o *ponto de vista da filosofia*, herdado da típica caracterização burguesa da ordem social", ou seja, o da "sociedade civil", e o qualitativamente diverso, oferecido por Marx, a saber, o ponto de vista da *sociedade humana*, ou da *humanidade social*.

Abordado anteriormente, "o ponto de vista da sociedade civil", princípio orientador da filosofia, acaba por reduzir as *contradições sociais antagônicas* da ordem do capital às vicissitudes de indivíduos egoístas, defendendo tais contradições como ontologicamente insuperáveis, posto que são constituídas pela natureza imutável do homem. Concepção esta que protege a ordem social burguesa de qualquer ataque crítico, pois, como enfatiza Mészáros (2009, p. 195), parte de uma falsa conceituação de dois domínios assim separados: de um lado a "sociedade civil", o "terreno da individualidade agregativa estritamente egoísta", onde os indivíduos livres se associam, na condição de igualdade, pela via de um contrato; de outro, o idealizado "Estado ético", cujas funções se limitavam à preservação legal, política e militar. Ora, tal cisão serve ao propósito de manter intactas as mediações antagônicas, isto é, as estruturas existentes de dominação e subordinação. Essa conveniente separação entre "sociedade civil" e Estado, destaca Mészáros, inviabiliza qualquer solução positiva historicamente sustentável, como alternativa hegemônica ao modo de reprodução sociometabólica estabelecido. Sendo oportuno aqui lembrar que, como foi colocado na Introdução a este livro, a partir de Antunes (2002, p. 16), não se perderá de foco que o núcleo constitutivo do sistema do capital é formado pelo tripé "capital, trabalho e Estado".

Por não se apartar da teoria e da história, o método proposto por Marx contempla uma reorientação radical, no sentido de ir além da mera interpretação do mundo, como fazem os filósofos, porque é preciso transformá-lo. Em contrapartida, Marx veio apresentar o sistema comunal[22] de produção e distribuição, uma alternativa de inter-

---

22. De acordo com Mészáros (2009, p. 197), "a mudança qualitativa vislumbrada por Marx foi resumida por ele como o estabelecimento necessário do *sistema comunal de produção e distribuição*. Pois apenas por meio desse tipo de intercâmbio sociometabólico entre a humanidade e a natureza, e entre os próprios indivíduos, o círculo vicioso da *mediação antagônica* poderia ser rompido e substituído por um novo modo de *mediação comunal* não antagônica".

câmbio sociometabólico entre a humanidade e a natureza, e entre os próprios indivíduos, capaz de romper e substituir o círculo vicioso da *mediação antagônica* por um novo modo de *mediação comunal* não antagônica. A divisão do trabalho seria, então, substituída pela "atividade vital conscientemente autocontrolada dos indivíduos sociais", integrada numa "totalidade produtivamente viável e humanamente realizadora". Portanto, a concepção marxiana, às avessas em relação à concepção burguesa, traz em si um conteúdo desmistificador da *alienação e reificação fetichista*, reivindicando em seu método — que não se aparta da teoria nem da história — o engajamento constante nesse trabalho da desmistificação crítica, como um desafio aos que acreditam, defendem e lutam por outro modelo de racionalidade, considerando que, em acordo com Mészáros (2009, p. 204), "as questões de método não estão menos envolvidas com os problemas *substantivos* da vida social".

Creio que no capítulo e itens anteriores algumas questões referentes às mediações de segunda ordem foram abordadas de modo a satisfazer os objetivos deste estudo, no entanto, dando conta de traduzir a discussão mais geral, resta tecer uma — nem que seja — breve discussão a respeito *da reprodução social da velhice na sociedade do fetiche*. Com a ressalva de que esse mecanismo, na contemporaneidade, se processa com foco na família nuclear, enquanto *microcosmo social*, cuja função é essencial — principalmente em se tratando do trabalho *servil* da mulher de qualquer idade — à reprodução do próprio Estado moderno, indo muito além do seu papel na reprodução biológica da espécie humana.

2.3.2 "Exploração", "pobreza" e "exclusão" na perspectiva de análise que rompe com a unicausalidade

O contingente populacional, como foi visto, compõe o rol das mediações de reprodução social, tendo em vista a necessária reprodução humana para dar conta da sobrevivência da própria espécie.

Contudo, na sociedade moderna, essa mediação passa a sofrer as determinações da ordem sociometabólica da reprodução do capital porque, para além de reproduzir a espécie como garantia da sobrevivência humana, é mister que essa reprodução se realize nos limites necessários à sobrevivência do sistema do capital. Um exemplo a ser tomado diz respeito ao desenho demográfico das populações em escala mundial, porque o envelhecimento populacional, longe de ser um dado natural, se configura como resultado da reprodução do sistema do capital.

Diante do desenvolvimento das forças produtivas, a pobreza escancarada que parece contrastar com os imperativos de consumo operados pelo sistema capitalista, na verdade, realça a contradição essencial entre capital e trabalho, mecanismo que subordina a reprodução física e espiritual do(a) trabalhador(a) — alienado(a) dos meios e instrumentos de produção — às demandas de lucro e exploração capitalista. Com certeza, e isso já foi visto antes, não há como deixar de considerar nesse sistema a introdução e desenvolvimento, na era moderna, de uma dinâmica de expropriação — violenta — do tempo de vida humana, cujo controle atende aos requisitos da mais-valia. No dizer de Kurz (1999), surgiu assim um tempo-espaço capitalista, sem alma nem feição cultural, que começou a corroer o corpo da sociedade moderna, período em que nasceu a separação entre horário de trabalho e tempo livre.

O mecanismo de realização da mais-valia ocorre, então, através da compra da força de *trabalho* — pelo capital — e da venda de mercadorias que contenham mais trabalho do que foi pago ao(à) trabalhador(a) que as produziu. Este imperativo do capital traduz a dinâmica através da qual o empobrecimento dos(as) trabalhadores(as) é acirrado diante do desenvolvimento das forças produtivas e da riqueza social por eles(as) produzida.[23] Para prosseguir nessa via de

---

23. As Nações Unidas estimam que, atualmente, em torno de 2,5 bilhões de pessoas no mundo se encontram na situação de ter que subsistir com menos de dois dólares por dia. Destes, uma parcela de 1,3 bilhão vive em estado de indigência, carecendo das necessidades mais básicas como, por exemplo, o acesso à água potável (Maranhão, 2008, p. 94).

raciocínio, sem a pretensão de esgotar a discussão sobre o tema, vale tecer mais algumas considerações sobre "exploração", "pobreza" e "exclusão" na perspectiva de análise que rompe com a unicausalidade, para apreender as expressões da questão social na dinâmica da mediação com os componentes — históricos, políticos, culturais etc. — indicados adiante.

Numa visão totalizadora, não há como explicar os mecanismos da realização da mais-valia, sem retornar à Revolução Industrial iniciada em meados do século XVIII, com o merecido destaque à ampliação das formas de extração da mais-valia relativa, fato que possibilitou o surgimento da grande indústria e do maquinário moderno. Por este motivo, julgo neste momento ser interessante trazer a contribuição apresentada por Cézar Henrique Maranhão a respeito da realização da mais-valia, em razão do tratamento dado ao enfoque demográfico, na perspectiva da teoria social crítica. Para o autor,

> a melhor forma de encurtar o tempo de rotação do capital é tornando o processo de produção o mais independente possível das mãos e da mente do trabalhador. [...] Por isso, a maquinaria foi incorporada definitivamente à indústria e utilizada como forma de extrair maior quantidade de mais-valia relativa, diminuindo o tempo de trabalho necessário e aumentando a capacidade de extrair trabalho excedente. [...] Sendo assim, foi necessário ao capital criar não só uma população maior de trabalhadores aptos a desenvolver o trabalho repetitivo, desgastante e mal pago das fábricas, mas também construir uma *superpopulação relativa* (população acima da necessidade imediata de incorporação à produção) (Maranhão, 2008, p. 102).

Sem dúvida, está posto um forte mecanismo de controle do capital que atende à realização da mais-valia. Essa *superpopulação relativa*, portanto, continua Maranhão (2008, p. 104), "é um produto histórico, necessário à acumulação e ao desenvolvimento da riqueza no sistema capitalista". Não resulta, de acordo com Netto e Braz (2006, p. 133), "[...] da ação individual de um ou outro capitalista, mas deriva da dinâmica mesma da reprodução ampliada (acumulação); reprodução ampliada é, pois, reprodução do exército industrial de reserva". Observação digna de ser registrada, diz respeito à heterogeneidade dessa *superpopulação relativa* que abrange "uma multifacetada população de trabalhadores que se encontram tanto desempregados ou parcialmente empregados". São três as formas principais de categorização das condições concretas da *superpopulação relativa* apresentadas por Marx (2008, p. 744, grifos nossos) n'*O capital*:

> *Flutuante*, situação em que os trabalhadores da indústria, fábricas e empresas são repelidos ou contratados; *Latente*, composta pelos trabalhadores rurais que são expulsos gradativamente do campo através da expansão do grande capital na agricultura e *Estagnada*, composta pelo exército de trabalhadores com ocupações irregulares e pelo sedimento da *superpopulação relativa* que *vegeta no inferno da indigência*.

Nessa perspectiva de análise, conclui-se que a *superpopulação relativa* compõe a trama das relações sociais desenvolvidas pelo capitalismo, cuja reprodução se inscreve na agenda das despesas da produção. Sendo pertinente lembrar que "o desemprego em massa não resulta do desenvolvimento das forças produtivas, mas sim do desenvolvimento das forças produtivas sob as relações sociais de produção capitalistas" (Netto e Braz, 2006, p. 134).

Sem embargo, as manobras da ofensiva neoliberal vão atingir, na contemporaneidade, o segmento mais velho da classe trabalhadora, principalmente, mediante estratégias que o detenham ou o remetam de volta ao mercado capitalista de trabalho, não livrando esse segmento dos mecanismos mais bárbaros de exploração. Seja pela via do subemprego, da precarização; seja pela via da "provedoria" de seus descendentes etc. A respeito do assunto, os resultados do estudo de Camarano (2001) vão demonstrar que, por exemplo, no mundo, desde os anos 1960 até meados da década de 1980, a taxa de atividade da população de 55 anos e mais declinou em vários países desenvolvidos, no entanto, a partir dos anos 1990, foi registrado um considerável aumento em países como a Austrália, Estados Unidos e

Japão. No Brasil, essa participação dos(as) velhos(as) no mercado capitalista de trabalho é mais alta em relação aos padrões internacionais. Uma particularidade encontrada no país diz respeito ao fato de mais da metade dos homens trabalhadores e quase um terço das mulheres — com 60 anos ou mais — que estavam trabalhando eram aposentados(as). Dados que não chegam a impressionar, tendo em vista que a renda do trabalho das pessoas aposentadas tem um peso significativo tanto na sua renda nominal quanto na renda familiar. Assim, a Pesquisa Nacional por Amostra de Domicílio (Pnad) já demonstrava que, desde 1998, uma pessoa considerada idosa contribuía, em média, com aproximadamente 53% do rendimento familiar. Embora boa parte dessa renda fosse proveniente dos benefícios previdenciários, a contribuição da renda do trabalho chegava a 29%. No país, a participação da População Economicamente Ativa (PEA), com 60 anos ou mais, no total da PEA nacional praticamente dobrou de 4,5% em 1977 para 9% em 1998, com projeções para atingir os 13% no ano de 2020, portanto, é crescente (Camarano, 2001).

Diante desses dados é possível compreender que o retorno do(a) velho(a) aposentado(a) e/ou pensionista ao mercado capitalista de trabalho pode estar relacionado à demanda pela contratação de um(a) trabalhador(a) que represente algumas vantagens para o empregador, ou seja, um tipo de subcontratação, em termos de menos custos e desresponsabilização quanto aos direitos trabalhistas (como os "gastos" com seguridade social), tendo em vista que, a título de exemplificação, esse(a) trabalhador(a) não necessita de vales transporte (a partir dos 65 anos),[24] tem atendimento preferencial nas filas etc. Surge, assim, no cenário contemporâneo, a figura do *office old* ou *office velho*. O estudo de Camarano (2001) também demonstra que, dentre os(as) aposentados(as) que trabalhavam em 1998, apenas 7,5% dos homens e 6% das mulheres tinham carteira assinada.

---

24. Conforme preconiza o Estatuto do Idoso, em seu Capítulo X, Do Transporte, onde se lê no artigo 39: "Aos maiores de 65 (sessenta e cinco) anos fica assegurada a gratuidade dos transportes coletivos públicos urbanos e semiurbanos, exceto nos serviços seletivos e especiais, quando prestados paralelamente aos serviços regulares" (Brasil, 2003).

Com seus parcos rendimentos, os(as) velhos(as) trabalhadores(as) acabam se responsabilizando pela própria reprodução social e de toda sua família. Inaugura-se a época do(a) velho(a) trabalhador(a) valorizado(a) como fonte de renda,[25] nem que seja uma renda mínima. Sendo pertinente acrescentar neste momento a ressalva de que essa responsabilização, privilegiadamente, se estabelece pela realização de atividades que não geram mais-valia, embora velhas e velhos trabalhadores(as) continuem sofrendo, pela via da exploração do sistema do capital, o desgaste em função do tempo dedicado à sua sobrevivência — à sua reprodução social — e à sobrevivência de seus familiares. Situação na qual encontrei o velho engraxate em Istambul, na Turquia; o vendedor de flores nas calçadas de Santiago, no Chile; o velho artesão no mercado popular em Cusco, no Peru; o velho engraxate, no Centro Histórico na Cidade do México, capital mexicana; e, mesmo em Cuba, o velho vendedor de artesanato, pelas ruas do Centro Histórico de Trinidad. Nunca se trabalhou tanto! Nessa trama, as velhas e os velhos trabalhadores(as) quase invisíveis, do ponto de vista do foco do Estado, não fosse a atual magnitude do impacto do envelhecimento senil na agenda das políticas públicas, sobrevivem e são provedores(as) de suas famílias à custa dos direitos trabalhistas por eles(as) mesmos(as) conquistados, cuja longevidade lhes permite ver agora [sendo] desregulamentados.

Enfim, com base no que foi exposto neste item, podem ser tiradas algumas conclusões: dando conta dos novos imperativos do sistema do capital, ao contrário do que vem sendo defendido a partir das ideias de pensadores como Habermas, Hardt, Negri, e Lazzarato, o trabalho adquire — com maior ênfase — centralidade na sociabilidade humana. Cada vez mais dividido e multiplicado, ou seja, fragmentado e globalizado, o trabalho tem sido esvaziado de sentido, o que

---

25. Em Pernambuco, por exemplo, 64,1% dos idosos são responsáveis pelo domicílio e 21% são cônjuges, sendo que 60% dos idosos responsáveis pelo domicílio possuem rendimento nominal mensal de até 1 salário mínimo (IBGE, 2000). O relatório da Federação dos Aposentados, Pensionistas e Idosos de Pernambuco (Fapipe) apresenta dados revelando que no estado, dos 184 municípios e um distrito estadual, em 160 o Fundo de Participação do Município é inferior à renda da população proveniente do Instituto Nacional de Seguridade Social (INSS).

incide violentamente em sua perspectiva ontológica, atingindo sensivelmente a dimensão da unidade entre objetividade e subjetividade, da *práxis* humana. Mas, contrariando aqueles que dizem que a história acabou, a pessoa que vende a força de trabalho para sobreviver carrega em si o poder de sentir o trabalho como castigo e de se rebelar contra esse sistema absurdo de dominação. Pensando assim, devo concordar com Mészáros (2004, p. 50), quando afirma: "Outro mundo é possível e necessário". Faz-se necessário subverter a lógica que esvazia o curso de vida humana de sua historicidade; lógica do longo e árduo processo de vida e trabalho, desumanizando a velhice dos(as) trabalhadores(as); lógica que responsabiliza e culpabiliza o indivíduo pela tragédia da qual é parte.

2.3.3 O fetichismo insula o(a) velho(a) em sua própria velhice, arrancando de sua vida as raízes, a história e a memória

Na racionalidade capitalista, o tempo, que não podia ser vendido no modo de produção feudal, foi expropriado do(a) trabalhador(a) numa dinâmica que o(a) alienou de qualquer possibilidade de exercer controle sobre o seu tempo vital, desde então, dilatado e submetido ao imperativo da cronologia do capital. O tempo, agora, é dinheiro. É neste sentido que o tempo de vida do(a) trabalhador(a) coincide com o tempo de seu processo produtivo. A mesma engrenagem destrutiva que transforma "uma relação social definida, estabelecida entre homens, na forma fantasmagórica de uma relação entre coisas", processo este que Marx (2008, p. 94) denominou de "fetichismo", fragmenta a vida humana em fases que, por sua vez, serão coisificadas. Sendo aqui pertinente lembrar, mais uma vez, que a ênfase na demarcação cronológica para designar etapas singulares da vida, numa perspectiva fragmentada do todo, é produto da modernidade (Almeida, 2003).

As circunstâncias históricas em que se processaram a formação do proletariado e a pauperização de suas condições de vida na sociedade moderna fizeram da velhice exposta pelas ruas de Londres e de Paris algo abominável, símbolo de decrepitude e da negação de qualquer indício de progresso, desenvolvimento humano, conforme acreditavam os iluministas. Sob o testemunho dos fatos históricos, não há como dissociar indicadores de saúde do envelhecimento que se processa tanto para o indivíduo social, quanto para as populações compostas por esses indivíduos. Na versão moderna, a juventude, outrora objeto das práticas de alquimia, quando se buscava descobrir o elixir da longa vida, em contraposição à velhice, passou a ser ainda mais desejada e trocada em forma de mercadoria. Assim como o fetichismo apaga da mercadoria não só a sua história, mas também a memória da sua produção, negando qualquer centelha de vida humana na sua visualização, produz o efeito de insular o(a) velho(a) em sua própria velhice, arrancando de sua vida as raízes, a história e a memória, transfigurando o homem, como diria Marx, numa mera "carcaça do tempo". Nessa dinâmica, por qual motivo razoável estariam o homem velho e a mulher velha, na condição de trabalhadores(as), imunes aos encantos do fetiche?

Enquanto para os segmentos majoritários das populações o destino mais previsível a ser cumprido é o de envelhecer precocemente, trabalhando, acumulando doenças e perdendo capacidade funcional — ao sistema do capital — de maneira acentuada, sentindo o peso dessa velhice indesejada como um fardo que se confunde com o próprio calvário trilhado até a morte; para poucos e, cada vez menos, essa lógica não se aplica de maneira trágica, mesmo havendo a doença, pois, longe destes, a velhice daqueles é um dado estranho, quase desumano, não fossem humanas as mudanças que o tempo, à revelia do ser, mais cedo ou mais tarde, tratará de proceder. É visível, a olho nu, uma nítida diferença entre o traçado das linhas que o tempo imprime ao corpo de uma mulher e de um homem na condição de "espécie" que personifica o trabalho, e o traçado no corpo de um homem e de uma mulher na condição de "espécie" que personifica o capital, mesmo que estes e aqueles pertençam a uma mesma geração. Por ser a velhice uma condição vital da espécie humana, uma fase da vida que seres humanos deverão experimentar, do contrário, a alternativa é a morte precoce, para a grande maioria dos indivíduos essa experiência implicará demandas ao Estado, tendo em vista que as questões acumuladas durante o curso de vida e evidenciadas na velhice, cada vez menos caberão nos limites do espaço privado, devendo, assim, ser tratadas pelo sistema público de proteção social. Sim, porque a política social opera no campo da reprodução social.

Não há, desse ponto de vista, diferença substantiva entre a velhice que vem se processando para o proletariado nos últimos séculos e a que se processa na contemporaneidade, resguardados os dados da longevidade e da magnitude populacional em escala, via de regra, mundial. Com a reestruturação produtiva e a financeirização do capital, a partir dos anos 1970, o processo de exploração foi aperfeiçoado, todavia, as respostas dadas pelo Estado às questões da velhice da classe trabalhadora não alteram substantivamente as suas condições objetivas de vida.[26] Assim, como há "fome em grandes plantações", os recursos tecnológicos e benefícios científicos responsáveis pelo prolongamento da longevidade das populações humanas, com certeza, não estão ao alcance de todos que envelhecem — para quem duvida, convido a refletir sobre o que acontece em países como o Congo e a Suazilândia, ou, mais de perto, nas regiões mais pobres e esquecidas do Brasil, como em alguns recantos do Nordeste, onde, fazendo valer os versos de João Cabral de Melo Neto,[27] há milhares de Severinos "iguais em tudo na vida", morrendo de "morte igual, mesma morte Severina: que é a morte de que se morre de velhice antes dos

---

26. A respeito da *desigualdade substantiva*, há no livro *O desafio e o fardo do tempo histórico*, de István Mészáros (2007), uma importante dedicação ao tema. Se não basta a discussão teórica, há o indicador do salário mínimo no Brasil que nos coloca diante da reflexão sobre a *igualdade substantiva* e a *igualdade formal*. Em consulta ao cálculo fornecido pelo Departamento Intersindical de Estatística e Estudos Socioeconômicos (Dieese), em novembro de 2011, quando o salário mínimo vigente no país era R$ 545,00 (quinhentos e quarenta e cinco reais), o necessário correspondia a R$ 2.349,26 (dois mil, trezentos e quarenta e nove reais e vinte e seis centavos), lembrando que o cálculo não leva em consideração a participação de uma pessoa idosa no modelo de família referido (Departamento Intersindical de Estatística e Estudos Socioeconômicos, 2012).

27. Estou me referindo ao Auto de Natal Pernambucano, *Morte e vida Severina*, escrito em 1966, por João Cabral de Melo Neto (1920-1999).

trinta [...]". Menos ao alcance estão no tempo do "desemprego estrutural" que atinge todos(as) os(as) trabalhadores(as) em projeção mundial, inclusive os(as) altamente qualificados(as). Este dado que, na opinião de Mészáros (2007, p. 17), "representa um limite *absoluto* do sistema do capital em si e em todas suas variedades possíveis", consolida a crise estrutural desse sistema, iniciada no fim da década de 1960 ou princípio da seguinte. Na opinião do autor, os levantes de 1968, na França e em muitos outros países, inclusive nos Estados Unidos, após um longo período de expansão durante o pós-guerra, bem como da acomodação keynesiana em todo o mundo capitalista, podem ser vistos como um marco memorável. Mas, talvez mais importante, como destaca o filósofo húngaro, "[...] por volta de 1970 estávamos submetidos a um desenvolvimento perigoso no mundo do trabalho que pouco depois teve de ser caracterizado, mesmo pelos apologistas da ordem estabelecida, como desemprego estrutural".

Ideologicamente produzida como peça chave nessa "ordem da reprodução sociometabólica do sistema do capital", a trama encenada para negar a tragédia vivenciada pelo "velho proletariado", como resultado do processo de vida e trabalho, se reproduz, com o rigor da ênfase no indivíduo, típico do pensamento burguês, mediante a culpabilização do velho pela sua própria "má sorte" na fase que completa o seu curso de vida.[28] Resta, assim, o apoio da família, particularmente, da mulher, e o recurso à filantropia, enquanto amparo à velhice dos "condenados da terra". Aqui, não é possível esquecer porque, como o de qualquer outra mercadoria, Marx (2008, p. 270) vem lembrar, o valor da força de trabalho é determinado pelo tempo

---

28. De acordo com Marx (2011, p. 40), "quanto mais fundo voltamos na história, mais o indivíduo, e por isso, também o indivíduo que produz, aparece como dependente, como membro de um todo maior: de início, e de maneira totalmente natural, na família e na família ampliada em tribo [*Stamm*]; mais tarde, nas diversas formas de comunidade resultantes do conflito e da fusão das tribos. Somente no século XVIII, com a 'sociedade burguesa', as diversas formas de conexão social confrontam o indivíduo como simples meio para seus fins privados, como necessidades exteriores. Mas a época que produz esse ponto de vista, o ponto de vista do indivíduo isolado, é justamente a época das relações sociais (universais desde esse ponto de vista) mais desenvolvidas até o presente".

de trabalho necessário à sua reprodução. Mas, se a referência se faz ao modo de produção capitalista, de maneira igual, convém não esquecer, "[...] o trabalho necessário só pode constituir uma parte da jornada de trabalho, e a jornada de trabalho, portanto, nunca pode reduzir-se a esse mínimo".

Todavia, determinado tanto pelo limite físico da força de trabalho, mediado pelo dia natural de 24 horas, quanto pelas fronteiras morais, há um limite máximo para a jornada de trabalho, "cujo número e extensão são determinados pelo nível geral de civilização", pois, segundo observa Marx (2008, p. 271), "o trabalhador precisa de tempo para satisfazer necessidades espirituais e sociais". É assim, a história, o testemunho vivo do sofrimento de gerações e gerações de trabalhadores(as), homens e mulheres que sucumbiram, desde as idades mais precoces às mais avançadas, aos ditames do capital. Este, por sua vez, se personifica no capitalista, embora tenha seu próprio "impulso de valorizar-se, de criar mais-valia, de absorver com sua parte constante, com os meios de produção, a maior quantidade possível de trabalho excedente" (Marx, 2008, p. 271). Nessa roda viva, mulheres e homens velhos(as), a maioria por necessidade, continua trabalhando.

2.3.4 *O sistema do capital usurpa o tempo que deve pertencer ao crescimento, ao desenvolvimento e à saúde do corpo do(a) trabalhador(a) e isso não se resolve com política social*

Diferente da concepção burguesa, recorro outra vez a Antunes (2002, p. 19), por compreender que "o Estado moderno é inconcebível sem o capital, que é o seu real fundamento, e o capital, por sua vez, precisa do Estado como seu complemento necessário". Ponto de partida para entender a razão pela qual há escassez ou mesmo ausência de políticas sociais destinadas aos segmentos mais velhos das populações, especialmente, àqueles acometidos ou não por doenças, cujo acentuado comprometimento da capacidade funcional — ao sistema do capital — seja físico e/ou mental, inviabilize qualquer ação de cunho produtor de mais-valia. Escrito de outra maneira, é possível compreender que, para o capitalismo, não interessa reproduzir a vida de um ser obsoleto a esse modo de produção, em razão do caráter vinculativo do conteúdo da política social à reprodução social do trabalho. De acordo com Marx (2008, p. 271), "o capital é trabalho morto que, como um vampiro, se reanima sugando o trabalho vivo e, quanto mais o suga, mais forte se torna". Nessa dinâmica, "o tempo que o trabalhador trabalha é o tempo durante o qual o capitalista consome a força de trabalho que comprou. Se o trabalhador consome em seu proveito o tempo que tem disponível, furta o capitalista". Nessa engrenagem, cada vez mais, o(a) velho(a) trabalhador(a) é forçado(a), na velhice, isoladamente, a dar conta da sua própria reprodução social.

Eis que, diante das evidências históricas, de acordo com Marx (2008, p. 306), está claro, "o trabalhador, durante toda a sua existência, nada mais é que força de trabalho, que todo seu tempo disponível é, por natureza e lei, tempo de trabalho, a ser empregado no próprio aumento do capital". Não há, desse ponto de vista, motivos razoáveis para acreditar nem tampouco defender a velhice do(a) trabalhador(a) apartada da "ordem da reprodução sociometabólica do sistema do capital", sistema cujo "impulso cego, desmedido, em sua voracidade por trabalho excedente, viola os limites extremos, físicos e morais, da jornada de trabalho". O mecanismo que promove a fragmentação do curso de vida humana em fases, elegendo intencionalmente a juventude como um valor a ser trocado no mercado como qualquer outra mercadoria com base nos padrões capitalistas de consumo, coloca em contraste e em oposição a velhice como um desvalor. Porque, para ser valor, a mercadoria precisa, primeiro, ser valor de uso e, com a perda da força de trabalho, o(a) velho(a), tornado(a) um(a) "incapaz", passa a ser descartado(a) do processo como são as máquinas obsoletas ao sistema do capital, responsável por, nas palavras de Marx (2008, p. 306), "usurpar o tempo que deve pertencer ao crescimento, ao desenvolvimento e à saúde do corpo".

Será, então, o(a) velho(a), como outrora, autorizado(a) a pedir esmolas, vindo estas em forma de caridade, filantropia ou mesmo das migalhas legitimadas pelo aparato legal burguês, transmutadas em políticas de renda mínima, garantidas ao indivíduo velho e miserável, mediante critérios preestabelecidos. Uma versão moderna, com certeza, das respostas encaminhadas pelo Estado às questões históricas da velhice da classe trabalhadora, compondo a *superpopulação relativa*, a mesma que "vegeta no inferno da indigência", na contemporaneidade.[29] Ao final do curso de vida humana, o resultado mais predominante, traduzido caoticamente nas estatísticas do envelhecimento nas sociedades contemporâneas, tem sido a constatação da reprodução do(a) trabalhador(a) enquanto consumidor(a) miserável, mesmo que seja dos parcos recursos da saúde destinados a esse segmento etário das populações. Não se visualiza, na velhice, o(a) trabalhador(a) emancipado(a).

Neste momento, tomo a liberdade de defender, plagiando Marx (2011, p. 39-40), que a condição do homem velho, da mulher velha, de indivíduos "singulares e isolados", é um produto da "sociedade da livre concorrência", onde "o indivíduo aparece desprendido dos laços naturais" — *da família, da tribo, da comunidade* — "que, em épocas históricas anteriores o faziam de um acessório de um conglomerado humano determinado e limitado." O ponto de vista da "individualidade isolada", produto do pensamento burguês do século XVIII, atende ao requisito ideológico de "insuflar o indivíduo", apartando do indivíduo social a sua condição de "ser um animal político" que, de acordo com Marx, "somente pode isolar-se em sociedade". Por-

---

29. Está registrada na Arte essa realidade de indigência. Com relação aos velhos, *Umberto D.* ficou imortalizado por Vittorio De Sica, em 1952, no drama, uma história que se passa na Itália após a Segunda Guerra Mundial, onde um velho trabalhador, mesmo estando aposentado, contava apenas com a companhia do seu cão para enfrentar a solidão na velhice e todas as intempéries que a vida lhe impôs. No filme, uma cena me ocorreu à mente quando escrevia este item: *Umberto D.* ensaia mas não consegue estender a mão para pedir esmolas. Há, também, a referência a essa realidade de indigência na arte de Pablo Picasso, quando, na sua fase azul, em 1903, pintou *O velho judeu com um menino* e *O velho guitarrista*. Perto de nós, Luiz Gonzaga e Zé Dantas, na música *Vozes da seca*, imortalizaram os versos: "Mas dotô uma esmola/ A um home qui é são/ Ou lhe mata de vergonha/ Ou vicia o cidadão".

tanto, não se sustenta uma orientação teórico-metodológica fundada no ponto de vista da "individualidade isolada", da "essência" ou "natureza humana", pois, na explicação de Mészáros (2009, p. 50, grifos do autor), apesar de não serem os únicos corolários apriorísticos de determinados interesses ideológicos, são também *"a realização de um imperativo metodológico inerente com vistas a elevar a mera particularidade ao patamar de uma universalidade"*. Na mesma linha de pensamento, Acanda González (2012, grifos do autor, tradução nossa), atento a essa discussão, esclarece:

> A questão da essência humana é uma questão muito importante no pensamento filosófico. Com a aparição do conceito de "alienação" que surge — em sua forma moderna — ao final do século XVII — Rosseau e depois Hegel e Feuerbach — aparece a ideia de que a sociedade capitalista é uma sociedade inumana, que se desenvolve "contra" a essência humana, que a "oprime" e "deforma". No caso de Feuerbach — e também de outros socialistas dessa época — se pensava que na sociedade moderna o ser humano "perde sua essência humana", isto é, se "aliena" e é preciso uma transformação da sociedade para "recuperar" essa essência humana. Marx, que todavia nos *Manuscritos* de 1844 comparte essa opinião, compreende posteriormente — e n'*A ideologia alemã*, escrita por ele e Engels, entre 1845 e 1846 — que essa é uma concepção especulativa. Especulativa porque entende a essência humana como algo anistórico, algo que esteve no início e que o ser humano perdeu e pode recuperar. Pode haver seres humanos sem essência humana? Por acaso o capitalismo não é um resultado "humano", um resultado da atividade humana? Por isso é que, a partir de 1846, Marx abandona toda ideia sobre uma "essência humana que se perde e se recupera", e já não vai continuar entendendo — à maneira de Feuerbach — a alienação como "perda de essência humana" e a desalienação como "recuperação" dessa essência. Por isso, na *Tese VI* sobre Feuerbach, Marx escreveu que a essência humana é o conjunto das relações sociais.

E vale mesmo lembrar, quantas vezes for preciso, que, neste caso concreto, a particularidade elevada ao patamar da universalidade diz respeito à velhice dos segmentos mais explorados da classe trabalhadora. Explorados são, inclusive, no sentido de serem estudados enquanto meros objetos de pesquisas sobre as quais nunca tomam conhecimento de seus resultados.[30] Momento este em que aproveito a oportunidade da discussão para fazer a ressalva sobre uma questão a ser devidamente considerada pelo Serviço Social, ou seja, a que diz respeito ao cuidado que deve ser tomado quando se tratar de pesquisa envolvendo seres humanos. Existe, neste caso, a exigência de envio do projeto de pesquisa a um Comitê de Ética, prevalecendo as recomendações da Resolução n. 466 do Conselho Nacional de Saúde, de 12 de dezembro de 2012, que [revogou a Resolução n. 196 de 1996, da Agência Nacional de Vigilância Sanitária (Anvisa) e] legisla sobre o assunto. Todavia, ao que tudo indica, tal rotina ainda não foi plenamente incorporada junto a pesquisadores(as) do Serviço Social. Trata-se de um procedimento ético que tem sido constantemente desconsiderado.[31] Lacuna constatada durante a pesquisa nos escritos dos Enpess quando, dentre todos os artigos analisados, 97,8% (n = 44) não fazem menção quanto ao envio do projeto de pesquisa a um CEP, devendo ser considerado que apenas quatro, em razão das informações apresentadas sobre os procedimentos metodológicos, não precisavam de fato realizar tal procedimento ou, minimamente, referir a existência de uma Carta de Anuência para a realização da pesquisa. Porém, apesar da não menção, é verdade, não há elementos seguros para ser afirmado que os projetos não foram enviados e aprovados

---

30. Aqui eu não perderei a oportunidade de registrar uma crítica aos Comitês de Ética e Pesquisa em Seres Humanos, cuja preocupação com formalidades, muitas vezes de ordem meramente burocráticas, se sobrepõe à dignidade desses seres, não havendo a exigência expressa do retorno dos resultados aos seus principais interessados.

31. Ilustro essa situação a partir da minha experiência como orientadora no curso de especialização na modalidade à distância, promovido pelo CFESS, em parceria com a Universidade de Brasília, quando, ao assumir as atividades junto ao grupo que me foi destinado, percebi que não havia no cronograma do curso, tampouco no manual do aluno, o espaço e o tempo necessário para o envio a Comitê de Ética em Pesquisa dos projetos referentes às pesquisas que comporiam as monografias de conclusão do curso. Na ocasião, essa lacuna foi objeto de pressão dos tutores e orientadores sobre os coordenadores do curso, bem como motivo de inquietação por parte dos alunos.

por Comitês de Ética. Fica, portanto, evidente apenas a lacuna diante da falta da informação.

De volta à discussão sobre "a particularidade elevada ao patamar da universalidade", se por um prisma a "tragédia do envelhecimento" de muitos está escancarada nas tábuas de estatística que servem à demografia, epidemiologia etc., por outro, a velhice dos capitalistas não ocupa espaços nas estatísticas oficiais.[32] Ideia que Netto (2010, p. 13) também vem ratificar, quando afirma que "menos estudadas são as classes e franjas de classes que estão no topo da pirâmide da estratificação [...]". Nesse caso, a particularidade, a velhice da classe trabalhadora, de tão maculada passa a ser abominada ao limite de se negar a velhice e ser um insulto usar ou falar a palavra velho(a) em relação a um ser humano, ainda que este(a) seja um(a) velho(a). A velhice, assim reproduzida, perde a sua humanidade; o ser humano, igual a qualquer mercadoria, com o passar do tempo, o tempo do capital, perde a sua validade. O(A) velho(a) deixa de ser alguém com muito tempo de vida para ser o(a) que se descarta por estar em desuso e, consequentemente, sem valor. Concomitantemente, e com a mesma intencionalidade, se reproduz a imagem fantasmagórica da velhice.

Processo este que atinge de maneira mais acentuada alguns segmentos da classe trabalhadora, mesmo não perdendo de vista que o envelhecimento atinge a todos os seres humanos. Porém, na sociedade moderna, há a mediação — secundária — da divisão do trabalho.[33] Em decorrência de todo esse processo, de maneira diferenciada,

---

32. A revista *Carta Capital*, em 7 de setembro de 2011, traz uma matéria intitulada "Privilegiados. E incógnitos", cujo teor denuncia que "o Brasil sabe tudo sobre seus pobres, e quase nada sobre seus abastados", desinformação esta que impede a redução da desigualdade (Martins e Vieira, 2011).

33. Segundo Mészáros (2004, p. 353, grifos nossos), "a fragmentação e a divisão hierárquica do trabalho aparecem sob os seguintes aspectos principais, correspondentes a divisões objetivas de interesse significativamente diferentes: 1. Dentro de um grupo particular e de um setor do trabalho. 2. Entre diferentes grupos de trabalhadores pertencentes à mesma comunidade nacional. 3. Entre corpos de trabalho de nações diferentes, opostos um ao outro no contexto da competição capitalista internacional, desde a escala mínima até a mais abrangente, incluindo a potencial colisão de interesses sob forma de guerras. [...] 4. A força de trabalho dos

serão atingidos os indivíduos em países considerados centrais ou periféricos, com relação ao capital (não é possível esquecer o que se passa no Congo e na Suazilândia); as mulheres em relação aos homens; os homens negros e as mulheres negras com relação às mulheres e homens brancos; as pessoas com algum tipo de deficiência em relação às que não sofrem esse tipo de limitação à capacidade funcional, seja física, mental etc., seja momentânea ou definitiva; os indivíduos que não sabem ler nem escrever frente aos doutores; entre outros exemplos que poderiam ser mencionados aqui. Ou seja, para milhões e milhões de pessoas, a velhice constitui um castigo a mais no curso de suas vidas. E, como se tudo isso não bastasse, Movimentos Sociais que lutam pelas causas dos referidos segmentos acabam reproduzindo a lógica do capital e colocam em pauta as reivindicações da mulher, dos homens negros e mulheres negras, das pessoas com algum tipo de deficiência, sobretudo, quando ainda jovens e que se articulam à inserção ou manutenção desses indivíduos no mercado capitalista de trabalho. Os velhos e velhas são esquecidos, invisíveis.

Portanto, não se trata da velhice como uma "nova questão social", tendo em vista serem, na contemporaneidade, as mesmas as modalidades de exploração que produzem a estigmatização e a segregação da velhice. Compreensão esta que remete a discussão ao pensamento de Netto (2001, p. 48), quando afirma que "o problema teórico consiste em determinar concretamente a relação entre as expressões emergentes e essas modalidades imperantes de exploração", não sendo possível, nesta determinação, "desconsiderar a forma contemporânea da *lei geral da acumulação capitalista*", tampouco, "deixar de levar em conta a complexa totalidade dos sistemas de mediação em que ela se realiza". Porque, ao mesmo tempo em que se reproduz essa velhice estigmatizada, se produz um desenho populacional do enve-

---

países capitalistas avançados — os beneficiários relativos da divisão capitalista global do trabalho — em oposição à força de trabalho comparativamente muito mais explorada do *Terceiro Mundo*. 5. O trabalho no emprego, separado e oposto aos interesses objetivamente diferentes — e em geral política e organizacionalmente não articulados — dos *não assalariados* e dos desempregados, inclusive as crescentes vítimas da *segunda Revolução Industrial*".

lhecimento humano que, fotografado instantaneamente, como o fazem os estudos de prevalência,[34] aparecem como um dado inanimado, recortado, decodificado em sua "verdade" abstrata. Por essa razão, um desafio teórico concernente ao estudo do envelhecimento humano na perspectiva da totalidade social, ainda refletindo a partir da contribuição de Netto (2001, p. 49), diz respeito à necessária "pesquisa das diferencialidades histórico-culturais (que entrelaçam elementos de relações de classe, geracionais, de gênero e de etnia constituídos em formações sociais específicas) que se cruzam e tensionam na efetividade social". Sendo oportuno lembrar neste momento que, numa perspectiva contrária ao desafio teórico colocado por Netto (2001), em se tratando de estudos sobre o envelhecimento humano, de maneira geral, essas diferencialidades não têm sido consideradas.

2.3.5 A reprodução da estigmatização e segregação pela via da pseudovalorização da velhice na sociedade moderna

Com o objetivo de eleger alguns aspectos sobre a reprodução social da velhice para suprir apenas a discussão necessária à realização deste estudo, colocaria ainda em pauta o conteúdo que exponho a seguir, dando conta de mais uma questão proveniente dos resultados da pesquisa realizada nos artigos publicados nos *Anais* do Enpess. Com base nas terminologias mais utilizadas, "idoso(a)", "terceira idade" e "usuário" (60%, 15,0% e 13,3%, respectivamente), é possível afirmar que há "expresso" pudor relacionado ao uso da palavra "velho(a)", em consequência do que já foi sucintamente discutido no item anterior. Decerto, se na sociedade moderna a velhice adquire um

---

34. Esses estudos, de acordo com Rouquayrol e Almeida Filho (2003, p. 161), são "investigações que produzem 'instantâneos' da situação de saúde de uma população ou comunidade com base na avaliação individual do estado de saúde de cada um dos membros do grupo, e daí produzindo indicadores globais de saúde para o grupo investigado, são chamados de estudos seccionais ou de corte-transversal".

status de desvalorização, passando a compor o rol dos "problemas sociais" mais estudados na contemporaneidade, a cuidadosa análise dos conteúdos ideopolíticos que produzem os conceitos com os quais são tratados aspectos referentes ao segmento mais velho das populações, permite identificar os reflexos históricos da "ordem da reprodução sociometabólica do sistema do capital" nesses conteúdos. A verdade é que, como afirma Mészáros (2004, p. 58, grifo do autor),

> em nossas sociedades tudo está "impregnado de ideologia", quer a percebamos, quer não. Além disso, em nossa cultura liberal-conservadora o sistema ideológico socialmente estabelecido e dominante funciona de modo a apresentar — ou desvirtuar — suas próprias regras de seletividade, preconceito, discriminação e até distorção sistemática como "normalidade", "objetividade" e "imparcialidade científica".

Neste sentido, o *envelhecimento*, longe de ser um processo multidimensional; a *velhice*, longe de ser a fase que completa o curso de vida humana; e o homem *velho*, a mulher *velha*, longe de serem indivíduos que viveram muito tempo, são conceitos que traduzem sistemas de ideias e (des)valores que elegem a juventude como uma fase que, na contemporaneidade, será apartada do curso de vida para representar um ideal a ser alcançado, independentemente da idade de quem o tente alcançar. Mas, por outro lado, não é possível esquecer que o envelhecimento humano não se limita aos aspectos biológicos, sendo também um processo cultural, devendo, portanto, ser apreendido no movimento histórico das relações de produção e reprodução social.

Como já foi visto a partir das ideias de Almeida (2003), a fragmentação do curso de vida humana é uma produção da sociedade moderna, o que vem servir à racionalidade instrumental capitalista, quando se classifica indivíduos por datação cronológica, abstraindo de seu processo de vida as particularidades que se relacionam, por exemplo, à inserção dos indivíduos e populações na divisão social do trabalho e nas classes e segmentos sociais; ao gênero; à etnia etc.

Pelo crivo do critério cronológico, o indivíduo será enquadrado no aparato legal e encaminhado às instituições destinadas a atendê-lo, sendo importante lembrar que não foge desta lógica o conteúdo das políticas sociais. Assim, esse sistema de "datação das idades cronológicas" será definidor das fronteiras que dizem respeito ao acesso do indivíduo à política educacional, ao exercício dos direitos políticos, previdenciários, entre outros. Também definirá, pelo menos em texto, o tempo de estudar, de trabalhar e o de aposentar, ditando regras que antes pertenciam ao domínio privado, familiar. Dessa maneira, estou de acordo com Lizete Rodrigues e Geraldo Soares (2006, p. 4), quando afirmam que "na organização social brasileira a classificação pela idade cronológica privilegia os indivíduos mais jovens em detrimento dos mais velhos, refletindo o sistema de produção vigente".

Além de preconizar um tributo à juventude, mas à juventude que exerce sua capacidade funcional ao sistema do capital, são criadas formas de menosprezar e desvalorizar a velhice; ou mesmo de enaltecê-la, recorrendo a apelos do tipo "velho jovem", negando a velhice. Ou seja, são criadas novas expressões, eufemismos, para se traduzir a velhice sem que sejam modificadas as relações sociais que produzem a velhice como sinônimo de uma tragédia humana. Processo este que pode ser visualizado a partir da experiência francesa que veio adotar o termo correspondente à palavra idoso(a), no lugar de velho(a), em decorrência do novo *status* garantido aos(às) velhos(as), propiciado pelas políticas de seguridade social que promoveram melhorias nas condições de vida, saúde e renda das mulheres e homens trabalhadores(as) (os denominados *baby boomers*), beneficiados(as) por uma histórica "concessão" do capital. Resultado das políticas de Seguridade Social implantadas, no pós-guerra, não só na França, mas em outros países da Europa, quando uma significativa parcela de trabalhadores(as) passou a envelhecer com certa dignidade. Porém, vale recordar, esse evento foi transitório e focalizado. Mas, é verdade, não exagera Gianni Carta (2009, p. 12), quando afirma que se pudessem e quisessem, senhoras e senhores dessa privilegiada geração poderiam trabalhar longos anos a mais do que os permitidos pela atual legislação numa União Europeia onde a vasta maioria pode requisitar a aposentadoria aos 60 anos — e todos (salvo exceções) têm de se aposentar aos 65.

Quando a velhice de trabalhadores(as) que usufruíram desses ganhos conquistados com a implantação do *Welfare State* passou a se diferenciar da velhice dos(as) trabalhadores(as) que não habitam o chamado "Primeiro Mundo", na França, a expressão "terceira idade" começou a ser utilizada, na década de 1960, para designar uma diferenciação na *espécie* de trabalhador(a) que sobreviveu às mazelas e aos efeitos deletérios do sistema capitalista de maneira "ativa" e "independente", estando integrado(a) socialmente e autogerindo a própria vida. A "terceira idade", assim concebida, de acordo com Rodrigues e Soares (2006, p. 8), vem definir "a nova fase da vida entre a aposentadoria e o envelhecimento". O segmento geracional que estará compondo a chamada "terceira idade" é o dos "velhos jovens", por assim dizer, cuja idade se identifica no intervalo dos 60 aos 80 anos. Passando desse limite, os "velhos velhos" representam a imagem tradicional da velhice, compondo o que se convencionou chamar de "quarta idade". Mas há uma consideração a ser feita, pois, de acordo com os autores, "estão excluídos da categoria de Terceira Idade os indivíduos com sinais de decrepitude e senilidade".[35] Portanto, devo concordar com Teixeira (2008, p. 113), pois, ideologicamente, "não se trata de valorização da pessoa idosa, mas da afirmação do valor à juventude". A velhice, nesse apelo ideológico, simboliza a negação da juventude, símbolo esta da beleza, da força e da virilidade para reproduzir e produzir. E ser velho ou ser velha

---

35. A respeito desse assunto, é interessante registrar a fala, sempre carregada de muita sabedoria e de bom humor, do escritor Ariano Suassuna que refuta o uso da expressão "terceira idade", afirmando não amitir ter o seu curso de vida comparado ao ciclo de vida de uma fruta que, a princípio, é verde; depois, amadurece; e, finalmente, apodrece.

significa a personificação de todos os "atributos" negativos da velhice. Ser idoso, idosa — mesmo que o sufixo oso/osa dê à palavra o significado de que idoso(a) é o indivíduo que tem muita idade — ideologicamente apelando, passa a ser diferente de velho(a). Mas, na língua portuguesa, até onde sei, não existe "idosecimento". Neste caso, a palavra idoso(a) significa uma fase estática, sem movimento? Sendo idoso, o indivíduo, negando a velhice, deixa de envelhecer, não há processo de envelhecimento? É preciso tomar cuidado em relação aos neoeufemismos!

Deixo a gramática em aberto e volto à discussão anterior. Se, por um prisma, com o *Welfare State*, foi possível modificar o *status* moderno da velhice, em decorrência dos ganhos conquistados pela classe trabalhadora em alguns países europeus após a Segunda Guerra Mundial, o que vem comprovar ser possível uma velhice diferente da que se processa para milhões e milhões de trabalhadores(as) pelo mundo inteiro; por outro, com o desmantelamento do *Wefare State*, o processo de reestruturação produtiva, mais especificamente, o desemprego estrutural veio atingir a população jovem, barbarizando ainda mais a sua condição de acesso e exercício dos direitos do trabalho, tornando as gerações mais jovens dependentes por mais tempo das mais velhas, comprometendo a renda dos(as) velhos(as) trabalhadores(as) e eternizando o trabalho doméstico servil, do qual nunca se livraram mulheres de todas as idades. A reestruturação produtiva, na contemporaneidade, vem assim afetar substantivamente as vidas dos que compõem o "velho proletariado", colocando em cena novos arranjos familiares e novas modalidades de interdependência entre diferentes gerações. Realidade que nem sempre é benéfica à dignidade das mulheres velhas nem dos homens velhos, principalmente, por favorecerem práticas de violência. Aliás, como será visto no próximo capítulo, a discussão sobre a violência foi o enfoque mais abordado nos artigos selecionados nos *Anais dos Enpess*. Antes, porém, resta tecer alguns comentários sobre o momento atual, quando a palavra de ordem é *crise*, ao qual está dedicado o próximo item.

2.3.6 Em tempo de crise, está na ordem do dia: a reprodução do(a) velho(a) não como trabalhador(a), mas consumidor(a), na engrenagem da reestruturação produtiva

Estão na ordem do dia, compondo o rol das manifestações e protestos que levam segmentos de populações às ruas de cidades e de capitais em países capitalistas centrais e periféricos, as lutas sociais por direitos do trabalho, mais notadamente, pela manutenção de conquistas traduzidas historicamente em direitos previdenciários. Tempo de novas transformações societárias, sinalizadas a partir de uma [provável] nova crise sistêmica[36] que, envolvendo toda a estrutura da ordem do capital, foi desencadeada nos finais dos anos 1970, caracterizando a "nova barbárie" (Netto, 2013, p. 415). Reafirmando o que foi colocado na introdução a este livro, o envelhecimento das populações, associado aos sistemas de proteção social, a exemplo da política previdenciária, impõe a "reestruturação" de modelos organizados a partir da expansão de postos de trabalho e da brevidade do período da aposentadoria. Todavia, na contemporaneidade, esse repensar segue a tendência neoliberal de desregulamentação dos direitos do trabalho, em plena harmonia com os ditames da reestruturação produtiva. Mesmo porque, não convém esquecer, como evidencia Mészáros (2004, p. 353), em se tratando do processo de fragmentação e divisão do trabalho, a inevitável atuação do Estado burguês que "encontra apoio entre vários grupos do trabalho, sobretudo em virtude da 'proteção' que ele fornece, sustentando juridicamente e garantindo a estrutura objetivamente estabelecida da divisão do trabalho." Neste caso, o salário mínimo, assim como a legislação do seguro social, a criação de tarifas protecionistas, além de outras barreiras nacionais, são medidas adotadas pelo Estado que também administra a relação interna de forças contra os excessos, incluindo,

---

36. Segundo Netto (2012, p. 415), até hoje a crise sistêmica foi experimentada integralmente duas vezes: a primeira (em 1873), tendo como cenário principal a Europa, durou 23 anos; a segunda (em 1929), de amplitude global, durou cerca de 16 anos e só foi ultrapassada no segundo pós-guerra.

continua Mészáros (2004, p. 354), "a participação em empreendimentos internacionais que assegurem maior vantagem à classe dominante nacional, que pode conceder, portanto, alguma vantagem relativa à força de trabalho nacional".

É neste sentido que, dentre outras, uma das medidas que está sendo tomada, frente à transição demográfica em curso nesses países capitalistas avançados, é o aumento da idade para a aposentadoria, talvez, a mais visível. Processo este legitimado pelo governo francês, em 2009, no qual os(as) trabalhadores(as) dos setores públicos e privados podem permanecer trabalhando em seus postos até os 70 anos, revogando a legislação anterior, quando o limite estabelecido era os 65 anos. Obviamente, não se está aqui deixando de considerar o fato de haver os que preferem e lutam por se manterem no mercado capitalista, mesmo porque, dentre outros motivos, a aposentadoria não garante, à grande maioria dos(as) trabalhadores(as), a possibilidade de parar de trabalhar. Além do que, da maneira como se processa esse momento de ruptura com a rotina, as relações estabelecidas durante o mais longo período de vida do(a) trabalhador(a), a aposentadoria também se manifesta, para muitos, como a antessala da morte anunciada.[37] A situação é, do meu ponto de vista, alarmante, pois, com o envelhecimento das populações, em escala quase mundial, algumas sociedades, como aconteceu no Reino Unido, em agosto de 2008, por exemplo, vão registrar, pela primeira vez na história, o número de aposentados(as) excedente em relação ao de jovens com menos de 16 anos (Carta, 2009, p. 12).

Na Europa, ao que tudo indica, em 2050, a expectativa média de vida será de 85,1 anos para as mulheres e de 79,7 anos para os homens. Época em que, segundo projeções, nos 27 países da União Europeia,

---

37. Vale aqui a indicação de um belo filme espanhol, *Lugares comunes*, dirigido por Adolfo Aristarain, em 2002, que retrata esse momento da aposentadoria, não desejada, na vida de um professor, dando conta de traduzir o estilo ocidental do tratamento dado aos velhos trabalhadores. Numa outra perspectiva, sem a pretensão de defender, neste estudo, uma romântica visão do tratamento dispensado à velhice no lado oriental do planeta, enquanto arte vale indicar *Madadayo*, dirigido por Akira Kurosawa, em 1993.

os indivíduos que compõem o segmento delimitado entre os 15 e 64 anos, serão 48 milhões a menos. Com uma taxa de fecundidade próxima de 1,5 e em meio ao movimento de bloqueio aos fluxos migratórios que poderiam levar a esses países "mulheres mais propensas a procriar", bem como, "jovens dispostos a conseguir empregos"; sem a rede de proteção familiar e sem o contingente de trabalhadores(as) necessário à manutenção do sistema previdenciário, a Europa se depara com uma demanda a ser suprida, pois a taxa de dependência de pessoas aposentadas na força — denominada — ativa tende a duplicar. Nesse cenário, voltando ao exemplo do Reino Unido onde, em 2009, havia quatro pessoas consideradas "ativas", no dizer do autor, "sustentando" um(a) aposentado(a); em 2050, haverá apenas duas. Outro exemplo a ser citado é o da Itália, país "com uma dívida pública correspondente a 109% do PIB (a terceira maior dívida do mundo), cuja solução apontada pelo Fundo Monetário Internacional (FMI) prima pela reforma no sistema previdenciário." Argumento este que se fortalece quando, segundo o Banco Central Europeu (BCE), concernente aos trabalhadores na faixa entre os 60 e 64 anos, na Itália, 19% trabalham, enquanto são 33% na Alemanha e Espanha, 45% no Reino Unido, e 60% na Suécia (Carta, 2009, p. 12-13). A regra, o remédio, assim, é para todos, em nome de uma igualdade liberal, formal. Volto a escrever alarmante porque, não há, nesse processo de repensar a proteção social ao trabalho, a mediação entre a realidade vivenciada pelo operário numa mina de carvão e a de um operador do direito em seu palácio de mármore.

Nesse contexto, o Banco Mundial, através do Banco Internacional para Reconstrução e Desenvolvimento (Bird) vem divulgando dados esclarecedores em relação às mudanças que ocorrem na questão trabalhista ao redor do mundo. Segundo discursa, a maioria dos sistemas previdenciários está defasada por terem sido elaborados em épocas distintas da que o mundo passa atualmente. Hoje, o cenário reflete um processo singular de envelhecimento e consequentemente de mudanças na questão do trabalho. A economia mundial conta com um maior número de idosos(as) necessitando de pensões, com maior número de pessoas trabalhando sem carteira assinada e com a participação cada vez maior das mulheres no mercado de trabalho. Fatores, estes, difíceis de imaginar décadas atrás. Nem sempre os países estão preparados para acompanhar a velocidade com que a população envelhece e no que isso pode acarretar. Questões como estas têm feito o Bird enveredar por dar lições de como solucionar os problemas previdenciários. No seu receituário neoliberal, prolongar o tempo de trabalho, dar flexibilidade para contribuições previdenciárias de acordo com a renda de cada pessoa, e restrições a benefícios por invalidez são formas de combate ao problema. Hoje, um(a) trabalhador(a) norte-americano(a) que quiser garantir a aposentadoria, tem que completar 67 anos. Este modelo também deverá ser adotado pela Alemanha. Em 2002, a Espanha implantou medidas como: aumento da idade mínima para que os(as) trabalhadores(as) comecem a receber os benefícios, barreiras à aposentadoria antecipada e restrições a benefícios por invalidez. Outros países europeus considerados fortes na questão de bem-estar social, como a Suécia, cortaram benefícios dos(as) aposentados(as). A França tem sido constantemente alvo de protestos contra as mudanças nas leis trabalhistas. Ao anunciar medidas de austeridade, devido à crise econômica que a Europa vem passando, recentemente, em dezembro de 2011, a ministra italiana dos Assuntos Sociais, Elsa Fornero (2011), chorou ao — não conseguir — falar dos "sacrifícios" que os mais velhos terão de sofrer.

Talvez não seja necessário, mas é conveniente lembrar que todo esse cenário demográfico tem se desenhado no momento de crise, sendo agora oportuno destacar alguns aspectos sobre o assunto, a título de exemplificações, relevantes para este estudo. Numa entrevista recente, concedida ao *Brasil de Fato* (Viana, 2012), o sociólogo François Houtart[38] enfatiza que "a crise que vivemos hoje é mais profunda e bastante diferente da que conhecemos nos anos 1929 e 1930 [...]", cuja "dimensão evidentemente está vinculada ao fenômeno da globa-

---

38. "Professor da Universidade Católica de Louvain (Bélgica). É diretor do Centro Tricontinental, entidade que desenvolve trabalho na Ásia, África e América Latina" (Viana, 2012).

lização", pois, segundo analisa, "a crise financeira é devida à lógica do capital, que tenta buscar mais lucros para acumular capital, que é, dentro dessa teoria, o motor da economia". Em sua opinião, o mais importante, diferente do que se passou nos anos 1929 e 1930, é a combinação com vários tipos de crises, a exemplo da crise alimentar, "que foi conjuntural nos anos 2008-2009 e que correspondeu à crise do capital financeiro". De acordo com Houtart, "a crise alimentar é também estrutural e não somente conjuntural, porque precisamente afeta toda a maneira de fazer a agricultura". A partir desta afirmação, é possível olhar com outros olhos os mecanismos que introduzem, cada vez mais, inclusive, não fazendo nenhuma cerimônia quanto ao uso da violência, "o capital dentro da agricultura, promovendo concentração das terras, contrarreforma agrária mundial e o desenvolvimento de monocultivos", é claro, "com todas as consequências ecológicas de destruição de ambiente e também de destruição humana".[39]

Alinhada com o pensamento de Houtart, a Nota Técnica do Departamento Intersindical de Estatística e Estudos Socioeconômicos (Dieese) versa sobre a *crise econômica mundial e as turbulências recentes*, chamando atenção para o fato de essa crise ser a continuidade da que se estabeleceu no cenário mundial, no segundo semestre de 2008, "evidenciada a partir da quebra do banco de investimentos norte-americano *Lehman Brothers*" (Departamento Intersindical de Estatística e Estudos Socioeconômicos, 2011). Momento em que os governos dos principais países, com destaque para os que compõem o chamado G-20,[40] se articularam em torno do objetivo de elaborarem

---

39. Reviso este item no momento em que recebo da Asociación Latinoamericana de Enseñanza e Investigación en Trabajo Social (Alaeits), desde San José, Costa Rica, aos oito dias de fevereiro de 2012, um *pronunciamiento en apoyo a la lucha del pueblo Ngöbe Buglé en Panamá y en repudio al asesinato de dos jóvenes y a la represión por parte del gobierno*, no qual está sendo denunciada la "situación de represión por la cual está pasando el pueblo Ngöbe Buglé y otros sectores trabajadores y estudiantiles que les han apoyado en su lucha". A luta referida diz respeito ao "intento de aprobación de una ley que permitiría la explotación minera y la construcción de represas hidroeléctricas em territórios que históricamente las comunidades aborígenes han ocupado como sus espacios de vida."

40. Composto por: Alemanha, África do Sul, Arábia Saudita, Argentina, Austrália, Brasil, Canadá, China, Coreia do Sul, Estados Unidos, França, Índia, Indonésia, Inglaterra, Itália, Japão,

um conjunto de políticas a fim de conter os efeitos deletérios da crise, quando se buscou "tratar a crise financeira não como resultado de uma conjuntura específica, mas sim como um processo sistêmico e multifacetado". Contudo, tal perspectiva não se manteve ao longo de 2010. Na hipótese de haver alguma dúvida quanto à articulação do Estado ao capital, os dados fornecidos pelo Dieese demonstram que:

> Embora tivesse sido reconhecida a natureza instável e volátil dos mercados, que foram os responsáveis pela crise, e a necessidade de uma maior participação dos Estados Nacionais para regulá-los, a coalizão de forças existentes limitou a atuação do Estado para garantir a solvência do sistema por meio de grandes aportes de recursos públicos e da ampliação do crédito. A injeção de recursos no sistema foi bastante expressiva, chegando a mais de 70% do PIB nacional em países como EUA e Reino Unido (Departamento Intersindical de Estatística e Estudos Socioeconômicos, 2011, p. 2).

Nesse contexto, a "regulação" tem sido uma palavra de ordem, convertida em missão dos técnicos empenhados no sentido de sanar a crise. Mas, no dizer de Houtart, "a causa fundamental da crise financeira é a lógica do próprio capitalismo, que torna o capital motor da economia. E seu desenvolvimento — essencialmente, a acumulação — leva à maximização do lucro". Dizendo o mesmo, com outras palavras, tudo isso significa que:

> Num mundo em que as finanças se tornaram hegemônicas, abrangendo inclusive a própria esfera produtiva, foram criadas barreiras para que o Estado pudesse ampliar sua capacidade de regulação, como, por exemplo, mediante a imposição de controles de capitais ou de taxação dos fluxos financeiros. Isso se deveu ao fato de os mercados financeiros permanecerem "driblando" a regulação existente e evitarem que novas

---

México, Rússia, Turquia e a representação da União Europeia (Departamento Intersindical de Estatística e Estudos Socioeconômicos, 2011, p. 2).

regulações fossem introduzidas para alterar seu modo de funcionamento. Mesmo levando-se em conta os riscos crescentes e a ampla fragilidade desse sistema desregulamentado, continuaram prevalecendo os interesses privados e as possibilidades generosas de ganhos dos capitais financeiros até que eclodisse a crise atual (Departamento Intersindical de Estatística e Estudos Socioeconômicos, 2011, p. 3).

O leque das medidas adotadas, até o presente momento, não indica mudanças no sistema financeiro, sendo privilegiadas, pelo G-20, aquelas que reforçam a "institucionalidade e o funcionamento das instituições financeiras multilaterais existentes", caracterizando, portanto, a ênfase nas medidas de socorro, principalmente de ordem financeira, bem como, adoção de medidas de arrocho fiscal, a exemplo da opção feita pelos Estados Unidos. Lógica esta que vem sedimentar "a integração entre o capital financeiro e produtivo, com a complacência dos estados nacionais", além de reforçar "a divisão internacional de trabalho que foi sendo desenhada desde os anos 1980". Aqui eu estabeleço o ponto de interseção com o pensamento de Houtart, pois me interessa destacar, a partir do seu pensamento e da Nota do Departamento Intersindical de Estatística e Estudos Socioeconômicos, (2011, p. 4), que:

> Nesse cenário, a desenfreada concorrência global motivou uma progressiva "exportação" das indústrias dos países desenvolvidos para os em desenvolvimento, buscando maximizar vantagens de localização no âmbito mundial (acesso a matérias-primas e energia baratas, vantagens de custo de mão de obra, vantagens fiscais etc.) e acentuou a busca de valorização do capital produtivo na esfera financeira. Com efeito, por um lado, os países em desenvolvimento consolidaram sua posição de grandes produtores e fornecedores de manufaturas (no caso da Ásia), matérias-primas e *commodities* (no caso da América Latina e África). Por outro lado, os países desenvolvidos especializaram-se em serviços financeiros e não financeiros, atividades de comércio e desenvolvimento de tecnologia, assegurando internamente apenas algumas de suas cadeias produtivas.

Vive-se assim, o momento de crise[41] nas principais regiões do mundo. Nos Estados Unidos, a taxa de desemprego chega aos 9%, testemunhando contra as medidas de enfrentamento por não reverterem a desaceleração da atividade econômica. Na Europa, é preciso considerar as diferenças no desempenho econômico dos países do bloco, não perdendo de vista que países como a Alemanha, Holanda, Dinamarca e Suécia apresentam melhores desempenhos em comparação com a Irlanda, Portugal, Grécia, Bulgária, Romênia e Lituânia, dentre os quais, "algumas nações já têm sofrido forte supervisão e programas de ajuste, capitaneados pelas autoridades monetárias e financeiras europeias e pelo Fundo Monetário Internacional (FMI)". Realidade que também assombra países como o Reino Unido, a Espanha e a Itália, os quais, em contrapartida aos aportes financeiros, devem "administrar o problema da gestão da dívida pública interna, comprometendo-se a gerir pesados programas de ajuste fiscal prescritos pela Comissão Europeia e pelo Banco Central Europeu (BCE), e, por suposto, pelo FMI". O que se evidencia, na contemporaneidade, diante das dificuldades enfrentadas pelo bloco europeu, é o encurralamento das estruturas criadas para sua unificação, apesar da liderança da Alemanha e França na busca por soluções reguladoras.

De volta ao ponto de interseção sinalizado anteriormente, é interessante ter em conta que o Brasil compõe essa trama de manei-

---

41. "A crise trouxe impactos sociais negativos, como a criação de empregos de baixa qualidade, ampliação da desigualdade de renda e a queda dos rendimentos da massa assalariada. Além disso, a economia dos países desenvolvidos passou por contínua deterioração de sua posição no comércio internacional — com algumas exceções, como a Alemanha, que se favoreceu de uma situação privilegiada dentro da União Europeia — e se tornou cada vez mais interligada aos movimentos das finanças internacionais. Com a abertura dos mercados norte-americano e europeu para absorver bens industriais asiáticos (da China, em especial) e *commodities* e produtos básicos de outras regiões em desenvolvimento, foi possível a outros países acumularem superávits comerciais nas relações com Estados Unidos e Europa. O sistema financeiro disponibilizou novas fontes de financiamento às famílias, que sofreram com a forte redução dos salários e o aumento do desemprego, e deu às empresas oportunidades de multiplicar seus lucros acumulados nos países em desenvolvimento" (Departamento Intersindical de Estatística e Estudos Socioeconômicos, 2011, p. 5).

ra dependente, porque, conforme explicita a Nota Técnica número 104 do DIEESE, emitida em agosto de 2011, "desde o início do processo de abertura comercial e financeira nos anos 1990, observou-se um forte atrelamento da economia brasileira aos movimentos dos mercados de capitais e de comércio globais" (Departamento Intersindical de Estatística e Estudos Socioeconômicos, 2011, p. 8). Para não me distanciar dos objetivos desta pesquisa, dando conta de refletir o objeto de estudo na perspectiva da totalidade social, tomo apenas a liberdade de pontuar uma discussão, no tempo "da reestruturação produtiva, da mundialização da economia associada ao processo de financeirização e do ajuste neoliberal a favor do capital", de modo a introduzir, a partir de uma particularidade brasileira, questões teóricas que são retomadas no interstício entre este item e o capítulo a seguir. A respeito do assunto, é interessante observar algumas informações apresentadas na Nota Técnica n. 55 do Dieese, emitida em novembro de 2007, sobre "Fusões no setor bancário: emprego e concorrência". No documento, há a sinalização de que, no início do século XXI, foi mantida a tendência das fusões e aquisições se destacarem como "o principal instrumento de investimentos diretos em novos mercados", pois, de acordo com os dados da Conferência das Nações Unidas sobre Comércio e Desenvolvimento (Unctad), de 2001,

> 76% de todo investimento direto estrangeiro mundial daquele período foram provenientes das fusões e aquisições. Ao permitir a conquista de novos mercados, esse instrumento também fortalece as empresas com ganhos de escala (custo de produção menor) e sinergia (esforço coordenado) (Departamento Intersindical de Estatística e Estudos Socioeconômicos, 2007, p. 2).

Fenômeno mundial, também observado no Brasil, a partir da década de 1990, quando houve aumento expressivo (44%) de capital estrangeiro em fusões e aquisições, merecendo destaque o setor financeiro que, em 1997, registrou 176 negócios (dos quais, 56% com participação de capital estrangeiro), dos 372 realizados nos diversos setores da economia. Apesar do tempo que passou, não é possível esquecer que ocorreu, no país, na primeira década deste século XXI,

a maior aquisição de um banco público no Brasil, com a venda do Banespa para o banco espanhol Santander. Agora em 2007, o banco holandês ABN Amro foi adquirido pelo consórcio entre os bancos Royal Bank of Scotland, Fortis e Santander por pouco mais de 71 bilhões de euros, representando a maior aquisição da história do setor bancário mundial. No negócio, o Santander fica com as unidades italiana e brasileira do ABN (Departamento Intersindical de Estatística e Estudos Socioeconômicos, 2007, p. 2).

Decorre desse processo, que se insere no rol das medidas adotadas pela reestruturação no sistema financeiro, ou seja, das fusões e aquisições, aliadas às inovações tecnológicas no setor, "uma perda expressiva de ocupações no setor bancário brasileiro", como resultado das medidas de enxugamento dos empregos e redução dos gastos totais, principalmente no que tange às despesas com pessoal.[42] Sem precedentes, na década de 1990, é projetada uma tendência de "concentração bancária no Brasil", onde os três maiores bancos por

---

42. Dentre os exemplificados pelo Departamento Intersindical de Estatística e Estudos Socioeconômicos (2007, p. 3), "a privatização do Banespa é um caso emblemático, em que o banco passou por dois processos de enxugamento de postos de trabalho. O primeiro é anterior à venda, correspondendo ao período de 1992 a 1999, que resultou na eliminação de 17.052 empregos. Em 2000 é oficializada a compra do Banespa pelo Santander. No ano seguinte, o Santander lança um programa de demissão voluntária que contou com a adesão de 8.300 funcionários. Outros exemplos com impacto negativo no emprego foram as fusões do Banco Nacional com o Unibanco, em 1995, e a do Bamerindus com o HSBC, em 1997. No primeiro exemplo, entre 1994 e 1995 (ano da aquisição do Nacional), o quadro de funcionários do Unibanco aumentou de 17.034 para 28.543. Nos anos seguintes, esse número começa a cair até alcançar o mínimo de 17.390 funcionários — uma redução de 39,1%. O Bamerindus experimentou um processo semelhante ao Banespa. Nesse caso, o enxugamento antecedeu a venda para o HSBC, em 1997. Entre 1994 e 1996, o quadro de pessoal do Bamerindus caiu de 30.434 funcionários para 22.950. No ano da compra, o HSBC, que contava com apenas 474 funcionários, chega ao final do ano com 23.756 funcionários. Nos anos seguintes, inicia-se um processo de enxugamento que alcança o mínimo de 18.845 funcionários em 1999".

ativo, pela ordem, são: "o Banco do Brasil — banco público federal, seguido pelo Bradesco — banco privado de capital nacional e o Santander — banco estrangeiro". Realidade que legitima o "aumento da participação dos cinco maiores bancos para 58,7% do ativo total do setor bancário, que se mantém acima dos 50,0% desde 2002"[43] (Departamento Intersindical de Estatística e Estudos Socioeconômicos, 2007, p. 4-5).

Em 2007, já estava latente as críticas ao modelo instalado no país, tendo em vista a concentração bancária, denunciada por algumas entidades de defesa do consumidor, em decorrência dos altos juros e tarifas vigentes no país.[44] Entendimento este que defende a redução da concentração como possibilidade de aumento da competição e redução das margens de ganhos dos bancos, "o que aumentaria o apetite por riscos maiores com vistas a manter o mesmo retorno sobre o capital". Na contramão dessa argumentação, dando conta do discurso neoliberal, estudos elaborados por técnicos do Banco Central, defendem que "a concentração bancária no Brasil contribuiu para fortalecer o sistema financeiro e, assim, blindá-lo contra eventuais crises bancárias". Mas a argumentação não se esgota aqui, pois, advogam os técnicos do Banco Central, "que uma maior concentração

---

43. No Brasil, a Lei n. 8.884, de 11 de junho de 1994, "transforma o Conselho Administrativo de Defesa Econômica (Cade) em autarquia, dispõe sobre a prevenção e a repressão às infrações contra a ordem econômica e dá outras providências". Conforme está previsto em seu artigo 54: "Os atos, sob qualquer forma manifestados, que possam limitar ou de qualquer forma prejudicar a livre concorrência, ou resultar na dominação de mercados relevantes de bens ou serviços, deverão ser submetidos à apreciação do Cade" (Brasil, 1994).

44. "De acordo com o levantamento anual de dez instituições financeiras, realizado pela Fundação Procon/SP, existem diferenças entre as taxas médias de juros cobradas nos empréstimos bancários. Por exemplo, a menor e a maior taxa média mensal do crédito pessoal, em 2006, foi de 4,25%, na Nossa Caixa, e 5,95%, no ABN Amro. Uma diferença de 1,70 ponto percentual entre uma e outra. No *site* dos bancos ABN Amro, Bradesco e Nossa Caixa é possível fazer a simulação de um empréstimo no valor de R$ 3.000,00 dividido em doze prestações mensais. De acordo com as informações do *site*, a tarifa de abertura de crédito (TAC) é igual nas três instituições, que cobram R$ 150,00. No entanto, com relação ao custo do dinheiro, o empréstimo sai mais barato na Nossa Caixa, onde o valor total pago corresponde a R$ 3.926,40, em seguida vem o Bradesco, com R$ 4.024,80 e, por último, o ABN, com valor total de R$ 4.453,08" (Departamento Intersindical de Estatística e Estudos Socioeconômicos, 2007, p. 6).

não significa, necessariamente, prejuízos para a competição", concluindo que "intervenção governamental para diminuir o grau de concentração dos mercados seria inócua para diminuir as taxas de juros". Houve, no período, mais precisamente, em agosto de 2007, uma intervenção do Tribunal Regional Federal de Brasília que, frente às "divergências doutrinárias que apontam um possível conflito de competência entre o Conselho Administrativo de Defesa Econômica (Cade) e o Banco Central", conferiu ao primeiro a análise de processos de concentração econômica no Sistema Financeiro Nacional; no entanto, como foi visto, "a divergência não se resume apenas às atribuições dos órgãos mencionados, mas também sobre o entendimento da concentração bancária e seus reflexos sobre a concorrência" (Departamento Intersindical de Estatística e Estudos Socioeconômicos, 2007, p. 6).

A nota do Departamento Intersindical de Estatística e Estudos Socioeconômicos (2007, p. 8) vem ainda destacar "outras barreiras à concorrência bancária", enfatizando as *tecnológicas*, que impõem uma atividade econômica intensiva em tecnologia, ou seja, aplicação de recursos para ofertar serviços, destacando o *internet banking*, que demanda alto investimento em segurança bancária no intuito de inibir fraudes, bem como a implantação de uma ampla rede de atendimento eletrônico, sem prejuízo da tradicional rede de agências bancárias (principal meio de acesso aos serviços); *regulatórias*, pois "os governos têm uma preocupação especial em garantir o fortalecimento e a solidez dos bancos", tendo em vista a possibilidade de uma crise sistêmica ser desencadeada em razão da falência de um banco, assim, são criadas regulamentações que, entre outras exigências, "requerem a constituição mínima de capital, a adoção de princípios internacionais como os Acordos de Basileia I e II, mais as contribuições a sistemas de seguro depósito como forma de proteger o depositante";[45] e as barreiras *informacionais*, pautadas na necessidade de desenvolvi-

---

45. A respeito do assunto, ver a reportagem especial sobre *o sistema bancário internacional*, produzida por Jonathan Rosenthal (2011).

mento de "metodologias eficientes de análise de crédito para decidir onde melhor aplicar os recursos financeiros", colocando em desvantagem os potenciais concorrentes, por não disporem do "tempo, cadastro de informações, pesquisas e experiência de relacionamento com os clientes", o que se traduz em relação de fidelidade dos "clientes" (pessoas físicas ou jurídicas) com os bancos já instalados.

Concernente a esse movimento de concentração do mercado bancário, cabe, finalmente, fazer um paralelo com uma questão que tem sido foco de discussão, denúncia — posto que se traduz em violência — e perda de dignidade dos(as) velhos(as) trabalhadores(as) brasileiros(as) na contemporaneidade. Estou me referindo, obviamente, ao processo bárbaro de incentivo ao débito, ou pior, ao empréstimo consignado, mecanismo de endividamento ao qual, atendendo a apelos sedutores, carregados de benevolência e, ao mesmo tempo, recorrendo à possibilidade de se autoafirmar enquanto consumidor(a), seja perante si mesmo(a), a família e/ou a sociedade, velhos(as) trabalhadores(as), majoritariamente, aposentados(as) e pensionistas, têm sucumbido sem nenhuma complacência dos que ditam o sistema bancário. Porque, se, de maneira geral, os bancos privados adotaram "a estratégia de ampliar o crédito nas operações com taxas de juros mais elevadas", alterando radicalmente "a composição dos empréstimos por tipo de cliente", o que se exemplifica pelo fato do banco Itaú, em junho de 2004, ter destinado 45,6% dessas operações ao segmento das grandes empresas, contra 28,3% para pessoas físicas e, em junho de 2007, ter destinado 24,5% para as grandes empresas e 43% para pessoas físicas, tal inversão não se faz por benevolência, ocorre intencionalmente,

> porque as operações de empréstimo vinculadas às grandes empresas possuem taxa de juros e *spreads* menores, uma vez que esse segmento recorre a outras opções de financiamento, principalmente no mercado de capitais, por meio de emissão de ações e debêntures. Portanto, para atraí-los, o banco é forçado a reduzir a taxa de juros e, consequentemente, obter receitas menores (Departamento Intersindical de Estatística e Estudos Socioeconômicos, 2007, p. 9).

No Brasil, para se ter ideia, a Lei n. 10.820, de 17 de dezembro de 2003,[46] permite que *titulares de benefícios de aposentadoria e pensão do Regime Geral de Previdência Social* adquiram empréstimos com a promessa de juros reduzidos e com longo prazo para reposição bancária, diretamente junto a *instituições financeiras e sociedades de arrendamento mercantil*, mediante autorização, *de forma irrevogável e irretratável*, para desconto em folha de pagamento pelo Instituto Nacional do Seguro Social (INSS). Desde o seu surgimento, o que se percebe é que esse tipo de empréstimo tem deixado idosos(as) do país inteiro mais vulneráveis. Segundo a legislação, o empréstimo poderá comprometer até 30% da aposentadoria de um(a) idoso(a), e nem sempre este benefício é usado para suprir suas necessidades básicas, como a compra de alimentos e remédios, por exemplo. O dinheiro acaba nas mãos de agiotas ou na conta bancária de parentes. Devido à procura e à facilidade em conseguir o benefício, alguns bancos têm contratado serviços terceirizados, o que tem gerado sérios problemas à população. Fatores como cláusulas de contrato, redigidas com letras pequenas e com texto de difícil compreensão, levando em consideração os altos índices de analfabetismo entre os segmentos mais velhos da população brasileira, facilitam a ação de pessoas mal intencionadas. Geralmente, os que buscam esse tipo de serviço possuem baixa renda e terminam se endividando cada vez mais. No país, um dos estados que mais sofre com o problema da corrupção, no tocante ao crédito consignado, é o Piauí, onde, em 2011, foram registrados 1.446 boletins de ocorrência envolvendo aliciamento de idosos(as), motivo pelo qual a Delegacia do Idoso de Teresina receberá do Instituto Nacional de Seguridade Social (INSS), ainda este ano, um ponto de atendimento para que empréstimos suspeitos de irregularidades sejam cancelados de forma imediata.[47]

---

46. Publicada no *Diário Oficial da União*, em 18 de dezembro de 2003, durante o governo de Luiz Inácio Lula da Silva, "dispõe sobre a autorização para desconto de prestações em folha de pagamento, e dá outras providências" (Brasil, 2003).

47. A respeito do assunto, consultar: Cardoso (2010; Delegacia, 2012; Idosos, 2011; Marllos, 2012).

E assim, dotados do poder que lhes confere o acesso a uma renda nominal mensal, proveniente da histórica luta por direitos do trabalho no Brasil, mulheres e homens, na condição de velhos(as) trabalhadores(as), aposentados(as) e/ou pensionistas, passam a compor essa trama mercadológica, capitalista com certeza, como personificação do trabalho — e não indivíduos isolados — integrados(as) ao sistema do capital.

Capítulo 3

O direito à saúde do(a) velho(a) trabalhador(a) escrito no diário da proteção social brasileira: resultado das lutas sociais da classe trabalhadora

O processo deflagrado nos anos 1970 (abordado no item 2.3.6) compõe o cenário dos anos 1980, fortemente marcado pela difusão do toyotismo, protagonizando a *revolução tecnológica e organizacional na produção*, testemunho mais concreto da reestruturação produtiva, da mundialização da economia associada ao processo de financeirização e do ajuste neoliberal, a favor do capital — diferente dos que pregam a não centralidade do trabalho. No receituário neoliberal de intervenção nas políticas econômicas e industriais, a palavra de ordem passa a ser flexibilidade, alterando o padrão rígido fordista. Dessa maneira, mudanças na organização do espaço da produção, na relação da periferia com o centro, a ênfase na divisão do trabalho incidindo com violência na sua perspectiva ontológica, aprofundam o desemprego estrutural (Behring, 2008). No tocante a essas mudanças/transformações, devo aqui destacar sua dimensão totalizadora. Ou seja, no dizer de Netto (2012, p. 418, 420-421) essas transformações societárias, "que desbordam amplamente os circuitos produtivos", envolvem a totalidade social, caracterizando a sociedade tardo-burguesa emergente da reestruturação do capital. Nesse tempo, "a imediaticidade da vida social planetariamente mercantilizada é proposta como a realidade — e, não por acaso, a distinção epistemológica clássica entre aparência e essência é desqualificada", cultura na qual, conforme analisa o autor, parece vigorar a máxima: "não há sociedade, só indivíduos".[1]

O projeto neoliberal, explica Netto (2012, p. 417-418, 424), pode ser resumido em seu *tríplice mote*: a *flexibilização* (da produção, das relações de trabalho), incidindo bruscamente nos direitos conquistados pela "espécie" que vende a sua própria força de trabalho para se reproduzir; a *desregulamentação* (das relações comerciais e dos circuitos financeiros), liquidando "[...] as proteções comercial alfandegárias dos Estados mais débeis [...]", propiciando o grau de liberdade ao capital financeiro necessário aos "ataques especulativos contra economias nacionais"; e a *privatização* (do patrimônio Estatal), transferindo "ao grande capital parcelas expressivas de riquezas públicas especial, mas não exclusivamente nos países periféricos". Nessa dinâmica, as transformações em curso envolvem a totalidade social, abrangendo a *estratificação social*, com "alterações [tanto] na dimensão econômica — objetivo da produção/reprodução das classes e suas relações, quanto na ideo-subjetiva do reconhecimento da pertença de classe"; o *plano político*, produzindo modificações nas esferas próprias da sociedade civil e do Estado, bem como nas suas relações; e o *plano ideocultural*, tendo em vista que [com a flexibilização] o tardo-capitalismo, diante da barbárie hoje evidenciada, "levando a massa dos trabalhadores à defensiva e penalizando duramente a esmagadora maioria da população mundial", não permite vislumbrar a solução para os problemas fundamentais postos pela ordem do capital. Vive-se, com certeza, um tempo histórico marcado, segundo Braz (2012, p. 479), por duas formas de conservadorismo: um de direita, a pregar o fim da história; e um de esquerda, que "afunda no *possibilismo* pragmático que namora o capital; [...] ambos resultantes de uma cultura própria do capitalismo contemporâneo que se coaduna na ideologia pós-moderna [...]".

---

1. Netto (2012, p. 421) reproduz uma frase da Sra. Tatcher, a "Dama de Ferro".

À mercê, então, da reestruturação produtiva, caem os índices de sindicalização dos(as) trabalhadores(as), impactando no seu poder de organização e pressão, enquanto classe social. Nessa teia de mudanças, o ajuste neoliberal completa sua trama: desregulamenta direitos, corta gastos sociais e mercantiliza bens e serviços, caracterizando o que Netto (2012, p. 429) vem chamar de "assistencialização minimalista das políticas sociais dirigidas ao enfrentamento da "questão social"." Sobre o assunto, convém registrar as palavras de Michel Chossudovsky (1999, p. 26, grifo do autor), segundo o qual,

> desde o começo dos anos 1980, os programas de "estabilização macroeconômica" impostos pelo FMI e pelo Banco Mundial aos países em desenvolvimento (como condição para a negociação da dívida externa) têm levado centenas de milhões de pessoas ao empobrecimento. Contrariando o espírito do acordo de *Breton Woods*, cuja intervenção era a "reestruturação econômica" e a estabilidade das principais taxas de câmbio, o programa de ajuste estrutural (PAE) tem contribuído amplamente para desestabilizar moedas nacionais e arruinar as economias dos países em desenvolvimento.

Para endossar o que vem sendo colocado até o presente momento, ao adotar a perspectiva dialética de análise, concordo com Teixeira (2008, p. 46) quando "toma as lutas sociais como a força motriz da questão social, como um de seus elementos constituintes", e ratifico o pensamento de Behring e Boschetti (2006, p. 51) por considerarem que:

> As políticas sociais e a formatação de padrões de proteção social são desdobramentos e até mesmo respostas e formas de enfrentamento às expressões multifacetadas da questão social no capitalismo, cujo fundamento se encontra nas relações de exploração do capital sobre o trabalho.

Para ilustrar a perspectiva de análise das autoras, por exemplo, é pertinente fazer referência ao estudo realizado pela socióloga Eneida Haddad (1993), a respeito do Movimento de Aposentados e Pensionistas e suas conquistas na agenda da Seguridade Social brasileira, mais especificamente, no texto da Constituição de 1988. Essas observações são suficientes para inferir que qualquer periodização sobre a trajetória dos modelos de proteção social, desvinculada das lutas sociais, por mais pedagógica que seja, não atende à perspectiva da totalidade social. Com esse pensamento, apesar da dificuldade de delimitar uma periodização capaz de indicar, com precisão, as primeiras iniciativas, Behring e Boschetti (2006, p. 47) destacam, justamente, o final do século XIX como sendo um marco para o surgimento das políticas sociais, tendo sua generalização se efetivado após a Segunda Guerra Mundial. As autoras consideram que "as políticas sociais, enquanto processo social, se gestaram na confluência dos movimentos de ascensão do capitalismo com a Revolução Industrial, das lutas de classe e do desenvolvimento da intervenção estatal". Na contemporaneidade, vale salientar, mesmo que a reestruturação produtiva tenha afetado a organização política e movimentos da classe trabalhadora,[2] para Netto (2012, p. 424) "as lutas sociais, ainda que defensivas, marcaram e marcam a presença dos trabalhadores na contracorrente política do período em tela [...]". Mais precisamente, como refere Braz (2012, p. 481), "não há capitalismo sem luta de classes".

Todavia, referente às questões do envelhecimento, das lutas pelos direitos sociais dos homens velhos e mulheres velhas no Brasil, de maneira geral, é visível um atual retrocesso, pelo menos em intensidade, posto que está configurado um momento de paralisação do potencial de deliberação dos Conselhos de Direitos e de não realização das Conferências em todas as esferas (municipal, estadual e federal), ou seja, o esvaziamento desses espaços legitimados para o exercício do controle social democrático. Dentre outros fatores dignos de registro, também vale salientar a cooptação de velhas lideranças, o que

---

2. No conjunto dos que vendem a força de trabalho, "[...] a classe operária que fixou a sua identidade classista (sindical e político-partidária) enfrentando o capitalismo monopolista experimenta mudanças significativas, afetada que é por modificações, divisões, cortes e recomposições — refratando as novas clivagens postas por alterações na divisão social e técnica do trabalho" (Netto, 2012, p. 418).

arrefece a luta política, transfigurando antigas reivindicações políticas em discursos apologéticos ao "protagonismo" e ao "empoderamento" dos(as) "idosos(as)" como bandeira de luta social atual. Mas há os(as) que não se deixam enganar nem seduzir. A luta continua...

3.1 A política de saúde e a contrarreforma do Estado: questões e desafios contemporâneos colocados ao Serviço Social

Sem perder de vista o enfoque totalizante, se fosse possível dedicar apenas um parágrafo à história da proteção social, desde a transição da sociedade feudal à consolidação da moderna, a título de contextualização, recorrendo ao primeiro capítulo deste livro, vale lembrar que, segundo o estudo de Sonia Fleury (1994), na Inglaterra, entre 1600 e 1880, foram desenvolvidas as *Poor Laws*, um modelo de proteção social que protagonizou e disseminou uma concepção culpabilizadora da pobreza e da assistência a ela associada. Modelo que sofreu amplas reformas nos anos 1832-34 quando passou a haver distinção entre a pobreza e o pauperismo, ficando a ação do Estado restrita a este último. Mais adiante, no final do século XIX, na Europa ocidental, foram adotados programas de seguro social, entre 1880 e 1914, caracterizando um novo modelo de proteção social. Este modelo será expandido, principalmente, após as Guerras Mundiais, durante o período de 1918 a 1960, com a ampliação da cobertura e dos programas sociais, predominando, à época, o princípio do dever do Estado de prover um mínimo. Pautado numa ideologia corporativa, meritocrático, é realizado mediante a contribuição de um percentual do salário, tendo como princípio a solidariedade entre os(as) trabalhadores(as). Assim, o acesso ao seguro social protagoniza um *status* de privilégio aos segurados.[3] Modalidade esta de proteção social

---

3. Na Alemanha, a partir de 1880, foram instituídos: seguro de saúde (1883); seguro de acidente (1884); seguro da velhice e invalidez (1889).

implementada na Alemanha, em 1862, por Otto Leopold Eduard von Bismarck-Schönhausen (1815-1898), sob o discurso de redução da desigualdade econômica, todavia, mantendo intencionalmente o sistema tradicional de desigualdades políticas, retardando, com essa estratégia, a penetração das ideias revolucionárias — cujo ápice se concretizou em 1848 — no proletariado alemão. O período que se demarca entre 1960 e 1975 caracteriza a universalização da cobertura e ampliação dos níveis dos benefícios. Na Inglaterra, sob a pressão das *Trade Unions* (1880) e com a criação do Partido Trabalhista (1890), será desenvolvido um programa de amplas reformas no tocante à ação do Estado. Em 1942, o Plano de William Henry Beveridge (1879-1963) veio propor o *Welfare State*.[4] Prevalecendo, desde então, em alguns países da Europa, a noção de gastos como garantia estatal de um nível ótimo, o que veio desencadear considerável aumento dos gastos públicos com os programas sociais (Fleury, 1994). Eis o contexto histórico no qual se inaugura a Seguridade, enquanto modelo institucional de proteção social, embasado numa ideologia social-democrata, cujo princípio de justiça sugere mecanismos de redistribuição das riquezas socialmente produzidas. Neste caso, diferente dos outros dois modelos — da assistência aos pauperizados e do seguro aos contribuintes —, é introduzido o *status* de *Direito do Cidadão*, na perspectiva do acesso universal.

A partir de meados dos anos 1970, com a ofensiva neoliberal para dar conta da crise que se instalava, haverá forte investimento no desmantelamento das instituições e conquistas históricas da classe trabalhadora. Antes, no pensamento liberal clássico, não havia um ataque ao Estado, visto que "o liberalismo não significa uma postura contrária ao Estado", tendo em vista que o liberalismo, enquanto ideologia, veio se colocar contra a ideia do Estado natural, preconizada pelo pensamento hegemônico em vigor no modo de produção feudal (Acanda, 2006, p. 83). Na contemporaneidade, com a ofensiva

---

4. Na Inglaterra, entre 1906 e 1914, o programa de reformas instituiu: pensão para idosos (1908); seguro social de desemprego e doença (1911) etc.

neoliberal, emerge o tempo da intencional satanização do Estado, momento das manobras da reestruturação produtiva, provocando o desemprego estrutural para viabilizar os objetivos do capital, tempo em que, de acordo com Mészáros (2002, p. 95, grifo do autor), "[...] enfrentar até mesmo questões parciais com alguma esperança de êxito implica a necessidade de desafiar o *sistema do capital como tal* [...]". É nesse contexto que Teixeira (2008, p. 116) vem lembrar que a ofensiva neoliberal também se expressa na dimensão da superestrutura, com forte apelo às práticas de

> cooperação no processo produtivo e fora dele, difundindo uma cultura solidarista entre classes antagônicas tanto no enfrentamento da crise, quanto no trato da questão social, deslegitimando a solidariedade social administrada pelo Estado que deu origem às políticas públicas de corte social, reatualizando práticas filantrópicas e o trabalho voluntário no trato das mazelas sociais e viabilizando a mercantilização de serviços sociais para o público que pode pagar por eles.

A respeito do assunto, Mészáros (2002, p. 95) comenta que "no passado, até algumas décadas atrás, foi possível extrair do capital concessões aparentemente significativas", considerados os relativos ganhos para o movimento socialista, expressos "tanto sob a forma de medidas legislativas para a ação da classe trabalhadora como sob a forma de melhoria gradual do padrão de vida, que mais tarde se demonstraram *reversíveis*". O filósofo húngaro também insiste em destacar que esses ganhos foram obtidos por meio de *organizações de defesa* do trabalho, a saber: sindicatos e grupos parlamentares. Mas, o capital, ao conceder esses ganhos, o fez diante das condições favoráveis e, presumo, necessárias à reprodução social da classe trabalhadora, também, em razão da baixa no contingente populacional, principalmente, no que se refere ao contingente masculino, em consequência de duas guerras mundiais.[5] Voltando a Mészáros, este si-

---

5. Apesar de ter enveredado por pesquisar, não encontrei nenhuma referência capaz de trazer informações demográficas a respeito dessa minha hipótese.

naliza que os referidos ganhos, em contrapartida, "puderam ser *assimilados* pelo conjunto do sistema, e *integrados* a ele, e resultaram em vantagem produtiva para o capital durante o seu processo de autoexpansão". Sendo conveniente, portanto, não perder de vista esta circunstância histórica.

3.1.1 A velhice entra em pauta na agenda mundial das políticas públicas...

A magnitude da transição demográfica; do complexo perfil epidemiológico; da escassez de profissionais qualificados e ambientes devidamente planejados; do desemprego estrutural; do empobrecimento dos(as) trabalhadores(as); da flexibilização dos direitos sociais conquistados; do desmantelamento dos equipamentos, inclusive os da saúde pública, para atender à referida população; a mercantilização dos serviços de proteção social, com ênfase nos de saúde; aliados à responsabilização e culpabilização do(a) velho(a) pela inviabilização das políticas que compõem e extrapolam a formalizada tríade da Seguridade Social [no Brasil] fazem parte do cenário. Assim, para dar conta dos objetivos deste estudo, é oportuno lembrar que o cenário político dos anos 1980 também contemplava uma expressiva preocupação com a velhice de segmentos específicos da classe trabalhadora, localizados nos países, inicialmente, do chamado *primeiro mundo* e, depois, por motivos óbvios, do [mal] chamado — ou difamado — *terceiro mundo* em diante. Sabe-se, naqueles países hegemônicos, o acesso protagonizado pelo sistema de proteção social do pós-guerra, como resultado das lutas sociais, permitiu um processo de envelhecimento — tanto na dimensão do indivíduo quanto das populações — diferenciado para melhor, em relação aos(às) trabalhadores(as) dos países periféricos. É importante lembrar que, na análise de Behring (2008, p. 129), na história mundial do século XX, o que pode se chamar de reforma associava-se ao *Welfare State*, ou seja, uma reforma dentro do capitalismo, sob a pressão dos trabalhadores, com uma ampliação sem precedentes do papel do fundo público, desencadeando medidas de sustentação da acumulação ao lado da proteção ao emprego e demandas dos trabalhadores, viabilizada por meio dos procedimentos democráticos do Estado de direito, sob a condução da social democracia.

A despeito do estudo sobre a política social na "ordem da reprodução sociometabólica do sistema do capital" ser um tema recorrente na produção de conhecimento do Serviço Social, o que vem sendo colocado pelo discurso predominante nos ensaios sobre o envelhecimento no país, desconsidera a dinâmica dialética, quase que naturalizando as diferenças existentes entre os processos de envelhecimento, da velhice vivenciada pelas diferentes populações no cenário mundial. Há também uma maneira de se credenciar essas diferenças à providência tomada por um Estado, europeu, dando total invisibilidade às lutas sociais enquanto força motriz desse episódio transitório e focalizado de concessão. Dessa maneira, a baixa populacional, em decorrência das mortes em tempos de guerra, por exemplo, não tem sido mencionada como fator determinante no movimento do perfil demográfico dos países afetados por essa tragédia humana (dizimando 14% da população geral da antiga União Soviética, em números absolutos, cerca de 23 milhões de vidas humanas). Não sendo possível esquecer que em alguns países europeus esses referidos "progressos nos setores econômico, médico e de serviços universais de proteção social criaram uma saudável geração de *baby boomers*, os nascidos após a Segunda Guerra Mundial e agora em idade para obter a aposentadoria" (Carta, 2009, p. 12).

Em se tratando da particularidade brasileira, de maneira igual, como determinante da queda brusca da taxa de fecundidade, não tem sido comum encontrar referências aos programas instituídos nos anos 1970, quando controlar a natalidade dos pobres significava uma medida de segurança nacional. A leitura que se faz, em geral, evidencia essa queda na taxa de fecundidade como resultado de uma política de planejamento familiar. Como exemplo dessa política de erradicação dos pobres — e não da pobreza —, o Programa de Prevenção da Gravidez de Alto Risco (PPGAR) foi combatido pelos Movimentos Sociais, em decorrência do seu teor controlista, "cujos critérios de identificação de risco adotados pelo programa, encaminhavam um controle de nascimentos entre pobres, negros e outras populações *descartáveis*" (Sacramento, 2008). Nessa mesma lógica, também não há de ser esquecida a Sociedade Civil de Bem-Estar Familiar no Brasil (Benfam),

> criada em novembro de 1965 como uma entidade privada sem fins lucrativos, com sede no Rio de Janeiro mas com intervenções em quase todo o território nacional. Financiada por capital internacional e filiada ao IPPF[6] tinha como estratégia o treinamento de profissionais de saúde para a prática do planejamento familiar e a prestação direta de assistência exclusiva em ações contraceptivas, através de suas unidades próprias ou conveniadas com prefeituras, sindicatos, secretarias de saúde, universidades etc. (Costa, 2010).

A negação da história, convém não esquecer, é um recurso ideológico do conservadorismo. Embora haja indícios de que, no trato das questões do envelhecimento, muito se produz sob o efeito das águas do rio *Lethé*,[7] não obstante o esquecimento, as diferenças no tocante aos processos de envelhecimento populacionais existem, mas existem como produto das relações sociais capitalistas. Escrito de outra ma-

---

6. O International Planned Parenthood Federation (IPPF), com sede em Londres, foi criado em 1952, por Margaret Sanger, que contava com apoio financeiro de diversas instituições interessadas em planejamento familiar, visando ao controle demográfico, portanto restritivo às liberdades procriativas das mulheres ou dos casais. O IPPF virá, nos anos 1960, financiar entidades e outras instituições que no Brasil realizaram o planejamento familiar.

7. Platão, ao desenvolver "a teoria da reminiscência", afirmando que "nascemos com a razão e as ideias verdadeiras, e a Filosofia nada mais faz do que nos relembrar essas ideias", recorre, como de costume, à alegoria ou ao mito enquanto recurso literário para expor sua teoria. Assim, para explicar a teoria da reminiscência, Platão narra o mito de Er (ver Chaui, 2005, p. 69).

neira, essas diferenças não se processaram naturalmente, como um dado da evolução das sociedades humanas. Mas têm sido incorporadas intencionalmente de maneira fragmentada na agenda das políticas públicas, em função muito mais da magnitude de problemas levantados com relação à velhice, que da real intenção de se modificar a tragédia do envelhecimento, em épocas e sociedades diferentes. No dizer de Netto (2010, p. 14, grifo do autor),

> a imediaticidade da vida social planetariamente mercantilizada é proposta como a realidade — e, não por acaso, a distinção epistemológica clássica entre aparência e essência é desqualificada. A realidade, na complexidade ontológica dos vários níveis, é apreendida no efêmero, no molecular, no descontínuo, no fragmentário, que se tornam a pedra-de-toque da nova "sensibilidade": o *dado*, na sua singularidade empírica, desloca a totalidade e a universalidade, suspeitas de "totalitarismo".

Por exemplo, em 1982, a primeira Assembleia Mundial sobre o Envelhecimento ocorrida em Viena foi considerada um marco inicial na constituição de uma agenda internacional de políticas públicas direcionadas ao referido segmento populacional. Contudo, apesar de ter evidenciado, na agenda internacional, o debate sobre o envelhecimento individual e populacional, o Plano de Viena não avançou — como era de se esperar — no sentido de subverter a lógica de privilegiar os planos econômicos e políticos em detrimento dos temas sociais no âmbito das Nações Unidas. Na verdade, o foco de atenção principal do plano era a situação de bem-estar social das pessoas idosas dos países capitalistas hegemônicos, dotado de um forte apelo à promoção da independência e autonomia do(a) idoso(a), "novo ator social", concebido como indivíduo independente financeiramente. O fato, porém, de ter sido destinado ao segmento idoso dos países capitalistas hegemônicos não impediu, afirma Camarano (2004), que vários governos da América Latina modificassem suas Constituições, criando leis que favoreciam a população idosa, a exemplo do Brasil, em 1988; Peru, 1993; Bolívia, 1994; Equador, 1998 e Venezuela em

1999.[8] Mas é preciso tomar cuidado com a afirmação porque uma interpretação simplista permitiria concluir que, numa relação de causalidade, os governos desses países, espontaneamente, adotaram o conjunto de recomendações do Plano de Viena e implementaram políticas, inclusive, com modificação das suas Constituições. Ora, tal afirmação e interpretação são reducionistas, acabam dando invisibilidade ao movimento, às lutas dos(as) trabalhadores(as) pelos direitos sociais desencadeadas em países da América Latina entre as décadas de 1960 e 1980.

Vinte anos após Viena, a preocupação passou a abranger os homens velhos e as mulheres velhas de outros mundos, sendo realizada em Madri a Segunda Assembleia Mundial, no ano de 2002. Dessa vez, diante da transição demográfica observada nos países capitalistas periféricos, houve maior atenção dedicada aos problemas impostos pelo envelhecimento populacional no chamado "terceiro mundo" (Organização Mundial da Saúde, 2002). Já não era mais possível ignorar um processo tão antigo quanto a própria história da humanidade, tendo em vista a imposição de novas demandas perante as autoridades, diante do impacto da velhice desprotegida, na agenda da seguridade.

No âmbito da América Latina e Caribe, logo após a Assembleia de Madri, promovidas pela Comissão Econômica para América Latina e Caribe (Cepal), da ONU, foram realizadas três Conferências Regionais Intergovernamentais sobre o Envelhecimento, cujo subtítulo refere o principal objetivo desses encontros: "hacia una estrategia regional de Implementación para América Latina y el Caribe del Plan de Acción Internacional de Madrid sobre el Envejecimiento". A Primeira foi realizada em Santiago, no Chile, de 19 a 21 de novembro

---

8. É conveniente registrar que a montagem do padrão de Seguridade Social na América Latina tem sua origem no século XIX. Foi iniciado no Uruguai, Chile, Argentina e Brasil, no dizer de Fleury (1994, p. 176), "como parte das transformações que se operam na estrutura produtiva e na inserção desses países no sistema capitalista internacional, levando à crise do modelo primário-exportador, em consequência da modernização e da diversificação da estrutura socioeconômica".

de 2003; a Segunda em Brasília, capital brasileira, entre os dias 4 e 6 de dezembro de 2007; e a terceira em São José, capital da Costa Rica, entre os dias 8 e 11 de maio de 2012. O conteúdo das discussões provenientes desses três encontros é de fácil acesso, está, inclusive, disponibilizado na *internet*.

Destarte, entre Viena (1982) e Madri (2002), no Brasil ocorreram mudanças significativas no texto da Carta Magna, como expressões históricas dos movimentos e lutas sociais, conquistas legitimadas, principalmente, no capítulo que trata da seguridade social na Constituição de 1988. Os discursos incorporados nos Planos Mundiais para o Envelhecimento, deliberados nas duas Assembleias, ou seja, do "Envelhecimento Saudável" e "Envelhecimento Ativo" respectivamente, iluminaram os debates e conteúdos das políticas legitimadas no aparato legal brasileiro, destinadas aos segmentos mais velhos da população geral. Mas todo esse movimento acontecia quando a ofensiva neoliberal preconizava o esvaziamento do conteúdo da Seguridade Social reivindicado pela Reforma Sanitária Brasileira (RSB).

Chega-se, enfim, ao século XXI — sendo de conhecimento público — com o Brasil assumindo, no cenário mundial, a (ir)responsabilidade de ser um dos principais países a corroborar os dados da desigualdade social. Em 2002, os 50% mais pobres detinham 14,4% da renda nacional e o 1% mais rico concentrava 13,5% (Brasil, 2004). A respeito do assunto, Marcio Pochmann (2006) alerta para o fato de o país — que chega a representar a terceira pior desigualdade de renda — registrar a quarta posição no *ranking* mundial do desemprego, perdendo apenas para a Índia, Indonésia e Rússia. Eis o cenário onde se processa o curso de vida humana da grande maioria das "cidadãs" e dos "cidadãos" brasileiros. Portanto, me faço valer mais uma vez das palavras de Teixeira (2008, p. 159), por acreditar que a condição social dos homens e das mulheres, na velhice, com certeza, "tende a se diferenciar no próprio interior da classe trabalhadora, conforme o padrão de reprodução social instituído na sociedade brasileira", não sendo difícil entender que, "sobre os trabalhadores mais pobres, recai um envelhecimento desumanizante, desprotegido, quase sempre objeto de ações filantrópicas".

O quadro se assemelha ao impacto causado pela tela pintada por Van Gogh, em 1890, intitulada *Old man in sorrow* (O velho triste). Dessa maneira, embora a experiência do envelhecimento seja inerente à espécie humana, para além da dimensão biológica, do marcador cronológico, as relações sociais de exploração no modo de produção capitalista irão determinar diferenças e desigualdades nesse processo de envelhecer, tanto entre indivíduos quanto entre populações. Porque, conforme analisa Marx (1978, p. 116), a "população", como foi visto na Introdução deste livro, nada mais é que "uma abstração, quando deixo de fora, por exemplo, as classes que a constituem". Assim concebido, o processo de envelhecimento — a velhice — não pode ser apartada da tragédia imposta à maioria dos(as) brasileiros(as) de todas as faixas etárias (Haddad, 1993, p. 106).

Para ilustrar alguns aspectos do fenômeno verificado no Brasil, ou seja, a transição demográfica em curso, é necessário pressupor que, conforme ensina Iamamoto (2008, p. 128), "as desigualdades que presidem o processo de desenvolvimento do País têm sido uma das suas particularidades históricas", processo este que remete à "questão social" brasileira. É nesse campo, onde se travam as lutas sociais, produto da sociedade moderna, que as reivindicações por direitos do trabalho passaram a incorporar a dimensão da proteção social ao envelhecimento, à velhice do(a) trabalhador(a). Foi assim que, no Brasil, desde a Lei Eloi Chaves,[9] em 1923, — se a considero um marco — outras conquistas foram realizadas como resultados da histórica luta de classe. Mas o que, de fato, dando conta dos objetivos deste estudo, deve ser aqui retomado em relação à garantia dos Di-

---

9. Conforme Haddad (1993), a Lei Eloi Chaves, em 1923, no governo de Artur Bernardes (15 de novembro de 1922 a 15 de novembro de 1926), organizando as Caixas de Aposentadoria e Pensões (CAPs), e prevendo a prestação de serviços médicos aos beneficiários, veio caracterizar o momento em que velhice e aposentadoria passaram a estar associadas. Para a referida autora, no Brasil, o ano de 1923 representa, sem dúvida, um marco na luta e conquista da aposentadoria como um Direito Social do Trabalho.

reitos Sociais ao segmento mais velho da população, na trajetória das lutas e conquistas sociais refletidas na Seguridade Social brasileira? Observe-se o item a seguir.

3.1.2 A trajetória dos direitos sociais, com ênfase ao direito à saúde, garantidos aos(às) velhos(as) trabalhadores(as) nos textos das Constituições brasileiras[10]

A história da Política de Saúde enquanto Direito Social, no Brasil, se confunde, em alguns períodos, com a trajetória da Política Previdenciária legitimada nos textos das Constituições brasileiras, configurando-se como resultado das lutas da classe trabalhadora, muito embora tais conquistas não representem, na íntegra, a pauta de reivindicações na sua totalidade. Dito de outra maneira, as respostas engendradas pelo Estado, às questões apresentadas pelo movimento operário, historicamente, tendem a contemplar aspectos integráveis específicos — inclusive geracionais — relacionados à saúde do(a) trabalhador(a), de modo a promover o mínimo de sua reprodução social, seguindo os ditames dos processos de exploração e acumulação inaugurados pelo capital.

Como se sabe, a primeira tentativa de criar uma Constituição brasileira ocorreu em 1817, com a — fracassada — Revolução Pernambucana. Sete anos mais tarde, mediante a realização de uma Constituinte fechada, imposta por D. Pedro I, o Brasil passa a ser um dos primeiros países, no mundo, a possuir uma Carta Magna, outorgada pelo Imperador. A Carta Imperial de 1824, cujo texto, iniciado com teor confessional, foi inspirado no constitucionalismo inglês,

---

10. Este item foi produzido com base nas anotações, reflexões e pesquisa realizada durante a disciplina Direitos sociais nas Constituições brasileiras, ministrada pelo prof. dr. Denis Antônio de Mendonça Bernardes (*in memoriam*) do Departamento de Serviço Social da UFPE, ao qual serei eternamente agradecida. Ele, o prof. Denis, dava aula como quem contava história! Saudades!

segundo o qual é constitucional apenas aquilo que diz respeito aos poderes do Estado e aos direitos e garantias individuais, não contemplando, portanto, Direitos Sociais (Nogueira, 2001).

Durante a República Velha (1889-1930), com o fim da escravidão, em 1888, e do Império no ano seguinte, aconteceu nova Constituinte, processo este que legitimou a proclamação da Constituição Republicana em 1891 — que regerá o país durante trinta anos —, de teor laico, fortemente influenciada pelo Positivismo.[11] A exemplo da anterior, também não mencionava Direitos Sociais. Esse período foi marcado por uma significativa mudança no cenário político do país onde, diferente da centralização monárquica, se instalava o federalismo. O Decreto n. 1, de 15 de novembro de 1889, proclama a República federativa e institui o Governo Provisório, chefiado pelo Marechal de Campo Manoel Deodoro da Fonseca (15 de novembro de 1889 a 23 de novembro de 1891), tendo como subchefe Rui Barbosa, também Ministro da Fazenda, o qual praticamente escreveu todo o texto da Constituição de 1891. Nos decretos que vão surgindo a partir do 15 de novembro, há explícita preocupação com a Segurança Nacional, com a definição da sede do poder federal, a cidade do Rio de Janeiro (Decreto n. 1, artigos 8 e 10); e dos símbolos nacionais (Decreto n. 4, de 19 de novembro de 1889, artigo 1º). No entanto, chama a atenção o Decreto n. 5, de 19 de novembro de 1889, no seu artigo 1º, expressando a preocupação com os necessitados, enfermos, viúvas e órfãos pensionados pelo imperador deposto, fato que caracteriza o teor assistencialista no trato das necessidades da população indigente.

Com a instalação das indústrias no Brasil, as precárias condições de trabalho e de vida das populações urbanas desencadeiam a emergência dos movimentos sociais urbanos e movimentos operários, sob forte influência dos imigrantes, enfrentados como "caso de polícia"

---

11. Acanda (2006, p. 43) refere que o positivismo, mais do que uma simples corrente filosófica, constitui um modo de pensar e de representar a sociedade, traduzindo a complexidade do social sob a forma de rígidas oposições binárias.

e, posteriormente, como "questão social", cujas respostas engendradas pelo Estado acabaram resultando em embriões de legislação trabalhista e previdenciária. Nessa conjuntura, predominavam as doenças transmissíveis, a ocorrência de epidemias e de doenças pestilenciais, verdadeiras ameaças ao modelo econômico agrário-exportador. A atenção à saúde se limitava, portanto, ao objetivo de alavancar a economia, não havendo preocupação com a saúde da população. Em nenhum instante configurava-se a ideia de Direito à Saúde (Paim, 2003).

O texto da Carta Magna em vigor, no tocante à aposentadoria, se limitava a proteger apenas os funcionários públicos (art. 75). Mas, antecedendo a Constituição de 1934, destaca-se — como conquistas — a Lei Eloi Chaves, em 1923, no governo de Artur Bernardes (15 de novembro de 1922 a 15 de novembro de 1926), organizando as Caixas de Aposentadoria e Pensões (CAP), e prevendo a prestação de serviços médicos aos beneficiários, momento em que *velhice* e aposentadoria passaram a estar associadas. No Brasil, o ano de 1923 representa, portanto, um marco na luta e conquista da aposentadoria como um Direito Social do Trabalho (Haddad, 1993, grifo nosso).

A partir de 1930, quando é possível demarcar o início do período do Desenvolvimentismo no Brasil, que durará até os anos 1980, com a Revolução, inicialmente fundamentada em um ideário liberal, embora, segundo informa Ronaldo Poletti (2001), os acontecimentos posteriores a transformassem num projeto social democrático e, em seguida, numa causa eficiente de uma ditadura bajuladora do fascismo europeu, Getúlio Vargas (3 de novembro de 1930 a 29 de outubro de 1945) passa a ser o chefe do Governo Provisório. Sendo este eleito presidente da República, ao fim dos trabalhos da Constituinte, em julho de 1934. A princípio, seu mandato seria de 4 anos, no entanto, foi prorrogado em razão do golpe e da Constituição outorgada de 11 de novembro de 1937. Entre 1930 e 1964, foram promulgadas as Constituições de 1934, 1937 e 1946. Nessa época, refere Jairnilson Silva Paim (2003), quando é iniciada uma transição demográfica no país, havia predomínio de doenças da pobreza (doenças infecciosas e parasitárias, deficiências nutricionais etc.) e o aparecimento da chamada morbidade moderna (doenças do coração, neoplasias, acidentes e violências).

Em 1930, com a ampliação da cobertura previdenciária, a partir da criação dos Institutos de Aposentadorias e Pensões (IAP), as despesas com assistência médico-hospitalar correspondiam a 8,9% da receita, havendo redução para 8% em 1931. Esses dados refletem o teor da política contencionista do governo Vargas, quando os recursos previdenciários foram utilizados no projeto econômico de industrialização do Brasil. Essa trajetória de contenção será acentuada, chegando a 2,3% da receita com gastos médico-hospitalar em 1945 (Haddad, 1993).

A Constituição de 1934, é importante lembrar, vem garantir o direito ao voto às mulheres, desde que exercessem função pública remunerada (art. 109). No seu Título IV, ao tratar da Ordem Econômica e Social, contemplará uma pauta de reivindicações da classe trabalhadora: menção à proteção social, salário mínimo, limite de jornada de trabalho, regulamentação do trabalho do menor, repouso, férias remuneradas, assistência médica e sanitária ao(à) trabalhador(a) e à gestante etc. Merece destaque também a "instituição de previdência, mediante contribuição igual da União, do empregador e do empregado, a favor da *velhice*, da invalidez, da maternidade e nos casos de acidentes do trabalho ou de morte" (Poletti, 2001, grifo nosso).

Com o Estado Novo, é promulgada, em 10 de novembro de 1937, a segunda Constituição outorgada do Brasil, cujo texto constitucional — para alguns estudiosos — representa uma ruptura clara com o Estado liberal,[12] tendo como seu principal autor o jurista de sensibilidade fascista Francisco Campos. Embora mantendo os direitos sociais conquistados pelos(as) trabalhadores(as), há um expressivo retrocesso

---

12. De acordo com Acanda (2006, p. 84), "o liberalismo não foi a única ideologia da burguesia. A partir do século XIX, teve de competir com outras variantes da ideologia burguesa, como o nacionalismo, a social-democracia, o socialcristianismo e o fascismo, entre outros".

ideopolítico, em ofensiva explícita à "infiltração comunista" no país. No item que trata das Disposições Transitórias e Finais, por exemplo, há referência à imposição de aposentadoria e reforma a funcionários civis e militares, mediante juízo do governo (art. 177); fechamento da Câmara dos Deputados, Senado Federal e Assembleia Legislativa (art. 178); e instalação em todo país do Estado de emergência (Costa Porto, 2001a).

Em fevereiro de 1946, tendo como Presidente da República o marechal Eurico Gaspar Dutra (31 de janeiro de 1946 a 31 de janeiro de 1951), foi instalada a Assembleia Constituinte, com designação de 37 membros para compor a "Grande Comissão" de Constituição, contando, inclusive, com a participação do Partido Comunista, valendo mencionar a presença de Gregório Bezerra.[13] A Constituição, promulgada em 18 de setembro de 1946, portanto, foi celebrada, com entusiasmo, por um Parlamento composto por fortes bancadas de comunistas e trabalhistas, fato registrado pela primeira vez na história do Brasil. No Título V, Da Ordem Econômica e Social, principalmente no artigo 157, há menção aos direitos trabalhistas, com ênfase na assistência médica e previdenciária (Baleeiro e Sobrinho, 2001).

No Brasil, para os(as) trabalhadores(as) urbanos(as) com carteira assinada, o desenvolvimento da Previdência Social realizou-se mediante a organização de vários IAP. Esse período foi marcado pelo crescimento da medicina previdenciária, na primeira metade do século XX, permitindo acesso dos(as) trabalhadores(as) urbanos(as) e familiares à assistência médico-hospitalar. Em diferente situação, porém, se encontravam os(as) trabalhadores(as) rurais, empregados(as) domésticos(as), desempregados(as) e os(as) vinculados(as) ao mercado informal. Com relação à Saúde, nesse período, desenvolveu-se a perspectiva da Educação Sanitária e a institucionalização de campanhas de controle de doenças. Em 1953, com Getúlio Vargas mais uma vez

---

13. A respeito do assunto, em suas *memórias*, o próprio Gregório escreveu: "as minhas atividades na Assembleia Nacional constituinte na elaboração da Constituição da República de 19 de setembro de 1946 foram, em linhas gerais, modestas [...]" (Bezerra, 2011).

ocupando a Presidência da República (31 de janeiro de 1951 a 24 de agosto de 1954), foi criado o Ministério da Saúde, promovendo a incorporação de serviços de combate às endemias (1941), criação do Serviço Especial de Saúde Pública (Sesp) e Instalação do Departamento Nacional de Endemias Rurais (1956). Esses organismos transformaram-se depois em Fundação Sesp e em Superintendência de Campanhas de Saúde Pública (Sucam), fundidos em Fundação Nacional de Saúde (Funasa), três décadas depois (Paim, 2003).

Cabia então ao Ministério da Saúde e às secretarias estaduais e municipais a tarefa de realizar campanhas sanitárias e programas especiais, bem como a manutenção de centros, postos de saúde e serviços de pronto-socorro, maternidades, hospitais específicos de psiquiatria, tisiologia etc., para onde recorriam os segmentos da população não beneficiários da medicina previdenciária e que não podiam pagar pela assistência médico-hospitalar particular. Não havia, contudo, nenhuma atenção específica ao segmento mais velho da população. Durante o governo de Juscelino Kubitschek (31 de janeiro de 1956 a 31 de janeiro de 1961), foi promulgada, em 26 de agosto de 1960, a Lei Orgânica da Previdência Social (LOPS) (Lei n. 3.807), marcando o fim do modelo contencionista implantado por Vargas. No período do mandato de João Goulart (7 de setembro de 1961 a 1 de abril de 1964), foi criado o Ministério do Trabalho e da Previdência Social (MTPS), em meio à luta reivindicatória dos operários para evitar redução do poder aquisitivo dos salários.

Apesar da criação do Ministério da Saúde — cujo orçamento minguado impossibilitou a formulação de uma Política Nacional de Saúde —, com a expansão dos IAP e da medicina previdenciária, desenvolveu-se nesse período a base para a capitalização do setor saúde e da medicina (privada), em detrimento da saúde pública. O tempo do Autoritarismo Militar (1964-1984) será iniciado com a invalidação da Constituição que estava em vigor. Dando testemunho da resistência, deve ser mencionado, como exemplo, a criação da União dos Aposentados e Pensionistas do Brasil, no ano de 1966, cujas principais lutas incorporadas pelo Movimento estavam diretamente relacionadas à proteção — saúde e previdência — à velhice dos(as) trabalhadores(as) (Haddad, 1993).

Em 1967, o então Presidente da República, Marechal Castello Branco (15 de abril de 1964 a 15 de março de 1967), entendia que a continuidade da obra revolucionária deveria ser assegurada por uma nova Constituição (Cavalcanti, Brito e Baleeiro, 2001). O ano de 1966 será marcado por manobras do governo para controlar a Previdência, objetivo concretizado no dia 21 de novembro, ao ser criado o imenso aparato burocrático que congregará todos os IAP. O Instituto Nacional de Previdência Social (INPS), em 1967, será responsável pela contratação de serviços médicos terceirizados em 2.300 hospitais, dos 2.800 existentes no Brasil (Haddad, 1993). Na sequência, em 1968, o país será surpreendido pelo AI-5 e, em 1969, com mais uma Constituição (Costa Porto, 2001b).

Na época, o modelo de desenvolvimento vinculado ao projeto de internacionalização da economia era pautado na concentração de renda; estímulo ao êxodo rural; aceleração da urbanização, sem garantia de investimentos em infraestrutura urbana como saneamento, transporte, habitação, saúde etc. Nesse período, as condições de saúde da população brasileira, expressas em diversos indicadores, eram críticas. O perfil de morbidade abrangia as doenças modernas (predominantes) mais as da pobreza. As doenças do aparelho circulatório passaram a ser, desde então, a causa mais importante de morte no Brasil dos anos 1980 (Paim, 2003).

Mesmo no período do chamado "Milagre Brasileiro" (1968-1973) não houve melhoria do quadro sanitário, acontecendo uma grave epidemia de meningite na década de 1970. Os anos 1970 serão marcados também pelas acentuadas defasagens dos proventos dos(as) aposentados(as) e pensionistas, fruto da política de "confisco salarial" implementada após 1964 e agravada na década seguinte. Somente no período pós-1974 ocorreram melhorias localizadas em relação às doenças transmissíveis, particularmente, as controláveis por imunização. Nesse período aconteceu a V Conferência de Saúde, quando foi proposta a criação do Sistema Nacional de Saúde, apresentada pelo governo, todavia, refutada pelos empresários da saúde[14]. Tal proposta foi reduzida a Programas Nacionais focalizados — sendo nenhum direcionado ao segmento mais velho da população. No plano da previdência social aconteceu, além da unificação dos IAP (1966) — Instituto Nacional de Previdência Social (INPS); extensão da medicina previdenciária aos trabalhadores rurais — Funrural (1973); criação do Ministério da Previdência Social (MPAS) — que implantou o Plano de Pronta Atenção (PPA), possibilitando atendimento de urgência a indivíduos segurados ou não, em clínicas e hospitais contratados pela Previdência Social. Em 1977, foi criado o Instituto Nacional de Assistência Médica da Previdência Social (Inamps). Nos anos 1980, explode a crise financeira da Previdência Social (Paim, 2003).

Durante o governo de João Baptista de Oliveira Figueiredo (15 de março de 1979 a 15 de março de 1985), foi elaborado o Programa Nacional de Serviços Básicos de Saúde (PREV-Saúde), discutido durante a VI Conferência Nacional de Saúde. Era uma iniciativa ambiciosa de reorientação do sistema de saúde. Apresentava um conjunto de diretrizes que reforçava a atenção primária à saúde (APS), a participação da comunidade, a regionalização e hierarquização de serviços, o sistema de referência e contrarreferência, a integração de ações preventivas e curativas, entre outras, porém, como era de se esperar, foi boicotado pelos interesses privados. Em 1982, com o Plano do Conselho Consultivo de Administração da Saúde Previdenciária (Conasp) foi extinto o pagamento por unidades de serviços ao setor privado contratado pelo Inamps, e implantadas as autorizações para internação hospitalar (AIH) possibilitando, mediante as ações integradas de saúde (AIS), o acesso aos serviços previdenciários, além dos de saúde pública, à população não segurada (Paim, 2003).

---

14. Entre os dias 6 e 12 de setembro de 1978, aconteceu, em Alma-Ata, na União Soviética, a Conferência Internacional sobre Cuidados Primários de Saúde. Do encontro, ficou registrada, na Declaração de Alma-Ata, a preocupação com a promoção de saúde de todos os povos, dirigida a todos os governos e comunidades do mundo. Alguns princípios adotados nessa Conferência foram incorporados na pauta de reivindicações da RSB (acesso universal, participação da comunidade e controle social) (Conferência Internacional sobre Cuidados Primários de Saúde, 2010).

Apesar das lutas, que em 1988 irão consolidar os princípios e diretrizes do Sistema Único de Saúde (SUS), prevaleceu o modelo médico-assistencial privatista que articulava interesses das empresas médicas, do Estado e de empresas multinacionais de medicamentos e de equipamentos médico-hospitalares. Realidade combatida pela proposta da Reforma Sanitária Brasileira. No contexto da Nova República (1985-1988), durante o governo de José Sarney (15 de março de 1985 a 15 de março de 1990), porém, significativas conquistas e mudanças acontecerão no tocante aos Direitos Sociais da população geral brasileira. Foi marcante a VIII Conferência Nacional de Saúde, realizada em Brasília, entre os dias 17 e 21 de março de 1986. As referidas conquistas estão legitimadas, principalmente, no capítulo que trata da Seguridade Social. Para Garibaldi Gurgel Júnior (2004, p. 40), esse momento histórico é considerado o "maior, mais complexo e democrático processo de reforma que já se teve notícia neste país [...]". Foi, portanto, na contramão do desmantelamento do *Welfare State*, que o Brasil implementou políticas de teor universalizante. Momento este que me reporta ao pensamento de Rosa Luxemburgo (2005, p. 17), quando defendia que

> a luta cotidiana pelas reformas, pela melhora do povo trabalhador no próprio quadro do regime existente, pelas instituições democráticas, constitui, mesmo para a social-democracia, o único meio de travar a luta de classe proletária e trabalhar no sentido de sua finalidade, isto é, a luta pela conquista do poder político e supressão do assalariado. Existe para a social-democracia um laço indissociável entre as reformas sociais e a revolução, sendo a luta pelas reformas o meio, mas a revolução social o fim.

Não há dúvidas, é evidente que nos anos 1980 ocorreram conquistas na agenda da Política Social brasileira, simbolizando uma importante reforma democrática do Estado, com significativas mudanças e possibilidades de avanços no tocante aos Direitos Sociais da população geral, embora as condições econômicas internas e internacionais fossem extremamente desfavoráveis. As conquistas, legitimadas no capítulo que trata da Seguridade Social,[15] simbolizam a maior vitória da RSB, quando houve, na Carta Magna de 1988, a incorporação dos princípios e diretrizes do movimento sanitário, mediante emenda popular (Caio, 1999). A saúde, a partir de então, passou a ser

> um direito de todos e dever do Estado, garantido através de políticas sociais e econômicas que visem à redução do risco de doenças e de outros agravos, ao acesso universal e igualitário às ações e serviços para a sua promoção, proteção e recuperação (Brasil, 1988, art. 196).

De acordo com Camarano (2004, p. 263), "o Brasil é um dos pioneiros na América Latina na implementação de uma política de garantia de renda para a população trabalhadora que culminou com a universalização da seguridade social em 1988". Porém, apesar das conquistas, inclusive, do avanço no aparato legal destinado a proteger a saúde do segmento mais velho da população geral, não é possível deixar de considerar, mesmo no contexto dessas mudanças, conforme alerta Matheus Papaléo Neto (1996), que a política de desenvolvimento dominante nas sociedades industrializadas e urbanizadas sempre teve mais interesse na assistência materno-infantil e juvenil.

Desde a Lei Eloi Chaves, em 1923, no Brasil, outras conquistas foram realizadas como resultados das lutas sociais. Nos anos 1990, por exemplo, no âmbito da Seguridade Social, alguns passos foram dados rumo à cidadania das pessoas idosas no país, com a promulgação da Política Nacional do Idoso, Lei n. 8.842, de 4 de janeiro de 1994 (Brasil, 1994), instituindo os direitos sociais do segmento; a Política Nacional de Saúde do Idoso, Portaria n. 1.395, de 9 de dezembro de 1999 (Brasil, 1999), revisada pela Portaria n. 2.528 de 19 de outubro de 2006 (Brasil, 2006), focada neste estudo como marco para a seleção dos artigos nos *Anais dos Enpess*. Outro destaque foi a homologação, após sete anos de tramitação no Senado Federal, do Estatuto do Idoso,

---

15. Art. 194. "A Seguridade Social compreende um conjunto integrado de ações de iniciativa dos poderes públicos e da sociedade, destinadas a assegurar os direitos relativos à Saúde, Previdência e à Assistência Social" (Brasil, 1988).

Lei n. 10.741, de 1º de outubro de 2003 (Brasil, 2003), consolidando todos os direitos sociais antes conquistados. Mas, conforme alerta Ana Elizabete Mota (2006), ao analisar a trajetória da Seguridade Social brasileira, todas essas conquistas acontecem no contexto de um conjunto de mudanças macroestruturais, em favor das prescrições neoliberais, quando as classes dominantes iniciam a sua ofensiva contra a seguridade social universal.

3.2 O(A) velho(a) trabalhador(a) e o SUS...

Pensar a velhice implica, sem dúvida, refletir sobre o tempo. E o tempo continua sendo, desde a antiguidade, tema presente na produção de artistas, religiosos, filósofos e cientistas. Assim, dos gregos foram herdados os mitos e as dimensões do *tempo marcado*, "kronos", e do *tempo vivido*, "kairós". Dos romanos, a elaboração de Cícero (2002) (103-43 a.C.), em defesa de uma visão positiva sobre a velhice, continua presente no debate contemporâneo a respeito do tema. Na perspectiva de contrapor essa visão positiva sobre a velhice, Norberto Bobbio (1997, p. 45) será enfático afirmando que "quem louva a velhice nunca a teve diante dos olhos". Mais recentemente, cientistas reconhecidos e premiados com o Nobel, como o físico Albert Einstein (1879-1955) e o químico Ilya Prigogine (1917-2003), por exemplo, embora não tenham se debruçado sobre a velhice, dedicaram nos seus estudos atenção especial ao *tempo*. Nos anos 1970, no campo da Gerontologia, uma contribuição essencial, várias vezes citada neste livro, foi produzida por Simone de Beauvoir sobre *A velhice*. Em seu livro, Beauvoir (1990, p. 17) assinalou a necessidade de elaboração de estudos exaustivos, capazes de extrapolar o destino biológico ao qual estão condenados os seres humanos — que transcende a história da humanidade — para dar conta do contexto social onde se vivencia e diferencia a velhice. Nas suas sábias palavras, "tanto ao longo da história como hoje em dia, a luta de classes determina a maneira pela qual um homem é surpreendido pela velhice; um abismo separa o velho escravo e o velho eupátrida, um antigo operário que vive de pensão e um Onassis".

Contudo, ninguém é surpreendido pela velhice da noite para o dia. Envelhecer é um processo multidimensional — biológico, psicológico, social e cultural — inerente ao ser humano, iniciado antes da velhice, fase que completa o curso de vida, cuja delimitação não coincide no tempo e no espaço das diferentes sociedades.[16] Para além da demarcação cronológica, o envelhecimento humano sempre instigou a reflexão a respeito do tema, tão antigo quanto a história da própria humanidade. Desde a Grécia antiga até a era moderna, muito se pensou e estudou sobre a velhice sem que, necessariamente, essas elaborações — importantes para cada época — tenham extrapolado — via de regra — os limites da unicausalidade. Conforme pode ser constatado, o pensamento de Galeno, no século II, influenciou estudos até o século XVIII, sempre associando a velhice a uma doença incurável (Beauvoir, 1990). Tendência não superada na contemporaneidade, diante do interesse maior por estudos sobre doenças na velhice, facilmente constatado quando consultada a produção de conhecimento no campo da Gerontologia.

3.2.1 "O grave risco de regressão dos direitos sociais" refletido na (des)proteção à saúde do(a) velho(a) trabalhador(a) no Brasil

Apesar de haver, nas sociedades pré-capitalistas, o dado histórico da associação da velhice a uma doença incurável, Camarano (2004) concebe a desumanização do curso de vida como produto da moder-

---

16. Como observa Beauvoir (1990), para Hipócrates (460 a.C.-377 a.C.) a velhice resultava de uma ruptura do equilíbrio entre os quatro humores (sangue, fleuma, bile amarela e bile negra), começando aos 56 anos. O médico grego é o primeiro a comparar as etapas da vida humana às quatro estações da natureza e a velhice ao inverno. Aristóteles (427 a.C.-347 a.C.) considerava que a condição de vida era o calor interior e associava a senescência ao resfriamento, acreditando que a perfeição do corpo se completa aos 35 anos e a da alma aos 50. Segundo Dante (1472-1629), chega-se à velhice aos 45 anos.

nidade, a partir do momento em que a juventude é eleita como um valor, perdendo sua identidade de grupo etário, transformando-se em um bem a ser conquistado pela via da adoção de estilos de vida e formas de consumo adequadas. Almeida (2003), igualmente, refere que, na sociedade moderna, a velhice é sinônimo de recusa e banimento, evidenciado na segregação e isolamento social. Sem fortes entraves, conforme abordado no capítulo anterior, essa ideologia dominante, responsável por produzir na sociedade moderna a estigmatização e segregação da velhice, atravessou tempos e espaços, prevalecendo na contemporaneidade. Certamente, e assim ensinam Marilda Iamamoto e Raul de Carvalho (2006, p. 67), as "aparências são formas ideológicas através das quais as relações sociais antagônicas se manifestam. [...] As formas ideológicas encobrem, mas não eliminam a exploração".

Na sociedade moderna, todavia, não basta vivenciar a "tragédia do envelhecimento". Os(as) velhos(as) trabalhadores(as), os(as) que compõem, no dizer de Netto (2010, p. 12), "a massa dos vendedores de força de trabalho", passam a ser responsabilizados(as) pela velhice senil e culpabilizados(as) [junto com suas famílias] pelo suposto ônus à política de Seguridade Social, causado pela velhice trágica. Não sendo possível esquecer que, com a crise dos anos 1980, "a busca do lucro máximo tem sido engendrada pela política macroeconômica, ocasionando o desmantelamento das instituições do Estado, o rompimento das fronteiras econômicas e o empobrecimento de milhões de pessoas" (Chossudovsky, 1999, p. 11). Processo este que afetará diretamente a Política Nacional de Saúde, instituída durante o governo de José Sarney (15 de março de 1985 a 15 de março de 1990), pela via da contrarreforma no SUS. Neste contexto, muito embora protegido(a) pelos direitos de cidadania, o(a) "usuário(a)" que atingir a sexagésima idade, provavelmente, enfrentará sérias dificuldades de acesso aos serviços públicos de saúde, cuja situação de doença deverá ser agravada em razão de sua condição socioeconômica. Para ser mais clara, quero dizer: a sexagésima idade não liberta o indivíduo social de sua condição de acesso limitada por sua inserção na estrutura de classes sociais no modo de produção capitalista.

O estudo crítico das políticas de saúde no Brasil evidencia, de acordo com Marcus Vinícius Polignano (Brasil, 2006), a associação dessas políticas à ótica do avanço do capitalismo, sofrendo a forte determinação do capital internacional; que a saúde nunca ocupou lugar central na política do Estado, tanto no que diz respeito à solução dos grandes problemas, quanto na destinação de recursos direcionados ao setor; que as ações de saúde propostas pelo governo incorporam os problemas de saúde que atingem grupos sociais importantes, de regiões igualmente importantes, dentro da estrutura social vigente; e que tais ações, preferencialmente, têm sido direcionadas aos grupos organizados e aglomerados urbanos em detrimento de grupos sociais dispersos e sem uma efetiva organização. Paim (2003), sobre o mesmo assunto, vem dizer que a RSB foi protagonizada pela organização da classe operária do ABC paulista;[17] pelo movimento sanitário que articulou trabalhadores(as), acadêmicos, profissionais de saúde e setores populares; a mobilização nacional pelas "Diretas Já" e derrota do regime autoritário no Colégio Eleitoral, com a eleição de Tancredo Neves, processo político que ampliou o espaço das forças democráticas. No entanto, diferente da opinião de Paim, concordo com Behring (2008, p. 139) por entender que a eleição de Tancredo Neves pelo Colégio Eleitoral já representava uma derrota, mesmo que parcial, para os(as) trabalhadores(as) e populares que exigiam as "Diretas já". No entendimento da autora, essa foi a saída institucional para assegurar o controle conservador da redemocratização, numa espécie de contrarrevolução, tendo em vista que as elites no Brasil sempre tiveram uma profunda unidade política no sentido de conter a emancipação dos(as) trabalhadores(as).

A respeito desse momento histórico, em seu estudo sobre a previdência social brasileira, acrescenta Haddad (1993), como expressão de uma ação reivindicatória coletiva, em 1985, os ecos fortalecidos

---

17. Região tradicionalmente industrial do Estado de São Paulo. A sigla vem das três cidades originárias: Santo André (A), São Bernardo do Campo (B) e São Caetano do Sul (C). Atualmente, a grande região do ABC possui sete cidades e tem sido chamada ABCD, em decorrência do acréscimo de Diadema.

pela criação da Confederação Brasileira de Aposentados e Pensionistas (Cobap), representou o segundo *lobby* na Assembleia Constituinte, movimento que viu materializadas suas principais reivindicações, dentre as quais destaca o conceito alargado de proteção social, ou seja, a seguridade social preconizada pela Constituição de 1988. A exemplo de Haddad, Camarano (2004) também sinaliza a importância da Cobap no processo de organização da sociedade brasileira, no sentido de expressar as reivindicações da população considerada idosa. Ou seja, as autoras atestam a participação dos(as) velhos(as) trabalhadores(as), aposentados(as) e pensionistas no processo de lutas e conquistas. E Teixeira (2008), assim como Haddad e Camarano, evidencia a organização dos(as) velhos(as) trabalhadores(as) tendo seu marco nos anos 1980. Fato geralmente ignorado por quem estuda e produz conhecimento sobre o tema das lutas sociais no Brasil contemporâneo.

O movimento dos(as) trabalhadores(as) — incluindo os(as) velhos(as) — e populares, de alguma maneira, retardou os efeitos mais nocivos da reestruturação produtiva e mundialização do capital no país — quando na América Latina, os anos 1980 já testemunhavam o estrangulamento de sua economia, sob a pressão do FMI para o pagamento da dívida externa —, sendo consolidado a partir dos anos 1990, palco principal da contrarreforma do Estado brasileiro reforçada pela doutrina do Consenso de Washington. Tempo da estatização da dívida externa (Behring, 2008). Mesmo tempo da realização das duas Assembleias Mundiais sobre o Envelhecimento, convém não esquecer.

Na sequência da ofensiva neoliberal, o então presidente da República, Fernando Collor de Melo (15 de março de 1990 a 29 de dezembro de 1992), deu início ao desmonte do setor produtivo estatal criado durante os governos Vargas, marcando o processo de contrarreforma no Brasil. Dando sequência à história dos planos econômicos brasileiros, desvinculados da perspectiva do desenvolvimento social, o Plano Collor, apesar de, no início, equilibrar as finanças públicas e aumentar as reservas do país, promoveu o aumento do desemprego, mediante a abertura comercial e a reforma administrativa, remetendo o Brasil a uma grave recessão. A população brasileira mergulhava, assim, no abismo da falta de esperança em dias melhores (Antunes, 2006). No dizer de Behring (2008, p. 150, grifo do autor), com o Plano Collor II, o Brasil tomou o rumo da ortodoxia liberal, "com cortes nos gastos públicos, um novo *tarifaço* e uma reforma financeira". A partir de 1991, com a mudança da equipe econômica, entram em cena as chamadas reformas estruturais, com ênfase nas privatizações e redução das tarifas aduaneiras, esta última, uma verdadeira versão contemporânea da *abertura dos portos às nações amigas*. Ainda no entendimento de Behring (2008, p. 153-154), mesmo que de forma limitada, Collor desencadeou "uma pauta regressiva no país, revertendo as tendências democratizantes e expectativas redistributivas dos anos 1980". Inclusive [...] "vetou a Lei Orgânica da Assistência Social (Loas), demonstrando pouca disposição de implementar o conceito de Seguridade Social preconizado na Constituição".

Após o *impeachment* de Collor, assumiu Itamar Franco (29 de dezembro de 1992 a 1º de janeiro de 1995), lançando, em 1994, o Plano Real, tendo como Ministro da Fazenda Fernando Henrique Cardoso de Melo, que seria eleito em seguida o próximo presidente da República (1º de janeiro de 1995 a 1º de janeiro de 2003), quando, no Brasil, a inflação chegava a 50% ao mês. Com o Plano Real, vieram vários planos de estabilização, seguindo a doutrina do Consenso de Washington e patrocinados pelas instituições internacionais, como o Banco Mundial e o FMI. Na época, em pleno agravo do endividamento público, foi lançada uma Lei de Responsabilidade Fiscal (LRF) e a Desvinculação de Recursos da União[18] (DRU), medidas comprometidas com o pagamento de juros e a consequente rentabilidade na esfera financeira, sem haver nenhuma preocupação com a Responsabilidade Social. Nas palavras de Behring (2008, p. 160),

---

18. Com a DRU, até 20% das receitas de contribuições sociais, exceto as previdenciárias, podem ser desvinculadas e repassadas para o orçamento fiscal, tendo como destino as despesas como o serviço da dívida, comprometendo, assim, o orçamento da saúde, assistência e previdência social (Brettas, 2012, p. 113).

registrou-se um aumento de produtividade da indústria, mas esta foi a produtividade dos sobreviventes. A perda de postos de trabalho, por sua vez, não foi compensada pelo setor público, jogando milhões de pessoas na informalidade e até no crime organizado, em nítido avanço na década de 1990.

Aliada ao discurso ideológico manifestado pela equipe econômica do governo federal, criticando o teor da ordem social consagrada em 1988 — por ser perdulária, paternalista e ampliar o *déficit* público —, a prática da isenção de Imposto sobre Circulação de Mercadorias e Prestação de Serviços (ICMS) e das contribuições sociais promoveu uma baixa na receita de estados e municípios, atingindo substancialmente os recursos da política social.[19] Para Behring (2008, p. 165), "os ganhos sociais do Plano Real, produzidos imediatamente pelo controle da inflação, tenderam a se perder na tragédia anunciada do ajuste fiscal, que deteriorou os demais indicadores econômicos". Ivo Lesbaupin e Adhemar Mineiro (2002, p. 39), ao analisarem a trajetória política do governo Fernando Henrique Cardoso, denunciam a destruição das conquistas sociais realizadas entre os anos 1930 e 1980, ou seja, ao longo de 60 anos de história republicana brasileira, conforme demonstrado no item anterior. Para os autores,

> a área que mais sofreu as consequências da opção neoliberal do governo FHC foi, sem sombra de dúvida, a área social. No discurso, a redução da presença do Estado na economia se faria para beneficiá-la; na prática, porém, foi o setor que mais cortes sofreu desde 1995.

Maria Carmelita Yazbek (2001, p. 37), por sua vez, denuncia: "corremos o risco de uma grave regressão de direitos sociais", diante dessa ofensiva que privilegia, no conteúdo ideopolítico das respostas neoliberais, a redução no processo de intervenção do Estado, fortemente marcado por um apelo à solidariedade social, à refilantropização. Com a supervalorização do discurso moral em detrimento das

---

19. Ver "Financeirização, fundo público política social" (Salvador et al., 2012).

referências políticas, cresce no país o chamado "terceiro setor", "alteram-se e despolitizam-se na sociedade os padrões de proteção social". Em sintonia com a desconfiança de Haddad (1986, p. 63, grifos do autor), é oportuno reproduzir sua pergunta, elaborada há mais de duas décadas: "Pode o Estado brasileiro voltar-se para a solução do denominado *problema da velhice*?".

Chega-se, assim, ao momento atual. Apesar dos esforços que vêm sendo dedicados no sentido de efetivar, na prática, políticas sociais capazes de causar impactos positivos no cotidiano da população idosa, ainda predomina a *cidadania de papel*, ou seja, a maioria da população sofre as consequências do processo histórico de desigualdade social, contando unicamente com o aparato legal. O que há, de fato, para se comemorar após os dez anos do Estatuto do Idoso? Esse (pseudo) avanço se materializa quando, no âmbito do SUS, apesar do discurso legal em defesa da saúde pública enquanto conquista social e direito humano fundamental, Raquel Soares (2009),[20] no seu estudo recente sobre "a contrarreforma na política de saúde e o SUS hoje: impactos e demandas ao serviço social", tece as seguintes observações:

> Os limites efetivos da política de saúde — como o parco financiamento — são colocados como dados da realidade, naturalizados ou subestimados, transferindo-se a solução de todos os seus conflitos e contradições para o âmbito da gestão em saúde; há uma defesa explícita de novas modalidades de gestão, numa menção direta ou indireta às fundações estatais de direito privado; a saúde é concebida como espaço estratégico não só no campo do direito, mas também no econômico, integradora de uma estratégia de reatualização desenvolvimentista; há uma tecnificação da gestão, com processos avaliativos instrumentalistas e políticas que descolam os conflitos e contradições de suas raízes concretas.

---

20. O estudo sobre "A contrarreforma na política de saúde e o SUS hoje: impactos e demandas ao Serviço Social", da dra. Raquel Cavalcanti Soares, professora do Departamento de Serviço Social da Universidade Federal de Pernambuco, recebeu o Prêmio Capes de Tese 2011.

Na análise de Paim (2003, grifo do autor), apesar da existência de um arcabouço jurídico-normativo, ainda competem, no espaço da formulação e implementação de políticas de saúde, distintas concepções: o "SUS democrático", desenhado pelo projeto da RSB; o "SUS formal", juridicamente estabelecido pela Constituição Federal e todo aparato legal decorrente; o "SUS real", refém dos desígnios da chamada "área econômica", do clientelismo e da inércia burocrática que favorece o mercado para o seguro-saúde; e o "SUS para pobre", centrado numa medicina simplificada para gente simples mediante "focalização". Chega-se aqui à concepção mais adequada, em se tratando do(a) velho(a) trabalhador(a), nesse espaço da formulação e implementação de políticas de saúde referido por Paim. O(A) velho(a) trabalhador(a) se insere, a rigor, no "SUS para pobre". Ou pior, no "SUS para velho(a) pobre".

Particularidades, com certeza, devem ser observadas nos processos de envelhecimento ocorridos em países capitalistas hegemônicos europeus e em países periféricos, diante das diferenças nas formas como se efetivaram as políticas sociais, sem perder do foco de análise a luta de classe, o poder de pressão da classe trabalhadora. Naqueles países, após a Segunda Guerra Mundial, onde foi implementado o *Welfare State*, a população envelheceu lentamente, com melhor qualidade de acesso a bens e serviços. O processo vivenciado nos países periféricos permitiu que a população envelhecesse de forma acelerada, sem haver grandes mudanças nos indicadores de pobreza das sociedades (Paiva, 2004). No entanto, volto a citar Mészáros (2002, p. 44), enfatizando que:

> Um exame mais detalhado da estrutura interna de poder até mesmo dos países capitalistas mais avançados revelou que — apesar dos relativos privilégios de seus trabalhadores em relação às condições de incontáveis milhões nos antigos territórios coloniais — eles preservaram essencialmente inalteradas as relações exploradoras de classe características do sistema do capital alienador.

Apesar da propaganda midiática e da insistência governamental em divulgar mudanças positivas nos indicadores sociais da população, mesmo que tais mudanças se realizem pela via da priorização de políticas de renda mínima em detrimento de políticas de trabalho, o Brasil segue uma tendência, não obstante o aparato legal, de desproteção ao(à) trabalhador(a) no tempo da velhice, mais severamente, da velhice associada à perda de capacidade funcional ao sistema do capital, demandante de "cuidados de longa duração". A respeito desse assunto, Ana Amélia Camarano e Juliana Leitão Mello (2010, p. 14) afirmam que, "no Brasil, muito se avançou no que diz respeito à garantia de uma renda mínima para a população idosa, mas a provisão de serviços de saúde e de cuidados formais ainda é uma questão não equacionada". Com relação à política de renda mínima, Netto (2010, p. 23, grifos do autor) é esclarecedor ao considerar que:

> [...] à hipertrofia da dimensão/ação repressiva do Estado burguês conjuga-se outra dimensão, coesiva e legitimadora: o *novo assistencialismo, a nova filantropia* que satura as várias iniciativas — estatais e privadas, mediante as chamadas "parcerias público-privado" — que configuram as políticas sociais implementadas desde os anos 1980/1990 para enfrentar o quadro da pauperização contemporânea, isto é, da "questão social", "nova" e/ou "velha". Já não se está diante da tradicional filantropia (de base confessional e/ou laica) que marcou os modelos de assistência social que emergiram no século XIX nem, muito menos, diante dos programas protetores ou de promoção social que vieram a institucionalizar-se a partir do Estado de bem-estar social. A política social dirigida aos agora qualificados como *excluídos* se perfila, reivindicando-se como inscrita no domínio dos *direitos*, enquanto específica do tardo-capitalismo: não tem nem mesmo a formal pretensão de erradicar a pobreza, mas de enfrentar apenas a penúria mais extrema, a indigência — conforme seu próprio discurso, pretende confrontar-se com a *pobreza absoluta* (vale dizer, a miséria).

Particularmente, à mercê dessa discussão, concordo com as autoras Camarano e Mello (2010), no sentido de que a Política de Saúde, apesar do discurso legal, não tem dado respostas às questões impostas pela transição demográfica em curso no país. Aliás, observação contida no texto da própria Política, como será visto a seguir. Porém, não considero que a garantia de uma renda mínima, nos moldes da que vem se efetivando junto ao segmento mais velho da população, seja um avanço (nem de fato nem de direito), ao revés, tende a substituir garantias de direito do trabalho.[21] Faço-me valer das palavras de Netto (2010) para expressar o meu pensamento porque "o conjunto dos que vivem da venda de sua força de trabalho [...] hoje, mais que nunca é heteróclito [...]" em razão do que o autor considera "novas clivagens postas por alterações na divisão social e técnica do trabalho", há modificações nas camadas — por ele denominadas — "*rés do chão* da ordem tardo-burguesa, cuja existência vem sendo degradada progressivamente pelo capitalismo contemporâneo [...]". Decerto, essas "novas clivagens" não isentam o(a) velho(a) trabalhador(a) de continuar pagando caro para sobreviver nesse sistema, cada vez mais, predatório a qualquer espécie viva, inclusive, à humana. A respeito desse assunto, Tatiana Brettas (2012, p. 109) traz uma importante reflexão, ao analisar a dívida pública brasileira. Destaca o atual momento marcado pela "tributação regressiva" no país, quando, na composição do fundo público, a parcela do salário pago pelos(as) trabalhadores(as) na forma de impostos (sobretudo indiretos) supera a que recai sobre os donos do capital. Netto (2010, p. 13, grifos do autor), ao exemplificar a *miríade de segmentos desprotegidos*, menciona "desde aposentados com pensões miseráveis, crianças e adolescentes sem qualquer cobertura social, migrantes e refugiados, doentes estigmatizados até trabalhadores expulsos do mercado de trabalho (formal e informal)". Contingente humano encaminhado cotidianamente ao Serviço Social.

---

21. Para uma noção do que se processa no país, Luiz Antônio Cintra (2010, grifo nosso) destaca a "Encruzilhada demográfica" em que o Brasil se encontra, por estar mal preparado para enfrentar o desafio posto pela transição demográfica em curso, evidenciando o caos que se projeta, frente à *razão de dependência* que deverá crescer a partir de 2030, associada ao deficiente Sistema Único de Saúde para atender à nova realidade.

3.2.2 A demografia do envelhecimento no Brasil: o reflexo das desigualdades nos indicadores sociais da velhice do(a) trabalhador(a)

Sem a pretensão de reproduzir, na íntegra, os indicadores do envelhecimento registrados no país, a recorrência aqui se faz apenas para ilustrar uma situação irreversível e cada vez mais presente na sociedade brasileira, evidente nos dois últimos censos demográficos realizados pelo Instituto Brasileiro de Geografia e Estatística (IBGE, 2000, 2011), quando a população brasileira com idade a partir dos 60 anos foi estimada em torno de 15 milhões de pessoas, representando 8,6% da população geral, em 2000, e cerca de 20 milhões de pessoas, representando 10,8% em 2010. Há projeções para, em 2025, o Brasil ocupar o sexto lugar no *ranking* mundial, em termos absolutos, de população idosa, cujas estimativas apontam para a existência de 33 milhões de indivíduos com 60 anos ou mais de idade. É importante observar que o maior crescimento proporcional foi das pessoas com 75 anos ou mais.[22] Eram 2,4 milhões de brasileiros(as) com esta idade em 1991, passando para 3,6 milhões em 2000 (IBGE, 2000, 2010). Camarano et al. (1999 apud Brasil, 2006) observam, além do envelhecimento da população geral, o aumento da proporção do segmento "mais idoso", com 80 anos ou mais de idade, alterando a composição etária dentro do próprio grupo, ou seja, em síntese, a população idosa também está envelhecendo.[23]

---

22. Por critério etário, a literatura estabelece que é frágil o idoso com 75 anos ou mais de idade. Considera-se, também, idoso frágil ou em situação de fragilidade aquele que: vive em Instituição de Longa Permanência para Idosos (ILPI), encontra-se acamado, esteve hospitalizado recentemente por qualquer razão, apresente doenças sabidamente causadoras de incapacidade funcional — acidente vascular encefálico, síndromes demenciais e outras doenças neurodegenerativas, etilismo, neoplasia terminal, amputações de membros —, encontra-se com pelo menos uma incapacidade funcional básica, ou viva situações de violência doméstica (Brasil, 2006).

23. Mais uma vez, lembrando que, para definir grupos populacionais em situação de vulnerabilidade, a Organização Mundial de Saúde delimita os seguintes critérios: idade superior a 80 anos; morar só; mulher, especialmente solteira ou viúva; morar em instituições; isolamento social; não ter filhos; apresentar limitações severas ou incapacidades; casais em que um dos cônjuges seja incapacitado ou esteja doente; e ter recursos escassos (Brasil, 1999).

Mas, apesar do atual alarde, convém lembrar que a transição demográfica no Brasil não é um processo recente, pois teve início nos anos 1940, quando a primeira fase do processo em curso foi marcada pela diminuição das taxas de mortalidade infantil, em decorrência do maior controle das doenças infecciosas, mediante o uso de tecnologias sanitárias e médicas trazidas do exterior, caindo de 24 óbitos por mil nascidos vivos em 1940, para 13 por mil em 1990. Com a diminuição das taxas de fecundidade, a partir da década de 1960, foi iniciada a segunda fase da transição demográfica, caindo de 6,28 filhos por mulher em idade fértil, em 1960, para 4,35 em 1980 e 2,7 em 1991 (IBGE, 1992). Em 2000, com uma média de 2,39 filhos por mulher, o Brasil estava na 75ª posição entre os 192 países ou áreas comparados pela ONU (IBGE, 2004).

Hoje, segundo Alexandre Kalache (2009), quando a taxa de fecundidade é de 1,9 filho por mulher, ou seja, está abaixo da reposição, essa realidade traduz um importante desafio para a sociedade, com menos trabalhadores(as) [considerados(as)] produtivos (economicamente), fazendo com que os(as) que são "mais dependentes" (em especial os(as) velhos(as)) perfaçam grupos crescentemente maiores. No entanto, com a taxa de fecundidade abaixo da reposição, além do desafio sinalizado por Kalache, há de ser considerado o desmantelamento da rede de proteção familiar, intergeracional, incidindo diretamente nas estatísticas de violência contra mulheres velhas e homens velhos, situações cotidianamente encaminhadas ao Serviço Social, no âmbito das políticas de saúde e de assistência social.

Renato Veras (1994), por sua vez, chamará a atenção para três fatores a serem considerados no tocante à transição demográfica em curso no país: feminização, urbanização e heterogeneidade do envelhecimento populacional. Para dar visibilidade às afirmações de Veras, de acordo com os dados do IBGE (2004),

> em 1980, havia 98,7 homens para cada cem mulheres, proporção que caiu para 97% em 2000 e será de 95% em 2050. Em números absolutos, o excedente feminino, que era de 2,5 milhões em 2000, chegará

a seis milhões em 2050. Já a diferença entre a esperança de vida de homens e mulheres atingiu 7,6 anos em 2000 — sendo a masculina de 66,71 anos e a feminina de 74,29 anos.

Essa realidade, alerta Adriano Gordilho et al. (2001), causará impacto considerável na demanda por políticas públicas, visto que, embora as mulheres vivam mais que os homens, elas estão mais sujeitas às deficiências físicas e mentais. No tocante ao aspecto da urbanização do envelhecimento, é interessante observar que "a proporção de idosos residentes nas áreas rurais passou de 23,3%, em 1991, para 18,6%, em 2000. O grau de urbanização da população idosa acompanhou a tendência da população total, ficando em torno de 81% em 2000" (IBGE, 2000). Com relação à heterogeneidade do processo de transição demográfica,

> no Sul e Sudeste verificam-se padrões diferenciados, sendo a expectativa de vida mais elevada que as das regiões Norte e Nordeste. Entretanto estes padrões ainda estão cerca de 8 a 12 anos abaixo, quando consideramos a expectativa de vida dos países considerados desenvolvidos, do ponto de vista do capital (Paiva, Freese de Carvalho e Luna, 2007).

O recorte étnico dos indicadores sociais do envelhecimento da população geral brasileira aponta para um processo marcado pela desigualdade que afeta todo curso de vida humana, onde a expectativa de vida estimada para a população geral é de 71,3 anos, sendo desigual entre os de raça asiática, que têm a maior esperança de vida, 75,75 anos; os de raça caucasiana (europeia) 73,99 anos e os descendentes afrobrasileiros (pretos e pardos), com expectativa de viver em média 67,87 anos (Pardini, 2004). Outro indicador das diferenças diz respeito à situação educacional regionalizada, onde a média de anos de estudo dos "Idosos Responsáveis pelos Domicílios" é bastante diferenciada entre as unidades da federação, variando de 6,0 no Distrito Federal a 2,5 anos de estudo no estado de Pernambuco. No Norte e Nordeste, onde a população rural tem maior expressão, a média de estudo nas capitais é bastante superior. No conjunto do estado de Pernambuco, a escolaridade média dos(as) idosos(as) é bem inferior à média encontrada para a capital, Recife: 2,5 contra 5,6 (IBGE, 2000).

Ao observar os dados sobre o *Rendimento Médio dos Idosos Responsáveis pelos Domicílios*, a lógica da diferenciação entre as regiões se mantém, reflctindo a desigualdade na distribuição dos rendimentos em três níveis: o primeiro é referente à variação dos rendimentos médios em razão da situação do domicílio (urbano ou rural), onde a renda rural representa algo em torno de 40% da renda urbana; o segundo nível de desigualdade é verificado a partir do diferencial entre os rendimentos médios extremos observados intrarregionalmente, constatando-se o maior diferencial na região Norte, onde o rendimento médio da pessoa idosa nas áreas rurais do Amazonas corresponde a aproximadamente 54% do mesmo rendimento verificado em Rondônia, havendo maior homogeneidade nas regiões Sul e Nordeste; o terceiro nível de desigualdade é verificado inter-regiões, onde o menor rendimento médio dos responsáveis pelos domicílios foi verificado no Nordeste (R$ 198,00), equivalente a apenas 36,3% do mesmo rendimento no Centro-Oeste (R$ 546,00) ou a 49,7% do rendimento rural auferido nas regiões Sul e Sudeste (IBGE, 2000). E, assim, os dados oficiais vão indicando diferenças e desigualdades, em qualquer recorte selecionado.

Associado ao processo de transição demográfica, a mudança no perfil de saúde das populações é outro fenômeno que vem sendo observado. À morbimortalidade que existia em decorrência de Doenças Infecciosas e Parasitárias (DIP) [passando a ser controlada], se sobrepõe a morbimortalidade por Doenças Crônicas não Transmissíveis (DCNT), como resultado do aumento da expectativa de vida das populações. Tal processo, denominado Transição Epidemiológica, apresenta características peculiares nos contextos das diferentes sociedades. Eduardo Freese Carvalho et al. (1998), defendem que, no Brasil, o processo histórico verificado no século passado em nada se assemelha ao ocorrido nos países capitalistas europeus que implementaram a industrialização conjuntamente com políticas de *Welfare*

State. Na opinião dos autores, este Estado de bem-estar social decorreu das políticas públicas implantadas, principalmente, nas áreas de educação, saúde e seguridade social, associadas com políticas de expansão econômica, assegurando trabalho e renda (salário). Dando conta de versar sobre a mesma questão, para o médico geriatra Gordilho et al. (2001),

> o processo de transição demográfica no Brasil caracteriza-se pela rapidez com que os aumentos absoluto e relativo das populações adulta e idosa vêm alterando a pirâmide populacional. Até os anos 1960, todos os grupos etários registravam um crescimento praticamente idêntico, a partir daí, o grupo de idosos passou a liderar esse crescimento. À semelhança de outros países latino-americanos, o envelhecimento no Brasil é um fenômeno predominantemente urbano resultando, sobretudo, do intenso movimento migratório iniciado na década de 60, motivado pela industrialização desencadeada pelas políticas desenvolvimentistas.

Outro médico geriatra, Veras (1994), considera que a principal diferença é o Brasil possuir uma alta proporção de sua população na faixa etária de 0-14 anos, tendo esse grupo jovem suas necessidades sociais e médicas específicas, sobretudo a de aprimoramento na educação e erradicação de doenças comuns. Ao mesmo tempo, a população mais velha coloca novas exigências para os serviços sociais e de saúde, pois os problemas de saúde das pessoas idosas são frequentemente de natureza crônica e podem demandar intervenções custosas e o uso de tecnologia complexa.

3.2.3 A epidemiologia do envelhecimento refletida na Política Nacional de Saúde

Quando consultada a Lei Orgânica da Saúde (LOS), no seu Capítulo 4, dos princípios e diretrizes, é possível destacar "a utilização da epidemiologia[24] para o estabelecimento de prioridades, alocação de recursos e orientação programática" (Brasil, 1990). Então, é conveniente observar alguns indicadores da epidemiologia do envelhecimento no Brasil e seus impactos no Sistema Único de Saúde. Nos anos 1990, no âmbito da Seguridade Social, alguns passos foram dados rumo à cidadania das pessoas com sessenta anos ou mais. No país, com a promulgação da Política Nacional do Idoso (PNI), Lei n. 8.842, de 4 de janeiro de 1994, foram instituídos os direitos sociais do segmento, merecendo destaque as seguintes diretrizes:

> Participação do idoso, através de suas organizações representativas, na formulação, implementação e avaliação das políticas, planos, programas e projetos a serem desenvolvidos e Capacitação e reciclagem dos recursos humanos nas áreas de geriatria e gerontologia e na prestação de serviços (Brasil, 1994).

No tocante às ações governamentais, propostas pela PNI, é importante ainda referir, na área da saúde: "garantir ao idoso a assistência à saúde, nos diversos níveis de atendimento do SUS; e realizar estudos para detectar o caráter epidemiológico de determinadas doenças do idoso, com vistas à prevenção, tratamento e reabilitação" (Brasil, 1994).

A Política Nacional de Saúde do Idoso (PNSI) — assumida neste estudo enquanto marco definidor da primeira edição (2000) do

---

24. De acordo com Rouquayrol e Almeida Filho (1990): "A epidemiologia surgiu a partir da consolidação de um tripé de elementos conceituais, metodológicos e ideológicos: a Clínica, a Estatística e a Medicina Social. A Clínica se constitui nos séculos XVIII e XIX como a primeira ciência humana aplicada, baseada em um saber diagnóstico, prognóstico e terapêutico individual que potencialmente seria transferível ao nível coletivo, com o projeto de uma medicina das epidemias. Em paralelo, a Estatística, nascida no século XVIII para a medida do 'estado moderno' pela contagem dos seus cidadãos, exércitos e riquezas, possibilitou também a quantificação das doenças e seus efeitos. Finalmente, o movimento da Medicina Social, que marcou o campo médico na Europa Ocidental em meados do século XIX, propondo a saúde como uma questão fundamentalmente política, contribuiu com a perspectiva do coletivo para a constituição da nova disciplina".

Enpess a ser considerada para a pesquisa nos *Anais* —, Portaria n. 1.395, de 9 de dezembro de 1999, como "parte essencial da Política Nacional de Saúde", veio fundamentar "a ação do setor saúde na atenção integral à população idosa e àquela em processo de envelhecimento, na conformidade do que determinam a LOS n. 8.080/90 e a Lei n. 8.842/94, que asseguram os direitos deste segmento populacional", apresentando como diretrizes:

> Promoção do envelhecimento saudável; Manutenção da capacidade funcional; Assistência às necessidades de saúde do idoso; Reabilitação da capacidade funcional comprometida; Capacitação de recursos humanos especializados; Apoio ao desenvolvimento de cuidados informais; e Apoio a estudos e pesquisas (Brasil, 1999).

Na época, para compor os argumentos técnicos que fundamentaram o texto da Política, observaram-se os seguintes indicadores: mudança no perfil epidemiológico da população brasileira, quando as doenças infectocontagiosas que, em 1950, representavam 40% das mortes registradas no país, passaram a representar menos de 10% e as doenças cardiovasculares, em 1950, responsáveis por 12% das mortes, representam mais de 40%. Indicador abordado pela PNSI, os dados relativos à internação hospitalar pelo SUS, referentes ao ano de 1997, levando-se em consideração a população estimada pelo IBGE para o mesmo ano, demonstram que o segmento idoso, em relação às outras faixas etárias, consome mais recursos de saúde. Naquele ano, o SUS arcou com um total de 12.715.568 autorizações de internações hospitalares (AIH). Dessas, 19,4% foram destinadas ao segmento de 0-14 anos; 57,6%, ao de 15-59 e 16,3%, ao segmento de 60 anos ou mais. Esses grupos etários correspondiam respectivamente a 33,9%, 57,6% e 7,9%, da população geral. Em 3,8% dos internamentos, a idade não foi identificada (Brasil, 1999). O documento também levou em consideração o recorte dos custos com hospitalização. Em qualquer variável analisada, o segmento idoso demandou maior investimento de recursos, conforme pode ser observado no quadro a seguir:

Quadro 1   Custos com hospitalização do segmento idoso no Brasil em 1997

ITEM	0-14	15-59	60 E +
Taxa de hospitalização (por 1.000)	46	79	165
Tempo médio de permanência hospitalar (dias)	5,1	5,1	6,8
Índice de hospitalização* (dias)	0,23	0,40	1,12
Internações hospitalares (custo total)	19,7%	57,1%	23,9%
Hospitalização (custo médio em R$)	238,67	233,87	334,73
Índice de custo**	10,93	18,48	55,25

Fonte: Brasil (1999).
* Número de dias de hospitalização consumidos, por habitante, a cada ano.
** Custo de hospitalização por habitante/ano. O custo total com despesas de internações hospitalares, em 1997, foi de R$ 2.997.402.581,29.

Em outro estudo, realizado por André Nunes (2004, p. 433), utilizando o Sistema de Informação Hospitalar (SIH) do Ministério da Saúde (MS), foram registradas 12,9 milhões de internações pelo SUS em 2003, representando uma despesa no valor total de 5.862 milhões. No entanto, com base nos resultados do referido estudo é importante destacar uma de suas conclusões:

> [...] no que se refere aos serviços oferecidos pelo SUS, não se verifica a hipótese de que os custos médios dos procedimentos realizados em idosos sejam mais caros do que aqueles das idades mais jovens. A elevação das despesas com saúde dos idosos não é explicada pela elevação dos custos dos procedimentos e, sim, pela frequência, ou seja, pelo consumo mais elevado destes.

Os dados apresentados no Quadro 1 ratificam o estudo de Nunes (2004), se levado em consideração o tempo médio de internação hospitalar do segmento idoso. Assim, os resultados obtidos indicam a urgente necessidade de priorizar, no âmbito do SUS, medidas de promoção, reduzindo o número de (re)internações, seja pela via da melhora na qualidade do atendimento, programas de saúde em casa ou atendimento domiciliar. Há, portanto, outras variáveis a serem consideradas antes de se afirmar que o envelhecimento das populações "ameaça" a saúde pública. Esta é uma das conclusões do estudo realizado por Ana Carolina Facundo Castro de Aquino et al. (2011, p. 151),[25] cujos resultados apontaram desde a "dificuldade de ler a receita do médico e o nome na embalagem da medicação", bem como o "deslocamento da Unidade de Saúde da Família (USF)", que estava em reforma no momento da pesquisa, além da "falta de infraestrutura" e, o que não é nenhuma novidade, a "falta de medicamentos", como os principais fatores que mais interferem na acessibilidade das pessoas com sessenta anos ou mais a medicamentos anti-hipertensivos, ou seja, ao tratamento adequado da doença, em USF de Pernambuco.

Em 2002, com o objetivo de organizar e implantar as Redes Estaduais de Assistência à Saúde do Idoso (Brasil, 2002b, 2002c), tomando como base as condições de gestão e a divisão de responsabilidades definida pela Norma Operacional de Assistência à Saúde (Noas), foram criadas as normas para cadastramento de Centros de Referência em Atenção à Saúde do Idoso (Crasi) (Brasil, 2002a).[26] Ao todo, foram

---

25. O estudo teve como principal objetivo "identificar os fatores que podem interferir na acessibilidade das populações idosas às medicações anti-hipertensivas, nos aspectos relacionados ao paciente e suas relações interpessoais, à estrutura física das Unidades de Saúde da Família (USFs) e ao fluxo de distribuição e dispensação de medicações nas USFs de Recife e Paulista, Pernambuco" (Aquino et al., 2011).

26. A título de exemplificação, no Estado de Pernambuco foram cadastrados o Hospital Geral de Areias (HGA) e o Hospital Universitário Oswaldo Cruz (HUOC), da Universidade de Pernambuco (UPE). Apesar da mobilização local, envolvendo diversas instituições que lidam com as questões relacionadas aos direitos do segmento mais velho da população, dentre as quais, a UPE, o HGA, o Ministério Público, a Defensoria Pública, o Conselho Estadual dos Direitos do Idoso (Cedi), a Federação de Aposentados, Pensionistas e Idosos de Pernambuco (Fapipe), entre outras, nenhuma ação se concretizou, desde o final do governo Fernando Henrique Cardoso até o presente momento. O que deixa transparecer o tom verdadeiro de como estão sendo "cuidadas" as questões relativas à saúde das mulheres velhas e homens velhos que buscam os serviços do "SUS para pobre". A respeito do movimento denominado Caravana Intergeracional pela Cidadania do Idoso em Pernambuco (Caravana, 2012).

17 centros cadastrados em todo o país, no entanto, apesar das lutas, essa proposta até o presente momento não se efetivou. Desde o cadastramento dos Crasi no final do governo FHC, passando pela mobilização de profissionais, gestores comprometidos com as questões de saúde do segmento idoso, durante todo o governo Lula, há uma trajetória de luta pela efetivação dessa Política que, por si só, reflete empiricamente o conteúdo ideopolítico do modelo instituído de atenção à saúde dos(as) velhos(as) "usuários(as)" do "SUS para velho(a) pobre".

Na sequência das conquistas, merece ser registrada a homologação, após sete anos de tramitação no Sendo Federal, do Estatuto do Idoso (EI), Lei n. 10.741, de 1º de outubro de 2003 (Brasil, 2003). Em seu Capítulo IV, versando sobre o Direito à Saúde, interessa aqui destacar:

> Artigo 15. É assegurada a atenção integral à saúde do idoso, por intermédio do Sistema Único de Saúde (SUS), garantindo-lhe o acesso universal e igualitário, em conjunto articulado e contínuo das ações e serviços, para a prevenção, promoção, proteção e recuperação da saúde, incluindo a atenção especial às doenças que afetam preferencialmente os idosos.
> Artigo 18. As instituições de saúde devem atender aos critérios mínimos para o atendimento às necessidades do idoso, promovendo o treinamento e a capacitação dos profissionais, assim como orientação a cuidadores familiares e grupos de autoajuda.

Recentemente, a PNSI foi revisada e atualizada pela Portaria n. 2.528 de 19 de outubro de 2006, aprovando a Política Nacional de Saúde da Pessoa Idosa (PNSPI), em decorrência da publicação da Portaria n. 399/GM, de 22 de fevereiro de 2006, instituindo o "Pacto pela Saúde 2006 — Consolidação do SUS". No Pacto, a saúde do idoso — sem nenhuma meta estabelecida — aparece como uma das seis prioridades eleitas entre as três esferas de governo, apresentando uma série de ações que visam à implementação de algumas das diretrizes da Política Nacional de Atenção à Saúde do Idoso (Brasil, 2006).[27] A PNSPI

---

27. É oportuno salientar que nesse pacto não foi apresentada nenhuma meta em relação às ações voltadas para o segmento idoso.

preconiza um novo conceito de saúde a ser considerado em relação ao segmento idoso: "Saúde da pessoa idosa é a interação entre a saúde física, a saúde mental, a independência financeira, a capacidade funcional e o suporte social" (Ramos, 2002). Conceito dificilmente aplicado, quando observadas as condições objetivas de vida das mulheres velhas e dos homens velhos atendidos pelo Serviço Social no âmbito do SUS.

Com base na existência desses dois textos que formatam a PNSI e a PNSPI, houve a intenção de pesquisar nos escritos das(os) assistentes sociais a discussão elaborada a partir dessas referências que tanto tratam das questões de saúde quanto dos direitos sociais, de maneira geral, dos segmentos populacionais mais velhos no território brasileiro. Havia, de minha parte, uma curiosidade no sentido de verificar, ou mesmo, de constatar a contribuição crítica ao teor ideopolítico desses dois textos, pois carregam em seu conteúdo um apelo ideológico expressivo à responsabilização do(a) velho(a) por sua própria "má sorte", centrando a ênfase na "individualidade isolada", conforme orientação contida nos Planos de Viena e Madri. Na PNSI, em alusão aos "mais modernos conceitos gerontológicos", nas entrelinhas, é possível encontrar recurso ao conceito de "terceira idade", quando se lê que deve ser considerado saudável "o idoso que mantém sua autodeterminação e prescinde de qualquer ajuda ou supervisão para realizar-se no seu cotidiano ainda que seja portador de uma ou mais de uma doença crônica" (Brasil, 1999). Ou seja, um conceito de saúde amplo e polêmico, do qual decorre outro conceito, o de capacidade funcional, do qual são derivados outros dois: independência[28] e autonomia.[29] Muito embora seja, no discurso, válido e coerente com

---

28. Para Baltes e Silverberg (1995), a dependência, na velhice, é resultado de mudanças ocorridas ao longo do curso da vida e englobam desde as mudanças biológicas até as transformações exigidas pelo meio social. A dependência pode ser avaliada em três níveis: estruturada, como resultado da circunstância cultural que atribui valor ao homem em função do que e enquanto produz; a física, decorrente da incapacidade funcional, ou seja, falta de condições para realizar as tarefas de vida diária; e comportamental, que é socialmente induzida, pois advém do julgamento e das ações de outrem.

29. Para Gillon (1995), a autonomia pode ser avaliada mediante três critérios: autonomia de ação, de vontade e de pensamento. Segundo o autor, a autonomia de ação ocorre quando o homem pode agir de forma independente, sem qualquer obstáculo; a autonomia de vontade é

o princípio da "preservação da autonomia das pessoas na defesa de sua integridade física e moral", expresso na Lei Orgânica da Saúde (Lei n. 8.080, de 19 de setembro de 1990), pois "transcende o simples diagnóstico e tratamento de doenças específicas", a ênfase na capacidade funcional ecoa como um conceito abstrato, tendo em vista que o processo de vida que se confunde com o de trabalho de mulheres e homens, será determinante tanto na prevenção da perda quanto na manutenção da capacidade funcional na velhice. Preocupação inexistente, por parte do Estado, quando se trata da saúde de segmentos de trabalhadores(as) cujas vidas, desde as idades mais tenras, estão subjugadas ao sistema do capital. Prevalece, portanto, a ênfase nas ações curativas. Afirmação esta que pode ser endossada por um trecho selecionado no artigo *S46129* (Trindade, 2010) que, apesar de não realizar um estudo na perspectiva da totalidade social, trouxe elementos críticos bastante significativos denunciando assim os conteúdos das políticas de saúde no Brasil:

> É próprio da natureza das políticas de saúde no Brasil o seu caráter curativo em detrimento de uma concepção preventiva e coletiva que considere a saúde como resultante das condições de vida da população e não uma política reduzida ao controle das doenças. Nesse sentido, esse campo de atuação profissional se tornou propício para uma intervenção do Serviço Social que considera a concepção ampliada de saúde que atenda de forma integral aos usuários.

Bom, se havia a intenção de verificar, nos artigos selecionados, o teor da crítica que vem sendo elaborada pelo Serviço Social ao conteúdo dessa Política de Saúde direcionada às velhas e aos velhos trabalhadoras(es), as pessoas que cotidianamente buscam os serviços oferecidos pelo SUS, ficou em aberto mais uma lacuna. Apesar da "saúde/doença" (51,1%, n = 45), com ênfase na "violência"

---

a que permite ao ser humano decidir sobre coisas com base nas suas próprias deliberações, e autonomia de pensamento é a que faz do homem, no uso de sua capacidade intelectual, um ser que pode tomar decisões com base nas suas crenças e valores.

(20,5%, n = 18) ter sido o aspecto mais estudado nos referidos artigos, em apenas 10,6% (n = 5) há menção à PNSI e/ou à PNSPI. Há, inclusive, a proposta de analisar a Política de Saúde direcionada ao segmento idoso no artigo *S16084* (Leão, 2010), entretanto, nenhuma referência foi feita à PNSPI. Diante dessa constatação, duas observações devem ser registradas: a primeira diz respeito ao fato de se fazer necessário apreender a Saúde — na perspectiva coletiva — agregando a ela a historicidade da legislação que vem regulamentar, mesmo que seja embasada em critérios como a "datação da idade cronológica" — pois ainda não foi superado esse procedimento oriundo da racionalidade instrumental — os direitos das populações e segmentos "beneficiados" pela referida política, considerando que esse instrumento diz muito do seu conteúdo ideopolítico; a segunda observação vem dizer do espaço privilegiado ocupado pelo tema "violência" na produção de conhecimento do Serviço Social no campo da Gerontologia Social.

Para dar visibilidade à violência, cuja magnitude no país extrapolou as fronteiras geracionais e tem acometido, cada vez mais, mulheres velhas e homens velhos, o Plano de Ação para Enfrentamento da Violência contra a Pessoa Idosa (Brasil, 2007), elaborado para o quadriênio 2007/2010, evidenciará os seguintes indicadores:

> O custo médio pago pelo SUS pelas internações hospitalares do segmento idoso por causas relacionadas a acidentes e violências, em 2006, foi de R$ 1.148,20 por pessoa e o tempo médio de internação foi de 6,5 dias. As cifras e a média de dias de hospitalização estão muito acima do que o SUS gasta com os tratamentos de sequelas de acidentes e violências de população em geral: R$ 755,84 e cinco dias de internação. A mortalidade das pessoas idosas que se internam em consequência de acidentes e violências, pela fragilidade a elas inerente, também é muito elevada (5,43/100.000) se comparada a da população geral (2,65/100.000).

Pela via do preconceito, da gerontofobia, da estigmatização da velhice, a falta de atenção para com as questões relacionadas à sexualidade nessa fase da vida humana, tem corroborado com o aumento da incidência de casos de Doenças Sexualmente Transmissíveis (DST) e Aids no segmento de 60 anos ou mais. Eis mais um indicador que vem sendo negligenciado pelas autoridades sanitárias e os profissionais das diversas disciplinas que compõem a Saúde Coletiva. De acordo com o Ministério da Saúde,

> a incidência de Aids entre as pessoas idosas está em torno de 2,1%, sendo a relação sexual a forma predominante de infecção pelo HIV. [...] O número de casos de Aids, em pessoas idosas, notificados ao Ministério da Saúde, na década de 1980, eram apenas 240 em homens e 47 em mulheres. Na década de 1990, verifica-se um total de 2.681 homens e 945 mulheres. Do primeiro caso, nessa população até junho de 2005, o total de casos passou para 4.446 em homens e 2.489 em mulheres (Brasil, 2007, p. 116).

Não obstante os indicadores demográficos e epidemiológicos e o discurso político, a realidade brasileira revela — também — uma lacuna a ser preenchida, havendo carência de equipes de profissionais capacitados para atender a referida população e ambientes devidamente adaptados para recebê-la. Na avaliação de Mário Sayeg (1997, p. 197),

> muito se tem improvisado em termos de Geriatria[30] e Gerontologia.[31] Vários profissionais, na área de saúde, não têm qualificação porque não tiveram oportunidade, na Universidade, de fazer cursos de extensão ou especialização. Isso faz com que muitos desses profissionais, que atuam junto aos idosos, incorram em erros graves, até mesmo, em alguns casos, prejudicando e causando o que chamamos de *"iatrogenia"* de atendimento, por puro desconhecimento.

---

30. Geriatria: é o ramo da ciência médica voltado à promoção da saúde e ao tratamento de doenças e incapacidades na velhice (Brasil, 1999).

31. Gerontologia: área do conhecimento científico voltado para o estudo do envelhecimento em sua perspectiva mais ampla, em que são levados em conta não somente os aspectos clínicos e biológicos, mas também as condições psicológicas, sociais, econômicas e históricas (Brasil, 1999).

Para ilustrar a denúncia apresentada por Sayeg (1997), que se configura como outra variável a ser considerada no estudo de Nunes (2004), é oportuno anotar os indicadores fornecidos, em 2009, pela Sociedade Brasileira de Geriatria e Gerontologia (SBGG), revelando a existência de 1.392 sócios, dos quais 718 (32%) são titulados. Em 2011, passaram a ser 2.536 sócios, ou seja, houve um acréscimo de 1.144 sócios. A distribuição dos titulados pelo país (incluindo os não associados à SBGG) corrobora os dados das desigualdades, inclusive de acesso aos serviços especializados, muito embora a situação deva ser ainda mais grave, tendo em vista que a SBGG não fornece os dados da vinculação desses profissionais — gerontólogos e geriatras — aos serviços quanto à natureza pública ou privada (Sociedade Brasileira de Geriatria e Gerontologia, 2009, 2011).

Com relação aos/às geriatras, por região, em 2009, 68% dos(as) titulados(as) encontram-se no Sudeste, 15% no Sul, 8% no Nordeste, 1% no Norte e 6% no Centro-Oeste. Tendência que se mantém, quando observados os números relativos ao ano de 2011: 69%, 15%, 9%, 1%, e 6% respectivamente. Entre os(as) gerontólogos(as), os dados de 2009 revelam que 61% estão desenvolvendo suas atividades profissionais no Sudeste, 13% no Sul, 14% no Nordeste, 3% no Norte e 3% no Centro-Oeste. Tendência que, apesar de ser mantida, sofreu uma pequena alteração, pois em 2011 há o registro de 61%, 13%, 17%, 4% e 5% respectivamente.[32] É interessante observar [mais uma vez] que os(as) profissionais do Serviço Social ocupam o terceiro lugar na distribuição por categoria profissional, ou seja, são 96 (em 2009) e 100 (em 2011) assistentes sociais, correspondendo a 13% dos(as) associados(as) da SBGG no departamento de Gerontologia (Sociedade Brasileira de Geriatria e Gerontologia, 2009, 2011). Aqui está retratado tanto o *déficit* de profissionais especializados(as) pelo país adentro, quanto a presença marcante da nossa categoria profissional na SBGG.

---

32. O incremento de três pontos percentuais no dado do Nordeste é devido ao fato de, durante a realização do VI Congresso Norte-Nordeste de Geriatria e Gerontologia, entre os dias 27 e 30 de julho de 2011, em Porto de Galinhas, no município de Ipojuca, estado de Pernambuco, ter havido a prova de titulação em Geriatria e Gerontologia. O que demonstra a importância da descentralização dessa prova, uma política institucional a ser assumida pela SBGG.

O problema fica mais acentuado quando observados os indicadores de financiamento do SUS.[33] Estes refletem a divergência dos interesses em relação à implementação da Política defendida pela RSB e as manobras engendradas pela gestão governamental. No Brasil, em 2006, o gasto público com saúde como proporção do Produto Interno Bruto (PIB) correspondeu a 3,55%, o equivalente ao total de R$ 450,16 *per capita* (Brasil, 2008). No país, onde a cobertura de planos privados atinge 20,61% da população geral (Agência Nacional de Saúde, 2008) em comparação com outras situações, fica mais evidente o declínio dos gastos públicos com a saúde, de acordo com os dados do quadro a seguir:

Quadro 2 Gastos dos governos em saúde *per capita* (câmbio médio em US$)

PAÍS/ANO	1998	1999	2000	2001
EUA	1.824	1.895	2.005	2.168
Reino Unido	1.349	1.442	1.444	1.508
Argentina	376	394	377	363
Brasil	153	105	108	92
Chile	146	135	143	133
Cuba	121	139	150	160
México	114	130	150	164
Paraguai	45	45	43	37
Uruguai	286	326	304	279

Fonte: Centro de Educação e Assessoramento Popular (2005).

---

33. O artigo 195, da Constituição Federal, preconiza: "a seguridade social será financiada por toda a sociedade, de forma direta e indireta, nos termos da lei, mediante recursos provenientes dos orçamentos da União, dos estados, do Distrito Federal e dos municípios" (Brasil, 1988).

Não é preciso fazer muito esforço para entender que o Brasil, dentre os países selecionados, se coloca como um dos que menos investem na saúde da população, mesmo quando comparado a países da América Latina e Caribe, superando apenas o Paraguai. Mas os números do escasso e decrescente gasto com saúde não refletem, por exemplo, o *déficit* e a qualidade da atenção à saúde do segmento mais velho da população que, no Brasil, em números absolutos, chega a se equiparar à população geral de um país como o Chile. Apesar do aparato legal, os indicadores da transição demográfica em curso, do perfil de morbimortalidade, das condições objetivas de vida dos(as) velhos(as) trabalhadores(as) e dos investimentos minguados, por si só, delineiam a situação real [caótica] no país.[34]

Em síntese, no Brasil são registrados elevados índices de Doenças Infecciosas e Parasitárias (DIP) e DCNT, além das chamadas enfermidades 'emergentes e reemergentes', delineando um perfil epidemiológico complexo e heterogêneo, onde é verificado um perfil híbrido, contemplando padrões arcaicos e modernos de morbimortalidade. O resultado desse processo afeta diretamente o setor saúde, demandando novas posturas do poder público para administrar os impactos do envelhecimento na agenda das políticas sociais, principalmente, quando considerados os dados do IBGE (2000), revelando que 85% dos(as) velhos(as) brasileiros(as) estão acometidos(as) por, pelo menos, uma DCNT.[35] Diante desse quadro epidemiológico e de todas as questões colocadas anteriormente, quando o segmento de pessoas

---

34. Em recente estudo realizado por Magalhães (2009) sobre "a mortalidade da população idosa no Recife no triênio 2004-2006", a partir da classificação da referida população em estratos de condição de vida (CV), ficou constatado que quanto menor a condição de vida maior o risco de morte, pois o "risco obedece a um gradiente que aumenta ao passar do estrado de elevada CV para intermediária CV e desta para a de baixa CV nas faixas de 60-69 anos (incremento de 25,3% e 60,7% respectivamente) e 70-79 anos (incremento de 20,0% e 62,0% respectivamente). Na faixa de 60-69 anos os inseridos em estratos de baixa CV estão mais sujeitos ao risco de morrer em relação aos de elevada CV".

35. As DCNT mais prevalentes relatadas pelo segmento idoso brasileiro são: hipertensão arterial, artrite/reumatismo, doença do coração, diabetes, asma/bronquite, doença renal crônica, câncer e cirrose. "As principais causas definidas de mortalidade entre os idosos brasileiros são as doenças do aparelho circulatório, as neoplasias e as doenças do aparelho respiratório, correspondendo a 60% do total de óbitos em homens e mulheres" (Lima-Costa, 2003).

com 60 anos ou mais correspondia a 9% da população brasileira, mais de 26% dos recursos de internação hospitalar no SUS lhe foram destinados (Lima-Costa et al., 2000).

No entanto, como foi visto em Nunes (2004), esse "gasto" pode estar refletindo a necessidade de repensar o atual modelo de atenção à saúde dos segmentos mais velhos da população geral, longe de ser um dado "natural" da velhice do(a) trabalhador(a). Mesmo porque, de acordo com a Comissão Econômica para a América Latina e o Caribe (Cepal), um problema comum na região são as desigualdades de acesso à atenção sanitária. Como já foi sinalizado, em decorrência da Política de omissão do Estado (em todas as suas esferas), o envelhecimento populacional demanda um investimento adicional, exercendo pressão sobre os recursos sanitários disponíveis, em um contexto onde os países precisam resolver problemas de saúde básicos que afetam, também, outros segmentos da população. Assim, conforme se observa em relação ao Brasil, o crescimento dos gastos com saúde são parcos, na região onde persiste a desigualdade. Ao comparar a média de gastos dos países da América Latina e Caribe relativos ao PIB, de maneira geral, o relatório da Cepal conclui que, entre 2002 e 2004, não houve consideráveis variações, tampouco maiores diferenças, seguindo o recorte dos gastos com o envelhecimento, a velhice das populações (ONU, 2007, tradução nossa).

Sem medo de errar, conforme se lê no próprio texto da Política Nacional de Saúde da Pessoa Idosa, a PNSPI, é possível ratificar que, "embora a legislação brasileira relativa aos cuidados da população idosa seja bastante avançada, a prática ainda é insatisfatória" (Brasil, 2006). Na opinião dos cientistas, no século XXI, um dos grandes desafios para a Saúde Pública no país será cuidar dessa população envelhecida, sendo a maioria com nenhuma ou pouca escolaridade, baixo nível socioeconômico e acometida por elevada prevalência de doenças (Paiva, Freese de Carvalho e Luna, 2006). Acrescente-se a esse rol de desafios, a abolição de práticas sociais profissionais (ir) responsáveis por promover a estigmatização e a segregação da velhice, ao desvincular o(a) velho(a) da sua condição de indivíduo social, no âmbito do SUS.

3.2.4 Da política da omissão à Iatrogenia social: uma questão de violência institucional

A leitura dos indicadores demográficos e epidemiológicos, alheia às determinações dos processos de produção e reprodução social no envelhecimento de indivíduos e populações, serve ao planejamento das políticas sociais, destinadas ao segmento mais velho das populações, embasado na "datação da idade cronológica" como critério absoluto e inviolável. Ou seja, resultante da racionalidade instrumental burguesa, os "remédios" receitados são os mesmos para todos(as) os(as) "usuários(as)". A questão da desigualdade social, em que a velhice não é vivenciada da mesma forma pelos que dominam e pelos dominados, é ocultada (Haddad, 1986). Realidade que me remete ao pensamento, já sinalizado, de Beauvoir (1999), considerando que a própria OMS faz a seguinte advertência:

> Independentemente da idade que se utilize nos diferentes contextos, é importante reconhecer que a idade cronológica não é um indicador exato das mudanças que acompanham o envelhecimento. Existem variações consideráveis no estado de saúde, na participação e nos níveis de independência entre as pessoas idosas da mesma idade. Os responsáveis políticos devem ter isso em conta, ao traçarem políticas e programas para suas populações de idosos. Promulgar amplas políticas sociais baseadas unicamente na idade cronológica pode ser discriminatório e contraproducente para o bem-estar das pessoas de idade avançada (Organização Mundial da Saúde, 2002, p. 6).

Outra leitura, a meu ver, equivocada, quando não intencional, é feita a partir do critério de maioria ou de indicadores que dão invisibilidade à condição de vida de indivíduos que se agrupam em segmentos ideologicamente classificados como "minorias". Por esse critério, no Brasil, o segmento idoso é uma "minoria", pois não ultrapassa, atualmente, o limite dos 11% em relação à população geral. É evidente que outros fatores, alguns apresentados neste estudo, conferirão o *status* de fenômeno à transição demográfica em curso. Assim considero, de acordo com Potyara Pereira (2009, p. 97), que "a política pública não significa só ação. Pode ser também não ação intencional de uma autoridade pública frente a um problema de sua responsabilidade ou competência". Nessa perspectiva de análise, é importante registrar a contribuição de Paim (2003, p. 588) por conceituar Política de Saúde como sendo

> a ação ou omissão do Estado, enquanto resposta social, diante dos problemas de saúde e seus determinantes, bem como da produção, distribuição e regulação de bens, serviços e ambientes que afetam a saúde dos indivíduos e da coletividade.

Adotado esse referencial no conceito de Política de Saúde, de acordo com Cecília Minayo (2006, p. 20), convém apreender essa "omissão" do Estado como uma das manifestações da violência praticada contra indivíduos e populações idosas. A violência institucional, segundo a autora, "diz respeito à aplicação ou à omissão na gestão das políticas sociais e pelas instituições de assistência". Fato constatado, por exemplo, durante as conferências dedicadas à discussão sobre a situação dos(as) velhos(as) no Brasil, realizadas em 2006.[36] Sempre, no momento da discussão e deliberações em grupos separados por eixos temáticos, a saúde e a violência eram os temas mais concorridos. Tanto é que, no Plano Nacional de Implementação das Deliberações da I Conferência Nacional dos Direitos da Pessoa Idosa, as deliberações incorporadas nos eixos da saúde e

---

36. Participei da coordenação das primeiras Conferências realizadas nos municípios do Recife e Olinda e do Estado de Pernambuco, quando fui eleita para compor a delegação que representou o Estado na Conferência Nacional, cujo tema foi a "Construção da Rede Nacional de Proteção e Defesa da Pessoa Idosa (Renadi)". Nas Conferências municipais do Recife e Olinda e na Estadual, estive coordenando Eixos Temáticos, principalmente o da "Violência contra a Pessoa Idosa", tendo a oportunidade de presenciar o debate que, sem muitas delongas, sempre acabava vinculado à (não) política de saúde. Na ocasião da Conferência Nacional, participando do grupo sobre a Violência, conseguimos inserir, como uma das primeiras deliberações incorporadas ao Plano, "promover campanhas educativas sobre a violência contra a pessoa idosa, incluindo a questão da segregação, infantilização e estigmatização" (Conselho Nacional dos Direitos do Idoso, 2007, p. 83).

do enfrentamento à violência reforçam o pensamento de Sayeg, bem como os resultados de uma sondagem realizada junto a um grupo de assistentes sociais (ver Quadro 3), cujos resultados denunciam e cobram a capacitação dos(as) profissionais para atender os segmentos mais velhos da população geral (Conselho Nacional dos Direitos do Idoso, 2007).

Diante dessas observações, confirmando o pensamento de Papaléo Neto (1996), ao longo da história, por força da ideologia dominante, norteadora das diretrizes e conteúdos das políticas implementadas nas sociedades capitalistas, a ênfase nas respostas imediatas às demandas dos segmentos mais jovens foi a forma de garantir a reprodução da força de trabalho considerada produtivamente apta a ingressar e/ou manter-se no mercado capitalista. No entanto, eu insisto, esse imediatismo não se traduz, historicamente, na garantia de condições concretas favoráveis ao envelhecimento, à velhice protegida pelos direitos do trabalho. Quando vejo o(a) velho(a) de hoje, me reporto ao(à) jovem de ontem e à ausência de políticas, a omissão do Estado é transparente. Talvez seja aqui pertinente fazer um paralelo com o pensamento de Marx quando este vem dizer que só se pode apreender a sociedade feudal a partir da sociedade moderna, colocando que só é possível apreender o significado da juventude da classe trabalhadora a partir das gerações de trabalhadores(as) que já envelheceram. Porque é visível — a olho nu — a presença das marcas no rosto e no corpo e a falta dos ponteiros no relógio que marca o tempo de parar de trabalhar do(a) velho(a) trabalhador(a). A "carcaça do tempo", assim reproduzida, pode ser visualizada a partir da descrição de Santiago, o velho pescador,

> que [...] era magro e seco, e tinha a parte posterior do pescoço vincada de profundas rugas. As manchas escuras que os raios do sol produzem sempre, nos mares tropicais, enchiam-lhe o rosto, estendendo-se ao longo dos braços, e suas mãos estavam cobertas de cicatrizes fundas, causadas pela fricção das linhas ásperas enganchadas em pesados e enormes peixes. *Mas nenhuma destas cicatrizes eram recentes* (Hemingway, 2011, p. 13, grifos nossos).

Quadro 3 Principais demandas e desafios referidos pelas assistentes sociais durante os cursos de Gerontologia Social. Recife, fevereiro de 2010[37]

DEMANDAS	DESAFIOS
Rede de atenção, apoio e cuidados	Repensar modelos de atenção que delegam ao indivíduo e a sua família nuclear — única, exclusiva e irrestritamente — a responsabilidade pela proteção à saúde na velhice, principalmente se consideradas as questões impostas pelo processo de feminização e pela violência.
Rede de apoio intersetorial	Articular instituições e serviços, promovendo o acesso do segmento idoso aos recursos necessários à promoção da saúde, prevenção de doenças e agravos, recuperação e reabilitação.
Apropriação, pelo usuário idoso, do conteúdo do aparato legal que contempla os seus direitos	Abrir os espaços institucionais para uma intervenção pedagógica comprometida com a emancipação do Ser, abolindo práticas sociais que segregam, infantilizam e estigmatizam a velhice. Promover a participação, consciente, do segmento nos espaços privilegiados de controle social (Conselhos de Direitos e Conferências).
Capacitação profissional para refletir sobre as questões e intervir nas situações impostas pela velhice dos trabalhadores	Assumir o compromisso com os princípios do Código de Ética Profissional (CEP), mais especificamente, com a qualidade dos serviços prestados à população e com o aprimoramento intelectual, na perspectiva da competência profissional (Conselho Federal de Serviço Social, 1993). Sistematizar as práticas sociais, no âmbito das instituições que compõem o SUS, no sentido de dar visibilidade aos indicadores sociais do segmento idoso atendido pelo Serviço Social.
Estudos e produção no campo de conhecimento do Serviço Social, a respeito da proteção social à velhice dos trabalhadores, na perspectiva da totalidade social	Inserir o debate sobre o tema nos currículos dos cursos acadêmicos e preencher lacunas teóricas, mediante a realização de estudos e pesquisas, fundamentadas na teoria social crítica, a serem referenciadas nas práticas sociais de Assistentes Sociais.

Fonte: Elaborado pela autora.

---

37. Sondagem realizada junto a assistentes sociais, participantes dos cursos de gerontologia social realizados na sede do CRESS/4ª Região e no auditório do Pronto Socorro de Cardiologia da Universidade de Pernambuco nos dias 2 e 10 de fevereiro de 2010. Todas as participantes da sondagem assinaram Termo de Consentimento Livre e Esclarecido.

Na verdade, a atual atenção dada às questões impostas pelo processo de envelhecimento em curso tem muito mais relação com o impacto desse fenômeno na agenda das políticas e nos cofres públicos que com a saúde do(a) velho(a) trabalhador(a). No dizer de Haddad (1986, p. 71, grifo do autor), a incorporação do discurso gerontológico pelo Estado atende à sua meta de salvaguardar a saúde para salvaguardar a "mão de obra", cuidar do prolongamento da vida, para preservar o "corpo capitalista", gerador de riquezas. Não é de se estranhar, portanto, que os discursos das Nações Unidas, primeiro, em prol do "envelhecimento saudável", destinado aos/às velhos(as) beneficiados(as) pelas políticas do *Welfare State*, carregado de um forte apelo à medicalização da velhice; e, anos mais tarde, do "envelhecimento ativo", aos/às velhos(as) do mundo inteiro, tenham tomado os espaços privilegiados do debate sobre a velhice no tempo e espaço do capital. A responsabilização pelo "envelhecimento digno", pela "qualidade de vida na velhice" é atribuída ao próprio indivíduo (um "robsoniano"?), sendo este culpabilizado e penalizado pelo sistema do capital se algo der errado.[38] E assim, sem abolir o sistema do capital, resta saber, em que tempo de vida o(a) trabalhador(a) vai parar de lutar para sobreviver? Com a permissão da metáfora, talvez, na "pessoa" de Santiago, a resposta já tenha sido dada, por Ernest Hemingway, em *O velho e mar*[!?],[39] se o "modo" não mudar.

---

38. Para Teixeira (2008, p. 115), a responsabilização do trabalhador pelo próprio envelhecimento é resultante de processos imediatos como: a influência do pensamento conservador no conteúdo das disciplinas "científicas", nas quais emergem as análises e as propostas de intervenção social; as novas funções do Estado ou novo modelo de regulação social; e a expansão do consumo, ditando novas regras, inclusive de comportamento e culturais, em benefício da ideologia da eterna juventude.

39. Estou aqui me referindo ao livro da minha pré-adolescência, *O velho e o mar*, escrito por Ernest Hemingway, em 1951, narrativa iniciada em 1936, sobre a luta solitária de um velho pescador — trabalhador — cubano para sobreviver à batalha travada entre ele e um marlim gigantesco no mar do Caribe (Hemingway, 2011).

Capítulo 4

A "tragédia do envelhecimento" como expressão da questão social: elementos para pensar e propor uma Gerontologia Social Crítica

Como foi visto no Capítulo 1, o trabalho em comum era realizado a partir da interação dos componentes da família com a natureza, produzido para satisfazer suas próprias necessidades. Ou seja, havia uma relação de dependência entre os indivíduos nesse processo de produção. Na era moderna, porém, o sistema do capital introduziu uma nova racionalidade de subordinação da vida humana à acumulação capitalista e a consequente expropriação violenta do tempo de vida da "espécie" que vende sua força de trabalho, cujo controle atende aos requisitos da mais-valia. Há, escancaradamente, um apelo ideológico à independência que, inclusive, será incorporado pelo discurso político e técnico-científico relacionado à saúde do segmento mais velho das populações, assim como foi colocado no capítulo anterior. Agora, para iniciar este capítulo reproduzo uma questão colocada por Teixeira (2008, p. 74): "Como pode a velhice do trabalhador ser campo de desenvolvimento humano, de projetos de vida, de tempo de vida num sistema mutilador que nega a razão de viver aos trabalhadores?".

No âmbito da sociedade moderna, esclarece Marilena Chaui (2005, p. 390), diferente da antiguidade, o pensamento liberal não pode manter a imagem de um homem livre como homem desocupado, pois o direito de propriedade repousa sobre o trabalho, ou seja, "o negócio é a alma do capitalismo". Nesse modelo de sociedade, há uma valorização do trabalho, do ponto de vista moral, e o direito natural afirmará que todos são livres e iguais. Mas a história vem dando testemunho de que nem livres, nem iguais são todos os homens. Na dimensão do exercício do direito ao poder político, mais acentuadamente com o advento das indústrias, o trabalho foi violentamente submetido aos imperativos do capital. Porque se está tratando aqui de um sistema no qual as relações sociais determinantes, conforme elucida Mauro Iasi (2007, p. 21, grifo do autor), "baseadas na propriedade privada e no assalariamento da força de trabalho, geram as condições para que a atividade humana aliene em vez de humanizar". Nessa engrenagem, a ideologia expressa a materialidade dessas relações produtoras de alienação em três níveis:

> (i) [...] O ser humano aliena-se da sua própria relação com a natureza [...] vivendo relações em que ele próprio se coisifica, onde o produto de seu trabalho lhe é algo estranho e não lhe pertence, [como resultado] a natureza se distancia e se fetichiza; (ii) o ser humano aliena-se de sua própria atividade, [pois] o trabalho transforma-se, deixando de ser a ação própria da vida para se converter num "meio de vida". Ele trabalha para o outro, contrafeito, o trabalho não gera prazer, é a atividade imposta que gera sofrimento e aflição. Alienando-se da atividade que o humaniza, o ser humano se aliena de si próprio (auto-alienação); (iii) Alienando-se de si próprio como ser humano, tornando-se coisa, o indivíduo afasta-se do vínculo com a humanidade, a produção social da vida, metamorfoseia-se num meio individual de garantir a própria sobrevivência particular.

Desde então, afirma Teixeira (2008, p. 69), "o tempo de vida das pessoas continua privado de decisão e submetido não à ordem natural, mas à pseudonatureza desenvolvida pelo trabalho alienado". Os ideais de *liberdade, igualdade e fraternidade*, a cidadania burguesa, por excelência, não pertence aos que precisam trabalhar. O pensamento liberal que sempre defendeu os direitos civis, como o de ir e vir, o direito à propriedade privada, entre outros, criando as condições básicas para a existência do trabalho "livre", assalariado, pressuposto do modo de produção capitalista, se manifesta historicamente contrário aos direitos sociais e restritivo aos direitos políticos. O que de maneira sucinta pode ser explicado pelo teor de comprometimento do Estado moderno com os interesses dos proprietários dos meios de produção. Neste sentido, concordo com Coutinho (2010, p. 51) quando afirma que a formulação do que hoje chamamos de *políticas sociais* está — cada vez mais, na contemporaneidade — fora da órbita de ação desse tipo de Estado [mínimo para o trabalho e máximo para o capital], pelo simples fato de que "não é possível compatibilizar a plena cidadania política e social com o capitalismo", do contrário, "o avanço da cidadania coloca na ordem do dia a necessidade do socialismo".

Toda essa discussão é merecedora de especial atenção no tempo em que volta ao cenário o dilema ao qual é preciso dar respostas em caráter de urgência: "Socilaismo ou Barbárie?". Devendo ser considerado que do capitalismo só é possível esperar mais capitalismo e, consequentemente, mais barbárie. Esta, sem pedir licença e sem pudor, está escancarada pelo mundo afora, traduzida na literatura, no cinema e nos inúmeros estudos, inclusive, desses oficiais que expressam em números, gráficos e tabelas parte do que se manifesta como expressões da questão social. Dados capazes de revelar que, mesmo de maneira superficial, "diferentemente do que disseram os apologistas do capital, o pleno desenvolvimento da ordem burguesa não produziu igualdades" (Braz, 2012, p. 473). É, assim, a barbárie, uma constatação da violência imposta pelo sistema do capital, desde a sua origem mais remota, a um contingente cada vez maior dos(as) descendentes da "espécie" que vende a sua força de trabalho, fazendo com que, na contemporaneidade, cerca de 1/6 da população humana passe fome, no tempo em que a produção de alimentos tem capacidade para alimentar 11 bilhões de pessoas, ou seja, quase o dobro dessa população mundial, segundo alerta Braz (2012, p. 474), com base nos dados do Fundo para Agricultura e Alimentação (FAO).

É nesse tempo de intensas e complexas transformações, marcado pelo desmonte do *Welfare State*, pelo ataque neoliberal às experiências de um modelo de proteção pautado na Seguridade Social; da reestruturação produtiva; do neoliberalismo, preconizando, cada vez com mais rigor, um Estado mínimo para o trabalho e máximo para o capital; do pós-modernismo em ascensão; e do fim do bloco soviético; que emerge a utilização do *termo* sociedade civil. Muito embora não seja objetivo deste estudo aprofundar a discussão sobre o assunto, convém apenas destacar que, de acordo com Acanda (2006), em sua importante análise sobre essa categoria, a recorrência ao *termo* sociedade civil tem relação direta com esses complexos processos desencadeados a partir dos anos 1970, quando, nos países comunistas do Leste Europeu, em ato de rejeição a um Estado ultracentralizador, sociedade civil passou a ser sinônimo de anticomunismo. Ao mesmo tempo, a nova direita dos países capitalistas desenvolvidos, principalmente, nos Estados Unidos e na Inglaterra, colocou em órbita a ofensiva neoliberal, no intuito de desmantelar as conquistas das lutas sociais da classe trabalhadora refletidas no *Welfare State*, em defesa de um *Estado mínimo* [para a classe trabalhadora], "com reduzida intervenção na vida econômica e social, e despojado das suas funções redistribucionistas" permitindo o que esses neoconservadores evocam como "fortalecimento da sociedade civil".[1] Mesmo tempo em que alguns setores da nova esquerda latino-americana passaram a utilizar o *termo* "civil" em oposição "às arbitrariedades do regime militar" e em defesa da "reconstrução de laços associativos que visassem reestabelecer a ação política", sem abominação das funções sociais, econômicas e redistribucionistas do Estado. Nesse caso, é defendido o fortalecimento do Estado e sociedade civil é sinônimo de "movimento popular", "organizações sociais" ou de "bases" e "ONGs". Todavia, em acordo com a análise de Acanda (2006, p. 22), nos três casos, embora sejam diferentes as posições

---

1. Neste caso, sociedade civil é "a esfera em que indivíduos economicamente autônomos estabelecem entre si todo tipo de relações associativas a fim de enfrentar suas diferentes necessidades e resolvê-las sem a ingerência burocrática do Estado" (Acanda, 2006, p. 18).

acerca do termo sociedade civil, persiste uma raiz em comum: a dicotomia entre Estado-sociedade civil.

Feitas essas primeiras considerações ao capítulo ora iniciado, consolidando toda discussão teórica até aqui apresentada, em se tratando das atuais questões levantadas acerca do chamado "fenômeno do envelhecimento da população mundial", é imprescindível abolir discursos e práticas sociais vinculadas às estruturas de pensamentos que naturalizam a "tragédia do envelhecimento", legitimadoras da "culpabilização" e da "responsabilização" dessa tragédia — uma produção social — a partir exclusivamente do indivíduo [social] que envelhece e/ou de sua família. Na perspectiva que rompe com o conservadorismo para afirmar a totalidade social, existem razões para persistir no uso da categoria sociedade civil, relegada ao esquecimento desde 1848 e recuperada por Antônio Gramsci (1891-1937) que, segundo Acanda (2006, p. 160), "foi o primeiro a resgatar esse tema do esquecimento a que havia sido relegado pela ideologia liberal a partir de meados do século XIX". Diferente das posições em voga a partir dos anos 1970, a respeito da categoria sociedade civil, Acanda (2006, p. 47) destaca duas razões para insistir em sua utilização: primeiro, porque "na luta contra a opressão sociedade civil expressa a intenção de alcançar uma interpretação social, mais ampla, dos conflitos políticos" no sentido de enfrentar a racionalidade instrumental; segundo, porque "civil é espaço de descoberta e concepção de formas mais amplas e realização da luta política, que enfatizam a ressocialização dos indivíduos e a construção de novas subjetividades".

Com a intenção de dar continuidade à "interpretação social" do processo de envelhecimento [da classe trabalhadora] no tempo do capital, referenciada neste livro, principalmente, a partir de Beauvoir (1990), Haddad (1986, 1993) e Teixeira (2008), venho propor a afirmação da Gerontologia Social Crítica enquanto campo destinado à produção de conhecimento comprometida com as lutas sociais e políticas e a construção de novas subjetividades vinculadas ao projeto societário da classe trabalhadora, dando conta, inclusive, da sua velhice.

4.1 Entra em pauta a velhice como um "problema social em si" na sociedade moderna

A ênfase na problematização do envelhecimento, no espaço público e na dimensão de segmento populacional, essencialmente forçada pelas questões relacionadas ao trabalho, só passou mesmo a ser desenvolvida, sistematicamente, a partir do século XVII, na Europa ocidental, com a transição do modo de produção feudal para o capitalista mercantil, quando "o envelhecimento das primeiras gerações de operários marcou a associação entre velhice, pobreza e incapacidade" (Debert e Simões, 1994). Engels (2008, p. 136, grifo do autor) traz uma noção dessa realidade deletéria, ao denunciar a situação paupérrima da classe trabalhadora na Inglaterra onde, nas suas palavras, "a sociedade comete, a cada dia, e a cada hora, o que a imprensa operária designa, a justo título, como *assassinato social*". Os operários, nas palavras de Engels, são levados a uma "situação tal que não podem conservar a saúde nem viver muito tempo", pois naquela sociedade, pouco a pouco, suas vidas são debilitadas, "levando-os ao túmulo precocemente".[2]

Tal realidade, ou seja, a situação de pauperismo associando velhice precoce, pobreza e incapacidade, demandou certa atenção na concepção burguesa sobre a proteção social, até então condenada pela ideologia liberal. Era preciso prestar algum tipo de assistência àquela população. Contudo, essa assistência aos pauperizados, vem dizer Fleury (1994), obedecia à lógica de proteção residual, filantrópica, cujo princípio seria o da caridade, provocando efeitos discriminatórios e *status* de desqualificação atribuído aos assistidos. Não sem intencionalidade, os indivíduos perdiam, ao demandarem esse modelo de proteção social, a capacidade de exercer seus direitos civis e políticos.

---

2. Para ilustrar o argumento, no seu livro, Friedrich Engels (2008, p. 147) faz referência a um relatório sobre as condições sanitárias das classes trabalhadoras, cujos dados demonstram que, "em Liverpool, em 1840, a duração média de vida era de 35 anos para as classes altas (*gentry, professional men* etc.), de 22 anos para os homens de negócios e os artesãos abastados e de apenas 15 anos para os operários, os jornaleiros e os servidores domésticos".

Realidade esta que não me parece anacrônica quando reflito sobre as atuais condições de vida de mulheres velhas e homens velhos confinados no que se convencionou chamar de Instituição de Longa Permanência para Idosos(as) (ILPI), em se tratando, neste caso exemplificado, de Instituições que não passam de meros "depósitos",[3] destinadas a receber indivíduos pobres, sozinhos e/ou abandonados, tão pobres que são levados a se submeterem *mui* rapidamente às "normas" internas dessas "ILPI para pobres" — assim como existe o "SUS para pobres" —, perdendo rapidamente a noção de tempo e de espaço; a liberdade de ir e vir, pois, em nome da segurança há cadeados trancando os portões, sem que as pessoas "institucionalizadas" recebam cópias das chaves; a liberdade de exercer o credo religioso, principalmente se a ILPI está vinculada a uma determinada "congregação" religiosa, onde os credos distintos provavelmente não terão espaço para serem exercidos; liberdade de manifestar a sexualidade, tomando como exemplo o fato de, em geral, as Instituições serem criadas para receber mulheres ou homens e, no caso de serem mistas, tendem a segregar os gêneros; enfim, haveria um rosário de perdas a serem colocadas aqui, mas eu estaria fugindo dos meus objetivos. Fica, portanto, uma provocação a ser considerada em se tratando dessa "política" que, a meu ver, é mais uma dentre as muitas que estão sendo negligenciadas pelo Estado e repassadas à rede privada, filantrópica, de assistência, sobre a qual, salvo o olhar dos familiares e conhecidos que visitam essas pessoas velhas institucionalizadas (quando são visitadas), e a fiscalização da Anvisa e do Ministério

---

3. Não faz muito tempo, desde que fomos surpreendidos, aqui no Brasil, pela barbárie sofrida — e não há outra palavra — por pessoas idosas, quando, em 1996, o país se chocou com a exposição midiática de uma das maiores tragédias envolvendo casas geriátricas. A clínica Santa Genoveva, localizada no bairro de Santa Teresa/RJ, foi fechada pelo Ministério da Saúde após 156 idosos terem morrido, entre janeiro e junho, devido aos maus-tratos sofridos. Em 2005, os donos da instituição foram acusados por maus-tratos e lesões corporais seguidas de morte, mas foram absolvidos. O fato pode ser considerado um marco, pois acordou o país para uma realidade encoberta pelos muros da institucionalização. Contudo, não se trata aqui de tomar esse mau exemplo como parâmetro universal, pois há Instituições sérias, nas quais as pessoas vivem com dignidade. Eu, inclusive, fui acolhida numa destas e não consigo imaginar em que outro espaço encontraria as condições ótimas para estudar e produzir este estudo.

Público (quando são fiscalizadas), ficam praticamente isentas do Controle Social.[4] A medida de proteção social, que provoca a perda dos direitos civis e políticos, é uma das modalidades históricas de enfrentamento às expressões da *questão social* que serão aperfeiçoadas com o passar do tempo. Na contemporaneidade, exemplificando mais uma vez a partir de Netto (2010, p. 2), a face da barbárie se evidencia na "articulação da repressão aos pobres com a minimização dos programas de combate à pobreza" — é conveniente mencionar o Benefício de Prestação Continuada (BPC),[5] destinado ao(à) *velho(a) pobre*, um autêntico exemplo da proteção ao capital pela via do incentivo ao consumo em detrimento da proteção ao trabalho que se realizaria pela via da emancipação humana.[6]

4.1.1 A expressão "questão social" no debate contemporâneo à luz da contribuição do Serviço Social

Por não haver um conceito único sobre a categoria *questão social*, faz-se necessário recorrer à produção de conhecimento do Serviço

---

4. Para normatizar a adequação e o funcionamento de ILPI, no Brasil, a Anvisa aprovou, mediante a Resolução n. 283 da Diretoria Colegiada (RDC), de 26 de setembro de 2005, "o Regulamento Técnico que define normas de funcionamento para as Instituições de Longa Permanência para Idosos, de caráter residencial [...]" (Agencia Nacional de Vigilância Sanitária, 2005). A respeito das ILPI, é recomendável a leitura do importante estudo coordenado por Ana Amélia Camarano (2008), pesquisadora do Instituto de Pesquisas Econômicas Aplicadas (IPEA), sobre as Características das Instituições de Longa Permanência para Idosos em todo o país, publicado em parceria com a Secretaria Especial de Direitos Humanos (SEDH), em 2008.

5. A Lei n. 10.741, de 1º de outubro de 2003, o Estatuto do Idoso, no Capítulo VIII, Da Assistência Social, em seu artigo 34 trata do Benefício de Prestação Continuada (BPC), garantindo aos idosos, a partir de 65 (sessenta e cinco) anos, que não possuam meios para prover sua subsistência, nem de tê-la provida por sua família, 1 (um) salário-mínimo mensal, nos termos da Lei Orgânica da Assistência Social (Loas) (Brasil, 2003).

6. Nas palavras de Guerra (2007, p. 143, grifo do autor), "esta 'nova' maneira de considerar a assistência social, que se viabiliza por meio da Constituição de 1988 como um direito dos indivíduos e, por isso, como forma de atribuir cidadania aos 'excluídos', acaba constituindo-se no *objetivo final* da intervenção profissional. A cidadania, entendida como uma forma de igualdade no plano jurídico, encontra-se ancorada no direito burguês, já que a sua outra face compõe-se da desigualdade econômica [...]".

Social para esclarecer o que está sendo aqui adotado. Na dinâmica dos conflitos de interesses e lutas de classes e das respostas arrancadas/elaboradas pelo Estado às necessidades sociais humanas, Netto (2001, 2010) remete a gênese da expressão *questão social* à terceira década do século XIX, quando foi usada — por críticos sociais de diferenciados lugares do espectro ideopolítico — para definir "o fenômeno do pauperismo" que "crescia na razão direta em que aumentava a capacidade de produzir riquezas", evidente na Europa ocidental, como resultado dos impactos da primeira onda de industrialização, iniciada na Inglaterra, no final do século XVIII. Nesse contexto histórico, a *questão social*, ao expressar o fenômeno do pauperismo, tem relação direta com seus desdobramentos sociopolíticos marcados, principalmente, durante a primeira metade do século XIX, pela revolta dos pauperizados. Portanto, cabia na expressão *questão social* a perspectiva ideopolítica de uma reversão da ordem burguesa que legitimava o pauperismo. Em decorrência da Revolução de 1848, as expressões ideais do campo burguês foram abaladas, assim como a base da cultura política que alicerçava o movimento dos trabalhadores,

> trazendo à luz o caráter antagônico dos interesses fundamentais, acarretou a dissolução do ideário formulado pelo utopismo [...] uma das resultantes de 1848 foi a passagem, em nível histórico-universal, do proletariado da condição de classe em si a classe para si (Netto, 2001, p. 44, grifo do autor).

Após a Revolução de 1948, "um divisor de águas", no dizer de Netto (2010, p. 5), haverá "a interdição da compreensão da relação entre desenvolvimento capitalista e pauperização". A expressão *questão social* deslizou para o vocabulário do pensamento conservador (laico e confessional), perdeu sua estrutura histórica determinada e passou a ser naturalizada. Nessa visão conservadora,

> o cuidado com as manifestações da "questão social" é expressamente desvinculado de qualquer medida tendente a problematizar a ordem

econômico-social estabelecida, trata-se de combater as manifestações da "questão social" sem tocar nos fundamentos da sociedade burguesa (Netto, 2001, p. 44).

Iamamoto (2001, p. 10) chamará a atenção para o fato de, no debate contemporâneo, numa perspectiva sociológica, a *questão social* ser entendida enquanto disfunção ou ameaça à ordem e à coesão social, vindo a ser apresentada como uma "nova *questão social*", resultante da inadaptação dos antigos métodos de gestão social, ou seja, produto da crise do Estado Providência. Tomando como exemplo Robert Castel (1998, p. 12), este, ao analisar a realidade na França, no início do século XX, critica o uso da expressão como sinônimo da questão da exclusão e define a *questão social* como "aporia fundamental sobre a qual uma sociedade experimenta o enigma de sua coesão e tenta conjurar o risco de sua fratura". Para o autor, a exclusão, quer seja total ou parcial, é sempre o resultado de procedimentos oficiais e representa um verdadeiro *status*. Nessa linha de pensamento, resume Luiz Eduardo Wanderley (2000, p. 56), a *questão social* significa, desde logo, saber quem estabelece a coesão e em que condições ela se dá numa determinada sociedade. Outro autor, Pierre Rosanvallon (1998), associa e delimita a *questão social* no contexto das disfunções da sociedade industrial emergente, no final do século XX, e identifica o surgimento de uma "nova *questão social*" a partir da inadaptação dos antigos métodos de gestão do social, no final dos anos 1970, caracterizando a crise do Estado Providência. Na crítica encaminhada às visões expressas por Rosanvallon e Castel, Maranhão (2008, p. 96) destaca que, para o primeiro autor, a antiga *questão social* diz respeito ao conflito entre proletariado e burguesia, ou seja, a contradição entre capital e trabalho, representação superada pelo Estado Social europeu; da mesma maneira procede o segundo autor, ao assumir a ideia de que o atual quadro de exclusão traria um caráter inédito aos conflitos sociais contemporâneos. Assim, conclui Maranhão, para além da generalização de aspectos específicos da realidade europeia e das sérias implicações políticas dessas teses, o conceito de exclusão social, ao se ater aos fatos empíricos, observáveis, fragmenta a realidade social e mistifica as determinações imediatas desse fenômeno.

Durante a pesquisa realizada nos *Anais*, trazendo a discussão ao campo empírico, ficou nítida a contribuição dada pela ABEPSS a partir do momento em que instituiu a *questão social* como eixo temático ou grande eixo do Enpess, criando um espaço para essa necessária discussão na produção de conhecimento do Serviço Social, seja ele em que campo ou área for. Mesmo porque, apesar de esta ser uma discussão essencial ao Serviço Social, enquanto categoria profissional, no artigo *S32082* (Souza, 2010), que se propõe crítico, está colocada uma perceptível contradição no texto que discute a *questão social*, evidenciada pelo fato de abranger e agregar conteúdos críticos da produção de conhecimento do Serviço Social, inclusive o conceito adotado por Iamamoto (referido adiante), e ao mesmo tempo deixar a impressão de ter sido adotado o conceito conforme defende Castel (referido anteriormente). Prosseguindo com a análise dos resultados da pesquisa a partir dos parâmetros definidos junto aos orientadores, creio ser oportuno, neste momento, registrar que, diferente de "centralidade do trabalho" e "reprodução social da velhice", "*questão social*" foi o principal descritor e conteúdo mencionado (68,4% e 72,7%, respectivamente), vindo em seguida "totalidade social" (26,3% e 18,2%, respectivamente). Inclusive, dos cinco artigos que apresentam estudos fundamentados na concepção teórico-metodológica dialética, quatro trazem *questão social* como um de seus enfoques privilegiados. Para ser mais específica, abordam o tema da "violência contra a pessoa idosa" como expressão da *questão social*. Em razão dos objetivos deste capítulo, presumo ser importante comentar e/ou citar, desde aqui, alguns trechos extraídos desses artigos. Assim, no artigo *S14080* (Guimarães, 2008), não obstante haver na descrição de seu objetivo ("[...] promover um estudo analítico do fenômeno da violência contra a pessoa idosa [...] enquanto questão social e expressão do avesso da cidadania") menção à violência sofrida pelos(as) velhos(as) como uma *questão social*, o fato parece ter sido mais um vacilo que uma constatação após a finalização da leitura do texto. Este vem trazer elementos críticos e categorias sociais, remetendo o conteúdo à visão totalizadora, obviamente, sendo aqui considerado o limite do espaço definido para esse tipo de produção acadêmica. Contribuição também encontrada no artigo *S33124* (Guimarães, 2010), no qual a violência é apreendida a partir das relações sociais capitalistas, podendo ser feita a seguinte leitura:

> Importa frisar que a sociedade capitalista tem uma natureza violenta, à medida que poucos têm muito e muitos não têm nada; à medida que o conjunto das relações sociais, no geral, é mercantilizada e o poder do dinheiro quase tudo compra ou quase tudo pode. Nessa sociedade, o ser idoso, no global, é considerado improdutivo como força de trabalho necessária aos processos principais de reprodução do capital: um ser julgado descartável como força de trabalho propulsora de lucros, embora seja fundamental como comprador de serviços e consumidor de mercadorias. Essa mesma sociedade obriga o idoso, muitas vezes, a permanecer no circuito do mercado de trabalho para poder sobreviver.

No artigo *S36106* (Góis, 2010), de maneira semelhante, é apresentada "uma reflexão acerca da violência [...] qualificando-a como uma expressão da questão social e como avesso da cidadania", sendo oportuno ainda destacar que, segundo consta nesse artigo, "a violência se expressa como manifestação da questão social dentro da lógica mercadológica das relações capitalistas, que reforça a ideia de competitividade entre indivíduos". Em se tratando de desafios, aspecto retomado mais adiante, no artigo *S26087* (Mulinari et al., 2010), está colocado:

> O desafio posto cotidianamente ao Serviço Social é fazer a leitura da realidade, delimitar quais são as expressões da questão social — já que esta é o objeto de trabalho do Serviço Social —, para que seja possível uma leitura critica e propositiva da realidade e assim articular estratégias e possibilidades para a intervenção profissional, e, por fim, possibilitar o acesso aos direitos.

Assim como procederam as autoras e autores desses artigos que discutem categorias da teoria social crítica, diferentemente da perspectiva conservadora, interessa aqui adotar, conforme ensina Iamamoto (2001, p. 10), a "questão social enquanto parte constitutiva das relações sociais capitalistas, apreendida como expressão ampliada das desigualdades sociais: o anverso do desenvolvimento das forças produtivas do trabalho social". E Netto (2001, p. 45, 48, grifo do autor), sempre iluminado pela teoria marxiana, amplia o significado que deu origem à expressão e esclarece que a *questão social* é um "complexo problemático muito amplo, irredutível à sua manifestação imediata como pauperismo", sendo a *questão social* — e suas expressões — "insuprimível sem a supressão da ordem do capital". Ambos os autores — Netto e Iamamoto —, à luz da teoria social crítica, vão sustentar a tese da inexistência de qualquer "nova questão social". No entanto, esse não tem sido o único entendimento manifestado na produção de conhecimento do Serviço Social.

4.1.2 Outro entendimento sobre a "questão social" protagonizado pelo Serviço Social no Brasil nos anos 1980

Na década de 1980, Marcelo Salgado (1982, p. 18-19), compondo a equipe técnica do Serviço Social do Comércio (Sesc), publicou o livro intitulado *Velhice, uma nova questão social*, inegável contribuição ao debate sobre o envelhecimento na época do seu lançamento. Apesar de não deixar muito claro o conceito adotado a respeito da expressão *questão social*, o autor indica a necessidade de ampliar as ações direcionadas a um grupo que se entendia minoritário, para uma atenção especial da coletividade, diante da magnitude da população envelhecida, exigindo "uma política ampla e expressiva que suprima definitivamente a cruel realidade que espera aqueles que conseguem viver mais". Salgado denunciava a escassez de "pesquisas criteriosas sobre os diversos aspectos e condições de vida do idoso", ao mesmo tempo em que anunciava a criação do Centro de Estudos da Terceira

Idade (Ceti) do Sesc/São Paulo, com a finalidade — segundo suas próprias palavras —, precípua de pesquisar a questão social do(a) idoso(a) no Brasil, e de produzir estudos que possam melhor orientar a ação dos técnicos brasileiros que militam no campo da Gerontologia. Com relação ao Sesc, considerada a época em que o livro foi escrito, vale salientar a sua relevância enquanto espaço sócio-ocupacional para a atuação dos(as) profissionais do Serviço Social. Neste caso, a referência se faz mais especificamente à Unidade em São Paulo, "entidade pioneira no continente latino-americano, em dirigir programas socioculturais a esse grupo etário".

Quando, no campo da Gerontologia Social, a produção do Serviço Social se fazia por essa via de pensamento, em outra via, a importante contribuição de Haddad (1986) a respeito das questões pertinentes ao estudo sobre o envelhecimento humano, embasada na perspectiva crítica marxiana, foi apresentada no seu livro *A ideologia da velhice*. O conteúdo foi dedicado a conhecer o sistema de representações sobre a etapa final da vida humana, através da compreensão de três ordens de discursos citados como dominantes pela autora: da Gerontologia e Geriatria, do Estado brasileiro e do Sesc. Ao analisar o discurso ideológico, tomando como referência as publicações do SESC, inclusive citando o Ceti, Haddad (1986, grifo do autor) enfatiza a preocupação da entidade com o que foi denominada "questão social do idoso". Na sua crítica, a autora entende que o objetivo do SESC assenta-se em, pelo menos, três ordens de paradoxos que vão desde a incompatibilidade entre o "problema social do idoso" e as soluções buscadas via instituições, passando pela identidade entre o "problema social do idoso" e "marginalização social" à via da "educação" apontada como solução para o referido problema. A socióloga é contundente ao afirmar que tais paradoxos desconsideram a "tragédia do envelhecimento" enquanto extensão da tragédia de vida no interior do modo de produção capitalista, produto das relações sociais historicamente determinadas, ocultando, intencionalmente, a desigualdade social e, por decorrência, as condições objetivas de existência do(a) aposentado(a) da classe trabalhadora, que não é marginalizado(a), mas explorado(a) e oprimido(a) (Haddad,

1986, p. 89). Na sua análise, vale o registro, a Educação Permanente propagada pelo Sesc,

> reflete o imaginário endoidecido pela crença cientificista na solução do "problema da velhice" a partir do próprio homem. Por encobrir as condições reais de vida do velho da classe trabalhadora, acaba, numa ânsia louca, por responsabilizar o idoso pela tragédia em que se vê mergulhado. [...] Ao lado do sentimento de responsabilidade, é inculcado no velho o sentimento de culpabilidade. [...] Trata-se de uma educação da alienação, para a alienação e pela alienação. A educação alienante, inerente a essa mistificação pedagógica, faz parte do que denominamos a lógica da questão da velhice na ação do Serviço Social do Comércio (Haddad, 1986, p. 93).

Na crítica realizada por Haddad, gerontólogos e geriatras, a partir da análise de seus discursos, serão denominados "ideólogos a serviço da classe dominante", cujas representações sobre a velhice, não levando em conta as condições objetivas de trabalho na sociedade capitalista, fazem parte da pseudoconcreticidade. Nas palavras da autora,

> as ligações da Sociedade Brasileira de Geriatria e Gerontologia (SBGG) com organismos internacionais como a ONU e o Centro Internacional de Gerontologia Social (CIGS) vão além das proclamações das trocas de informações entre comunidades científicas: a hegemonia exercida por esses organismos está implícita nas declarações de geriatras e gerontólogos brasileiros e se expressa nas propostas feitas por eles (Haddad, 1986, p. 35).

Para Haddad (1986, p. 36), esses ideólogos atuarão na perspectiva de disseminar uma proposta de "preparação para o envelhecimento" condizente com o receituário expresso pela ideologia burguesa, predominante no sistema capitalista internacional, ignorando as forças reais que explicam o processo de surgimento da problemática da velhice. Assim, a "pedagogia da velhice" encerra em si mesma uma saída para a "questão da velhice", ocultando o mundo da *práxis*, determinação da existência humana como elaboração da realidade, produtor da velhice trágica. Esse pensamento dominante, protagonizado pela Gerontologia e Geriatria, segundo analisa, será cooptado pelo Estado e preconizado nas portarias de 9 de novembro de 1979 e de 5 de maio de 1982, destinadas aos(às) velhos(as) trabalhadores(as), na perspectiva de discipliná-los(as) na arte de saber envelhecer. Conforme registra Haddad (1986, p. 69), na tentativa de ocultar as condições que geram a velhice trágica, o Estado, com esses benefícios legais, mergulha em mais uma de suas contradições, mediante uma ética humanista que insiste no prolongamento de suas vidas, pois, segundo analisa, decretar morte aos(às) velhos(as) significa reconhecer a falência da nossa sociedade.

Eis uma síntese da crítica, a meu ver, uma das mais importantes contribuições à discussão sobre a velhice, na perspectiva que rompe com o conservadorismo, publicada no Brasil. Para melhor apreender a crítica elaborada por Haddad, recorro ao item a seguir.

4.1.3 O racionalismo formal-abstrato e o Serviço Social brasileiro

Carlos Nelson Coutinho (2010, p. 21) indica duas etapas principais na história da filosofia burguesa, marcando a primeira desde os pensadores renascentistas a Friedrich Hegel, quando houve "um movimento progressista, ascendente, orientado no sentido da elaboração de uma racionalidade humanista e dialética". De acordo com o autor, e assim também referem Laski (1992) e Acanda (2006), não é possível perder de vista que, em dado momento, o capitalismo representou, tanto no plano econômico-social quanto no cultural, uma extraordinária revolução na história da humanidade. Depois, a segunda etapa, marcada pela "progressiva decadência, pelo abandono mais ou menos completo das conquistas do período anterior", foi um processo consolidado entre 1830 e 1848, quando a burguesia traiu a causa do progresso social, e serão praticamente abandonados os núcleos das categorias filosóficas do pensamento revolucionário burguês: o *humanismo*, o *historicismo concreto* e a *razão dialética*.

Com relação à primeira etapa, sinalizada por Coutinho (2010, p. 21), na história da filosofia burguesa, a razão de forma inclusiva, e quem explica agora é Guerra (2007, p. 44, grifo do autor), "porta em seu interior não apenas as possibilidades de apreender as condições objetivamente dadas, como de estabelecer relações, (re)conhecer, (re)construir". A partir deste legado, continua Guerra, "a *racionalidade*, enquanto uma propriedade da razão, vincula-se às formas de concebê-la; por isso, tem na razão o seu fundamento de determinação, que é expressão da própria realidade". Concernente às determinações lógicas e ontológicas da categoria racionalidade, essa autora vem ainda trazer uma importante contribuição, referindo que, ao adotar "uma determinada maneira de conceber a razão, vemos que ela é por si só determinante, não da realidade, mas de uma forma de apreensão e compreensão do real", esclarecendo "que a realidade é sempre mais rica de determinações que a capacidade do sujeito de apanhá-las". A respeito das determinações, Marx (2011, p. 41), na análise sobre "a moderna produção burguesa", elucida que "todas as épocas da produção têm certas características em comum, determinações em comum", todavia, "algumas pertencem a todas as épocas" enquanto "outras são comuns apenas a algumas". Nessa linha de pensamento, quando me refiro à "racionalidade, dada pela razão dialética", a estou conceituando, iluminada pelo pensamento de Guerra (2007, p. 44), como a "síntese de procedimentos ativos e intelectivos, [...] adjetivo da razão que desaliena, desmistifica, nega o dado na sua aparência e é capaz de engendrar ações que ultrapassem a dimensão manipulatória e instrumental".

A segunda etapa indicada, linhas atrás, por Coutinho (2010, p. 21), tomando como "divisor de águas", de acordo com Netto (2010, p. 5), a revolução de 1848, "fecha o ciclo progressista da ação de classe da burguesia", resultando no que este autor denomina "interdição da compreensão da relação entre desenvolvimento capitalista e pauperização". Mecanismo este, — continuo respaldada em Netto (2010, p. 5)

— determinante no sentido de apagar da *questão social* sua estrutura histórica, naturalizando a expressão, "tanto no âmbito do pensamento conservador laico quanto no do confessional", no momento que, em caráter de urgência, se colocava como prioridade a manutenção e a defesa da ordem burguesa. Nesse contexto, as manifestações da "questão social" foram adotadas pelos "ideólogos conservadores laicos", como desdobramentos de toda e qualquer ordem social, naturais, portanto, ineliminaveis. Cabia, desde então, uma intervenção política limitada, reformista, sem desmerecer o recurso à ciência, no intuito de amenizar e reduzir tais manifestações, dentre as quais Netto (2010) refere algumas e eu destaco, intencionalmente, a *desproteção à velhice*. No que diz respeito ao pensamento conservador confessional, apela-se para medidas socioeducativas para arrefecer a situação de pauperismo sem, contudo, erradicá-la.

Nas duas vias de conceber o mundo, no dizer de Netto (2010, p. 6, grifo do autor), prevalece a recorrência à *reforma moral do homem* e da sociedade, ou seja, a naturalização da *questão social* a converte em *objeto de ação moralizadora*. Com certeza, por essas duas vertentes do conservadorismo o enfrentamento das manifestações da *questão social* se materializa através de um programa de *reformas* objetivando preservar a propriedade privada dos meios de produção. Não se problematiza a ordem estabelecida e a intervenção se faz "sem tocar nos fundamentos da sociedade burguesa", resultando, em síntese, no "reformismo para conservar". Por outro lado, foi também nesse momento histórico que as bases da cultura política que alicerçava o movimento dos(as) trabalhadores(as) ruíram diante do "caráter antagônico dos interesses das classes sociais fundamentais", prevalecendo a clareza de que as manifestações da *questão social* só se enfrentam pela via da "subversão completa da ordem burguesa, num processo do qual estaria excluída qualquer colaboração de classes", configurando a passagem, "em nível histórico-universal, do proletariado de classe em si a classe para si".

Esse distanciamento da reflexão ontológica vem, sobretudo, no século XX, contrapor à busca do conhecimento nos moldes refletidos desde Kant[7] e sintetizados por Hegel, uma perspectiva "subsumida por inquietações a respeito dos diferentes modos de conhecer e de atuar sobre a realidade", com ênfase na epistemologia. Recupera-se, assim, segundo Guerra (2007, p. 55), "o método lógico-experimental na análise e tratamento dos fenômenos e processos sociais", demarcando o momento histórico no qual haverá distinção entre as ciências naturais e as do espírito (ou sociais). O critério de cientificidade segue dois caminhos, em sentidos contrários, porém, não afetados antagonicamente, em consequência do conservadorismo que os une. Mesmo porque, afirma Guerra (2007, p. 55, grifo do autor), "em que pesem as diferenças peculiares a cada contexto sócio-histórico, ambas as vertentes gestam-se na e da interseção entre o pensamento kantiano, restaurador da ética e da moral, e a 'desordem' gerada pela industrialização". A autora está, aqui, fazendo referência ao historicismo alemão, cujo apogeu se verifica na "sociologia compreensiva de Max Weber (1864-1920)", e ao "positivismo lógico francês, inaugurado com Auguste Comte (1798-1857) e modernizado por Émile Durkheim (1858-1917)". A respeito dessas duas vertentes, esclarece o seguinte:

> No primeiro caso, o da Alemanha, a polêmica intelectual girava em torno da existência de juízos de valor a influenciar a pesquisa científica e da inadequação do método vigente nas ciências naturais aplicado à compreensão da sociedade. O positivismo francês, cuja influência do empirismo inglês se faz nítida, preocupa-se em estabelecer uma ciência

---

7. Guerra (2007, p. 47-49, grifo do autor) vem lembrar que Kant estava "preocupado em explicar um tipo de conhecimento que advém não de juízos puros, mas aqueles resultantes da experiência e, deste modo, alcançados pela via do entendimento. Ocupa-se, pois, em encontrar os fundamentos das possibilidades da experiência. [...] O nível da intuição pura é, para Kant, condição primeira do conhecimento *a priori*, que se realiza pela via do intelecto". Para Kant, a experiência é um tipo de conhecimento possibilitado pela relação entre as categorias do entendimento e a intuição sensível dada pelo espaço e tempo. Em sua análise, entendimento é "uma atitude espontânea da mente, [que] realiza as sínteses da matéria fornecida pela *intuição do espaço e do tempo*". No tocante à razão, em Kant, é colocado de maneira reiterativa o seu atributo prático-moral; "prático no sentido de que a razão tem que se plasmar em atos, e, moral, porque estas ações devem ser amparadas por critérios volitivos".

única — a Sociologia — capaz de dar conta das explicações de qualquer que seja a ordem dos fenômenos analisados (Guerra, 2007, p. 55).

Colocados esses pontos, cabe ainda uma elucidação a respeito do elo comum entre essas duas vias de pensamento, relacionado ao critério de cientificidade, o que se verifica, segundo Guerra (2007, p. 55), na rejeição à Metafísica e no pressuposto da laicização da ciência. Concepção na qual "o conhecimento não extrapola o âmbito dos fenômenos, estando estes submetidos a relações constantes (leis)". Aqui se verifica um traço da decadência sinalizada, anteriormente, por Coutinho, porque, nas palavras de Guerra (2007, p. 55-56), "a ciência como a única forma de conhecimento aceite é concebida como atividade racional, objetiva, sistemática, que tem no método experimental o seu instrumento heurístico". É, enfim, uma perspectiva racionalista e agnóstica, o ponto de convergência entre o historicismo alemão e o positivismo francês. Não obstante a interseção, a esta vertente, principalmente em decorrência das elaborações de Émile Durkheim, se atribui "a gênese e desenvolvimento de um 'paradigma' que tem na razão formalizadora o seu fundamento de determinação". Vertente de pensamento esta que merecerá mais algumas linhas a seguir.

Vale aqui salientar, com relação aos "fundamentos e pressupostos do racionalismo formal-abstrato", haver a intenção de se analisar os fenômenos humanos com a mesma lente pela qual se observam os fenômenos naturais;[8] tomar como objeto de estudo os fatos sociais;[9] focar a ênfase nas instituições sociais (Estado, família, direito) em detrimento dos indivíduos; assim, não resta espaço para se pensar as

---

8. "Ao naturalizar o processo histórico, Durkheim transforma a socialidade dos homens em produto de uma evolução natural, resultando da total adaptação dos indivíduos às instituições que, sendo-lhes anteriores, encontram-se legitimadas a exercer o grau de coação necessário à manutenção da ordem" (Guerra, 2007, p. 62).

9. Na concepção durkheimiana, fato social é "o que tem ressonância social, independente dos indivíduos enquanto tal, mas que exerça sobre eles determinado grau de influência. [...] fatos sociais são *exteriores, anteriores e superiores* aos indivíduos e por isso só ocorre nos grupos sociais, via instituições" (Guerra, 2007, p. 58, grifos do autor).

individualidades, não há interferência teleológica dos sujeitos, não há história (Guerra, 2007, p. 58).

Na análise durkheimiana, assinala Guerra (2007, p. 59-61, grifo nosso), a sociedade é vista como um organismo, ou seja, "um todo articulado por partes que se vincula funcionalmente, embora cada órgão coloque-se de forma independente das funções que desempenha". É, por certo, "uma perspectiva de análise que mescla elementos funcionais, sistêmicos e comparativos, marcada por induções amplificantes que, transformadas em generalizações, constituem-se na via para as formulações de leis", bem como pela "cisão entre *fato social*, econômico, cultural etc., e a neutralização do caráter histórico e econômico dos fenômenos sociais". É assim, para Guerra (2007, p. 64, grifos do autor), o racionalismo formal-abstrato, "uma maneira muito particular de conceber a realidade social: desistoricizada e deseconomizada". Sendo conveniente enfatizar:

> A proposta de reforma moral durkheimiana, de criação de vínculos que garantam uma solidariedade que seja princípio diretor da ação dos homens, tem sido, ao longo da história, objetivo precípuo das instituições, práticas sociais e profissionais sob o capitalismo. [...] A esses traços acresce-se a necessidade de uma ação social de conteúdo pedagógico, mediante procedimentos técnicos racionais, e teremos a fórmula durkheimiana que tem sido utilizada na despolitização das [manifestações das] questões sociais, na reprodução ideológica da sociedade pela via da moral, esta, instrumento privilegiado para assegurar a coesão social.

Sem dúvida, de acordo com Guerra (2007, p. 122, 124), o racionalismo formal-abstrato veio encontrar "seu substrato nos processos e relações que se estabelecem no/pelo trabalho nas formações socioeconômicas capitalistas". Circunstâncias verificadas no Brasil, onde essa vertente se lançou em solo fértil, quando era consolidadão, na década de 1970, um processo de industrialização nacional, período marcado pelo autoritarismo e conservadorismo que, nas palavras da referida autora, "inspiram a burguesia industrial brasileira", não podendo ser aqui esquecida a "posição subalterna que o país ocupa da divisão internacional do trabalho", predominando, naquele momento, o padrão que se traduz pela exploração máxima dos(as) trabalhadores(as) e o uso da coerção refletida em ameaças à estabilidade no emprego. Combinam-se, assim, no Brasil, métodos e técnicas de gerência científica, nos moldes do taylorismo, com medidas assistenciais no intuito de sanar a resistência dos(as) trabalhadores(as), em sua ação coletiva, não sendo possível deixar de registrar, como parte dessa engrenagem, o recurso à força repressiva em caso de "necessidade". Com esses mecanismos de dominação, em nome de uma segurança nacional, é produzido um discurso aparentemente "neutro", capaz de camuflar o empobrecimento do(a) trabalhador(a), justificado como "decorrência natural [e transitória] do progresso", decantado nos quatro cantos do país.[10] Era, então, um contexto no qual o engenho capitalista moía a vida do(a) trabalhador(a) até as últimas vísceras. Em nome desse anunciado progresso nacional, à custa da superexploração da classe trabalhadora, haverá a recorrência à difusão de ideias e princípios racionalizadores, protagonizados mediante a adoção de procedimentos e técnicas científicas que serão transformadas em *valores cívicos e morais* que, na análise de Guerra (2007, p. 124), serão "incorporados ao conjunto de valores ético-morais da nossa sociedade". Convém, neste momento, lembrar, e para isso eu me reporto a Marx e Engels (2009, p. 67), que "as ideias da classe domi-

---

10. Na época, o meu pai foi para Cubatão, São Paulo. Era mais um, entre tantos outros nordestinos, desempregado, que deixava o seu espaço, sua família, seus amigos e tudo mais, rumo ao emprego prometido. Mesmo crianças, eu e os meus irmãos, não ficamos imunes à dor de uma despedida tão sem explicação (para nós), mesmo sabendo que o nosso avô cuidaria de nós. Ver a nossa mãe chorando só aumentava a confusão em nossas cabeças. Parecia que, apesar do discurso, o destino não era tão bom assim. Escrevendo este item lembrei, de imediato, desse dia na antiga rodoviária do Recife (no Cais de Santa Rita). São Paulo, no nosso universo de criança, poderia ser qualquer lugar do mundo, pois a noção que tínhamos era a da falta do nosso pai, do tempo que passava e ele não chegava. Não havia previsão de volta. Hoje eu entendo e é tudo tão concreto, mesmo porque foi preciso que o tempo passasse para eu perceber que a carteira com a foto que ele deixou comigo para eu não o esquecer, era o documento que o habilitava a entrar em seu local de trabalho, o mesmo do qual ele havia sido demitido. É a história de um trabalhador.

nante são, em todas as épocas, as ideias dominantes, ou seja, a classe que é o poder dominante da sociedade é, ao mesmo tempo, o seu poder espiritual".

No Brasil, dando visibilidade à contradição inerente ao sistema do capital, o rebelar da classe trabalhadora escreveu nas páginas da nossa história uma trajetória de lutas, avanços e conquistas que, de maneira sucinta, foi narrada no capítulo anterior, incidindo nos métodos de racionalização da classe burguesa. E assim, sem fazer cerimônia com o princípio liberal clássico de autorregulação do mercado, escreve Guerra (2007, p. 128), "a era dos monopólios exige que o Estado brasileiro converta-se em meio de concreção das finalidades do capital". Nesse processo de "refuncionalização do Estado", as questões nascentes no antagonismo entre capital e trabalho, sofridas pela classe trabalhadora, passam a ser atendidas como carências de caráter individual. Ou seja, "as tensões provocadas pela luta de classes *aparecem* racionalmente convertidas em questões sociais", mas essa camuflagem não basta e "a contradição entre capital e trabalho, essencialmente econômica, política e histórica, apresenta-se como uma relação de eficácia e eficiência, ou no limite, entre meios e fins" (Guerra, 2007, p. 128). Ora, chega-se assim à conclusão de que essa perspectiva de racionalização não se confronta com as correntes positivistas, fonte mais indicada para responder à necessidade de uma especificação de "ser social" que se apresentava naquele momento. Um "ser social" que só se encontra na moral científica durkheimiana, guardiã do fundamento que determina sua intervenção na questão social (Guerra, 2007, p. 130).

Impõe-se, elucida Guerra (2007, p. 136), "a reestruturação da *máquina* administrativa ao Estado, implantando e implementando instituições, programas de ação, estratégias e instâncias técnicas". É neste sentido que o Estado, sob uma nova racionalidade, "ao incorporar os princípios científicos" da racionalização no processo de trabalho, converte o político em técnico-burocrático, "[...] buscando operar e mediar o minado campo no qual se defrontam os antagonismos entre capital e trabalho, pela via das políticas sociais". Ora, tecidas essas considerações, é possível entender do que tratava Haddad (1986) ao encaminhar uma crítica ao ponto de vista de Salgado (1982) quando se referia à "Velhice [como] uma nova questão social". Ao revés, com os pés no chão, do ponto de vista da dialética marxiana, não há como deixar de considerar que as políticas sociais brotam desse campo minado por relações antagônicas que não se conciliam; e que o Estado, ao "desistoricizar e deseconomizar" a questão social, acaba, no dizer de Guerra (2007, p. 135), obscurecendo "a organicidade entre políticas sociais e processo de acumulação/valorização do capital". E assim, como será visto adiante, à mercê dos ditames da ordem capitalista dos monopólios, esse novo padrão de racionalidade passa a demandar profissionais, técnicos, para pôr em prática a sua racionalidade formal-abstrata.

4.2 O estudo do envelhecimento humano na perspectiva da totalidade social: uma questão de classe (trabalhadora) contemporânea e urgente para o Serviço Social

Em razão do acúmulo anunciado na Introdução e das principais tendências apontadas nas áreas que compõem o presente estudo, em momento algum, durante todo período de produção deste livro, parti do marco zero ou recorri a uma metodologia *a priori*, pois já era possível considerar que, no âmbito da política de saúde: a demografia indica um acentuado processo de envelhecimento populacional, generalizado em todas as regiões brasileiras e estratos sociais, gerando novas demandas para o sistema de saúde, com maior ênfase a partir dos anos 2050, quando o número de pessoas idosas ultrapassará o de menores de 15 anos. Nessa época, para cada pessoa com 75 anos ou mais haverá apenas dois potenciais cuidadores, enquanto eram cinco em 2000 (Rede Intergeracional de Informações para Saúde, 2009). A Política, pela via da omissão, da não ação, tem promovido o envelhecimento, a velhice senil, demandante de atenção de alta complexidade, superlotando e estagnando os serviços de saúde. Os gastos públicos com a saúde das populações, diante do perfil epidemiológico delineado, têm sido reduzidos e não acompanham a magnitude das questões colocadas pela transição demográfica em curso na contemporaneidade. Por incidir substantivamente na rede de apoio, ou razão de suporte, em função da queda na taxa de fecundidade e da inserção da mulher no mercado de trabalho, o envelhecimento das populações provoca um novo cenário de abandono e negligência no âmbito da Saúde, principalmente, vivenciado pela mulher velha — se considerados os dados da feminização —, situação cotidiana encaminhada ao Serviço Social. Há uma tendência crescente à institucionalização, acompanhada da estigmatização e segregação da velhice, envolvendo principalmente velhas e velhos trabalhadoras(es) que passam a depender de um sistema de (des)proteção, protagonizado pela omissão do Estado e refilantropização, nos remetendo aos primórdios da assistência, quando o "objeto" dessa política perdia o *status* de *cidadão* para incorporar o de *desqualificação*, atribuído aos "pobres" assistidos. Longe de garantir a velhice com dignidade, a Política de Seguridade Social, na contramão de seu conteúdo ideopolítico democrático, bandeira da RSB, vem protagonizando o(a) velho(a) trabalhador(a) curatelado(a) em detrimento de sua emancipação. Sem a mediação das relações de produção e reprodução social, a intervenção do Serviço Social e demais categorias de profissionais, em especial, no âmbito da Saúde, da Assistência Social e da Justiça, tendem a focar a atenção na "individualidade isolada", culpabilizando e responsabilizando o(a) velho(a) e/ou sua família pelas condições objetivas de vida e de doença em que se encontra(m), isentando o Estado de suas obrigações, em cumplicidade com os ditames da contrarreforma. A produção literária acadêmica, reproduzindo todo esse processo, tende a abordar a problemática da velhice pela via da epistemologia, alienada, assim, da dimensão ontológica do ser social, sendo referenciada em práticas sociais — e vice-versa — que desumanizam e fragmentam o curso de vida humana, arrancando do processo de envelhecimento a sua historicidade e humanidade, ou seja, a perspectiva de totalidade, reivindicada pela razão dialética. Aspectos estes que não devem deixar de ser considerados pelo Serviço Social brasileiro, enquanto categoria profissional que abraça o projeto societário da classe trabalhadora.

4.2.1 O Projeto Ético-Político e a instrumentalidade do Serviço Social: elementos teórico-metodológicos que configuram a "práxis" profissional

Chegar à velhice, portanto, na visão totalizadora, não tem sido uma experiência garantida a todas as populações do mundo, porque dele fazem parte países como o Congo e a Suazilândia. Tampouco, fora destes países, a conquista da longevidade proporciona a vivência da velhice com manutenção de padrões de saúde favoráveis à dignidade dos indivíduos nessa fase da vida que, do ponto de vista biológico, na definição de Neri (2001, p. 43), é marcada "por processos de transformação do organismo que ocorrem após a maturação sexual e que implicam a diminuição gradual da probabilidade de sobrevivência". Com base nessa afirmação, é interessante observar que o envelhecimento humano é um processo iniciado bem antes da velhice, sendo esta o resultado histórico de todo processo de vida de indivíduos que compõem populações, cujo destino biológico será também determinado pelos condicionantes sociais que incidirão no processo vital (que é de natureza interacional, iniciado em épocas e ritmos diferentes, acarretando resultados distintos às diversas partes e funções do organismo humano). Há, com certeza, "um limite para a longevidade, o qual é estabelecido por um programa genético que permitiria ao organismo suportar uma determinada quantidade de mutações. Esgotado esse limite, o organismo perece".

Estudar o envelhecimento humano na perspectiva da totalidade social é uma questão a ser cuidadosamente tratada pelo Serviço Social, quando levada em consideração a sua produção no campo da Gerontologia Social, na condição de categoria profissional que a partir dos anos 1970, no Brasil, travou uma verdadeira luta com o objetivo de enfrentar e denunciar o conservadorismo profissional. Ao romper com o legado religioso que, desde os primórdios do processo de formação profissional, nos anos 1930, norteou a prática social com base na doutrina da Igreja Católica, abraçou, declaradamente, a causa da "espécie" possuidora unicamente da sua força de trabalho, enquanto parte constitutiva dessa classe. É evidente que essa histórica mudança se realiza com respaldo no pensamento marxista, novo ponto de vista assumido pelo Serviço Social.[11] Emergiram desse processo os fundamentos que estarão formatando o convencionalmente chamado *Projeto Ético-Político*, pautado na vasta produção de conhecimento, a partir dos anos 1990, alicerçada na *Teoria Social Crítica*, dando testemunho da opção da categoria pelo projeto societário da classe trabalhadora no Brasil; bem como nas referências como a Lei que regulamenta a profissão, pelo Código de Ética Profissional de 1993, pelas resoluções e parâmetros de intervenção devidamente legitimados pelo conjunto CFESS/Cress.

Os projetos societários, como se sabe, são projetos coletivos, de acordo com Netto (2006, p. 142-145), "que apresentam uma imagem de sociedade a ser construída, que reclama determinados valores para justificá-la e que privilegiam certos meios (materiais e culturais) para concretizá-la". Há, evidentemente, nesses projetos, um conteúdo político que envolve relações de poder, e uma direção política socialmente definida por um sujeito coletivo. Projetos societários são,

---

11. Sobre o assunto, Guerra (2007, p. 138, grifo do autor) esclarece: "na intersecção entre a 'velha' razão subjetivista, de cunho ético-moral e as 'novas' demandas colocadas à ação profissional do assistente social, assiste-se à primeira 'crise' no interior da profissão, que ameaça destruir as bases ético-filosóficas e religiosas sob as quais o arcabouço teórico e metodológico do Serviço Social havia sido construído. Do enfrentamento dessa crise engendra-se, no final da década de 1960, um movimento marcado por continuidades e rupturas, que se convencionou chamar 'reconceituação'. Na busca de soluções modernizantes ao agravamento das questões sociais oriundas do modelo de expansão adotado pelo Estado, a instituição Serviço Social vai se empenhando em encontrar novas formas de operacionalização para atender às demandas que se configuram no país, após o golpe de 1964. Aqui a introdução do planejamento social, como forma de controle e aquisição de consenso social, a criação de programas sociais com fontes de receitas compulsórias (FGTS, PIS, Pasep) ampliam o espaço de intervenção do assistente social. Esta, por sua vez, dicotomiza-se entre ações assistenciais e de cunho promocional".

portanto, projetos *macroscópicos* e, no âmbito da sociedade moderna, convém salientar, configuram-se enquanto projetos de classe. Os projetos relacionados às profissões[12] que, "reguladas juridicamente, supõem uma formação teórica e/ou técnico-interventiva, em geral de nível acadêmico superior" também compõem o elenco dos projetos coletivos. Ainda segundo Netto (2006), "o sujeito coletivo que constrói o projeto profissional constitui um universo heterogêneo [...] todo corpo profissional é um campo de tensões e de lutas". Assim, embora não seja possível deixar de considerar que um projeto profissional apresente um conteúdo ideopolítico hegemônico, isso não permite desconsiderar os antagonismos que permeiam esses projetos. Em outras palavras, a hegemonia de um projeto não garante a sua exclusividade. Realidade nitidamente constatada durante a pesquisa realizada nos *Anais dos Enpess* para compor este estudo, cujos resultados me reportam à crítica feita por Haddad à produção de conhecimento do Serviço Social, no campo da Gerontologia Social, na década de 1980.

Com essa ressalva, considerando que a produção de conhecimento também é referenciada na prática social — e vice-versa — da categoria profissional, abro parêntesis para recorrer à importante contribuição de Yolanda Guerra (2007, p. 53) quando esta aborda a *Instrumentalidade no trabalho do assistente social*, esclarecendo que, para além do conjunto de instrumentos e técnicas, a instrumentalidade no exercício profissional diz respeito "a uma determinada capacidade ou propriedade constitutiva da profissão, construída e reconstruída no processo sócio-histórico", ou seja, "[...] é uma propriedade e/ou capacidade que a profissão vai adquirindo na medida em que concretiza objetivos". Neste sentido, por meio da instrumentalidade, os

---

12. Nas palavras de Netto (2006, p. 144), "os projetos profissionais apresentam a autoimagem de uma profissão, elegem valores que a legitimam socialmente, delimitam e priorizam seus objetivos e funções, formulam os requisitos (teóricos, práticos e institucionais) para o seu exercício, prescrevem normas para o comportamento dos profissionais e estabelecem as bases das suas relações com os usuários de seus serviços, com as outras profissões e com as organizações e instituições sociais e públicas (inclusive o Estado, a quem cabe o reconhecimento jurídico dos estatutos profissionais)".

profissionais objetivam sua intencionalidade mediante respostas profissionais.

Mencionar a *objetivação da intencionalidade* remete a reflexão ao que já foi visto no capítulo anterior, pois, pela mediação do trabalho, o homem transforma a realidade, a si mesmo e aos outros, reproduzindo material e socialmente a sociedade em que vive. Essa ação transformadora, conceituada como *práxis*, diz respeito ao conjunto das formas de objetivação dos homens, incluindo o próprio trabalho. Assim, de acordo com Guerra (2007, p. 53), o processo de trabalho é uma atividade prático-reflexiva, "voltada para o alcance de finalidades, as quais dependem da existência, da adequação e da criação dos meios e das condições objetivas e subjetivas". Logo, tanto no trabalho quanto na *práxis*, os homens realizam a sua teleologia. Em outras palavras, quando há unidade entre o sujeito da ação transformadora e o produto da sua ação, ou seja, quando a mediação do trabalho se configura enquanto uma extensão da humanidade do indivíduo à natureza, o trabalho é *práxis*. Porque, nesta situação, evidencia Chaui (2005, p. 390), "o agente se exterioriza na ação produtora e no produto, ao mesmo tempo em que este interioriza uma capacidade criadora humana, ou a subjetividade". A partir dessa reflexão, verdadeiramente, interessa aqui salientar a relação entre "postura teleológica e instrumentalidade".

No modelo de sociedade onde os homens foram convertidos em mercadoria, a instrumentalidade é negada ao ponto de ser convertida em *instrumentalização de pessoas*, mecanismo reproduzido no âmbito da sociedade moderna como condição *sine qua non* de existência e perpetuação da ordem burguesa. Contando, para tanto, com as instituições e organizações sociais intencionalmente criadas para cumprir este objetivo do processo produtivo capitalista. Nesse contexto, marcadamente, no estágio monopolista do capitalismo, a *questão social* passa a ser foco da *intervenção sistemática e contínua* do Estado moderno. No trato das suas expressões, o Estado, com o fito de reproduzir a lógica da acumulação capitalista, recruta "ramos de especialização e instituições que lhe sirvam de instrumento para o alcance dos fins econômicos e políticos que representa em conjunturas histórico-sociais diversas". Porduz-se, então, "um espaço determinado na divisão social e técnica do trabalho para o Serviço Social" e para outras profissões (Guerra, 2007, p. 55-56, grifo do autor).

Inclusive, para aquelas que compõem o campo da gerontologia social. À luz da contribuição de Guerra (2007, p. 56, grifo do autor), é importante ainda destacar que a "utilidade social de uma profissão advém das necessidades sociais". Isto é, no âmbito da sociedade moderna, onde estão em disputa os interesses inconciliáveis de duas classes fundamentais, que se dividem em camadas ou segmentos, as necessidades sociais, "vinculadas ao capital e/ou ao trabalho, são não apenas diferentes, mas antagônicas". Assim sendo, a utilidade social da profissão se relaciona às respostas dadas às necessidades dessas classes sociais. No entanto, é conveniente lembrar que as necessidades sociais chegam transformadas, por muitas mediações, em forma de demandas para a profissão. Por isso, as demandas são totalidades contraditórias. As respostas, então, são qualificadas e institucionalizadas, refletindo uma *formação social especializada*, cujo significado social deve ser reconhecido pelas classes fundamentais [capitalistas e trabalhadores(as)]. Tal raciocínio permite compreender que as necessidades sociais criam os espaços sócio-ocupacionais de qualquer profissão, inclusive, do Serviço Social. Categoria profissional esta que historicamente será recrutada pelo Estado moderno, na medida em que as refrações da *questão social* passam a ser foco de sua intervenção sistemática. Dando conta da lógica fragmentadora capitalista, também a *questão social* será convertida em questões sociais, visualizadas através das políticas sociais, uma determinada modalidade histórica criada para o seu enfrentamento. Neste sentido, tanto as políticas sociais quanto os serviços sociais, nas palavras de Guerra (2007, p. 56), "constituem-se nos espaços sócio-ocupacionais para os assistentes sociais".

Agora já é possível voltar à reflexão sobre a hegemonia de um projeto profissional, iniciada linhas atrás, a partir do pensamento de Netto. A referência se faz aqui ao *Projeto Ético-Político* do Serviço Social, profissão cuja utilidade social se vincula às políticas sociais. Para fechar os parêntesis, recorro mais uma vez a Guerra (2007, p. 57), quando esta vem dizer que a instrumentalidade — enquanto condição sócio-histórica — do Serviço Social, em razão dessa vinculação, pode ser pensada em três níveis. O primeiro diz respeito à *instrumentalidade do Serviço Social face ao projeto burguês*, significando a instrumentalização da profissão a serviço do projeto do Estado moderno. Para tanto, são criadas estratégias de controle da ordem social, dentre as quais, as políticas sociais, cuja natureza reformista e integradora, é funcional à reprodução das relações capitalistas de produção. O segundo, *a instrumentalidade das respostas profissionais*, está relacionado ao aspecto instrumental-operativo das respostas às demandas das classes, permitindo o reconhecimento social da profissão. Neste nível, as respostas profissionais são expressas *nas funções que lhe são requisitadas; no horizonte do exercício profissional; e nas modalidades de intervenção exigidas pelas demandas dessas classes sociais*. Nestes três casos ilustrados, segundo Guerra (2007, p. 58), "as respostas são manipulatórias, fragmentadas, imediatistas, isoladas, individuais, tratadas nas suas expressões/ aparências (e não nas determinações fundantes)". O critério utilizado para essas respostas "é a promoção de uma alteração no contexto empírico, nos processos segmentados e superficiais da realidade social, cujo parâmetro de competência é a eficácia segundo a racionalidade burguesa". Há, portanto, ênfase nas ações instrumentais, bem como na conversão de situações sociais em problemáticas individuais.

Contudo, afirma Guerra (2007, p. 59), "se muitas das requisições da profissão são de ordem instrumental [...] o exercício profissional não se restringe a elas". O fato de "reconhecer e atender às requisições técnico-instrumentais da profissão não significa ser funcional à manutenção da ordem ou do projeto burguês". A compreensão de que essas demandas (contraditórias) são *totalidades saturadas de determinações*, exige do profissional bem mais que ações *imediatas, instrumentais, manipulatórias*. Desse ponto de vista, as respostas reivindicam intervenções "que emanam de escolhas, que passem pelos condutos da razão crítica e da vontade dos sujeitos", inscritas no campo dos valores éticos, morais e políticos universais. Sobretudo, ações conectadas a projetos profissionais refletidas em seus referenciais teóricos e princípios ético-políticos. Essa passagem das ações *imediatas, instrumentais, manipulatórias*, para o exercício profissional crítico e competente, caracteriza o terceiro nível abordado pela autora, ou seja, a instrumentalidade como mediação.

A recorrência ao pensamento de Guerra se fez necessária porque uma considerável parte dos artigos selecionados foi elaborada a partir de experiências profissionais e, a exemplo de outros artigos teóricos, não agregaram conteúdo proveniente da teoria social crítica ao estudo apresentado, atestando, portanto, a favor da *instrumentalidade face ao projeto burguês* ou da *instrumentalidade das respostas profissionais* como é o caso do artigo *S10014* (Andrade e Garcia, 2004) que se limita a descrever "a trajetória de dependência ao álcool em indivíduos na terceira idade em tratamento em um programa de alcoolismo"; o artigo *S30114* (Oliveira Júnior; Nogueira e Silva, 2010) que, embora levante alguns elementos críticos, centra a discussão "no fortalecimento da autoestima", mesmo indicando que o escrito traduz

> o resultado de uma experiência pautada na adoção de uma concepção de intervenção comprometida com a emancipação do sujeito que envelhece como condição fundamental para superação de modelos de atenção ao idoso que não contribuem com a consolidação da sua cidadania.

O artigo *S19109*, produzido sem a pretensão explícita de realizar um estudo na perspectiva totalizadora, apresenta "o perfil dos idosos internados na Geriatria de um hospital universitário federal e as principais demandas no contexto do envelhecimento e adoecimento", ou seja, pesquisa que tende para um desenho epidemiológico, colocando um importante desafio ao Serviço Social (Trindade, Passos e Barbosa, 2010):

> Estudos dessa natureza proporcionam o conhecimento sobre o processo de envelhecimento e as necessidades reveladas pela caracterização social desse segmento populacional, e potencializam a qualificação da

intervenção do Serviço Social. Entretanto, o desenvolvimento de pesquisas representa um desafio para a equipe de Serviço Social [...]. A dinâmica e rotina intensa de atendimentos diários são fatores que dificultam o processo de pesquisa, porém não podem ser empecilhos para o desenvolvimento de processos investigativos.

Enfim, dando conta da amostra dos escritos relacionados a práticas sociais de assistentes sociais, o artigo *S17068* (Uccella e Bueno, 2008), apesar de também não propor um estudo na perspectiva totalizadora, traz elementos para

> uma reflexão acerca da não efetivação da saúde e do acelerado processo de envelhecimento populacional no Brasil, tecendo uma relação com as principais consequências para os idosos desprovidos economicamente, que dependem integralmente dos serviços públicos de saúde.

Frente a esses resultados, mesmo que exista avanço em relação à existência de aspectos críticos no conteúdo de alguns artigos, merece atenção a falta de afirmação da concepção teórico-metodológica dialética, não só nesses de agora, mas na grande maioria dos artigos selecionados. Ao revés, nos artigos (88,1%) onde não está explícita ou mesmo clara a concepção teórico-metodológica adotada e não há a proposta de realização de um estudo na perspectiva totalizadora, há uma verdadeira diversidade de metodologias de pesquisa, dentre as quais destaco: "[...] caráter descritivo-exploratório e delineamento qualitativo, embasada no referencial teórico-epistemológico dialético-crítico" (*S07108*) (Grossi et al., 2010); "análise qualitativa, análise empírica" (*S02121*) (Alexandrino e Paz, 2010); "estudo exploratório-descritivo" (*S04046*) (Pereira, Borlot e Angeli, 2006); "estudo teórico" (*S05105*) (Piveta e Passaura, 2010); "um estudo quanti-qualitativo" (*S06060*) (Grossi et al., 2008); "estudo de caso" (*S12052*) (Santos et al., 2006); "quantitativo e qualitativo" (*S13024*) (Bulla et al., 2004); "análise de política" (*S16084*) (Leão, 2010); "pesquisa participante" (*S20054*) (Silva e Fontes, 2008); "abordagem qualitativa (a partir de) dados quantitativos" (*S22001*) (Gehlen e Oliveira, 2002); "pesquisa de caráter predominantemente qualitativo" (*S24072*) (Bulla, 2008); "Laboratório Vivencial" (*S27029*) (Albiero, Calobrizi e Lima, 2004); "estudo é de natureza exploratória e qualitativa" (*S28030* e *S47130*) (Grossi, Schardosim e Vargas, 2004; Silva, 2010); "investigação empírica" (*S29077*) (Arbex, 2008); "desenho descritivo com abordagem qualitativa" (*S30114*) (Oliveira Júnior, Nogueira e Silva, 2010); "revisão bibliográfica" (*S46129*) (Trindade, 2010). Há também, entre esses que não explicitaram a concepção teórico-metodológica, os que tendem para um desenho epidemiológico, porém, sem nenhuma aparente preocupação com a definição do desenho do estudo, tampouco com o método de exposição dos resultados.

Diante de tudo que foi colocado até o presente momento, é certo, estudar "velhice, saúde e trabalho", do ponto de vista da totalidade social, implica a rejeição da autoridade absoluta dos métodos centrados nas estruturas de conhecimento inatistas e empiristas porque esses caminhos desembocam na hegemonia do dado, da aparência do fenômeno ou do objeto do conhecimento como critério único e inviolável da verdade. Um fato consumado, contra o qual o sujeito do conhecimento nada pode. A serviço dessa concepção teórico-metodológica está a instrumentalidade das diversas disciplinas que compõem e estruturam o conhecimento tecnológico e o científico. Cabendo lembrar que a perspectiva da instrumentalidade racional burguesa, a mesma da competência burocrática, prevalece no modelo ou modelos de ciências na sociedade moderna, particularmente, naqueles que se dedicam a estudar o envelhecimento humano. E o Serviço Social não foge a essa regra. Portanto, somente quando "deciframos as relações quebramos o feitiço".[13]

Pela via da competência crítica e da instrumentalidade como mediação, ao contrário, o conhecimento científico passa a ser um — entre outros — elemento mediador para o conhecimento da realidade e não o instrumento único e privilegiado a ser utilizado para proceder

---

13. Está no filme *Notícias da antiguidade ideológica*: Marx, Eisenstein, *O capital*, produzido por Alexander Kluge, em 2008.

a leitura da realidade, objeto do conhecimento. Se na dialética marxiana, produção é reprodução, enveredar por tal sendeiro significa apreender e expor uma interpretação relacional, a mais concreta, do objeto, tomado como ponto de confluência de um sistema de relações sociais. O próprio objeto é uma produção social. Na perspectiva totalizadora, a velhice do(a) trabalhador(a) não é um dado isolado das relações de produção e reprodução social. Processa-se como produto da dinâmica histórica da exploração do capital sobre o trabalho e os resultados desse processo são deletérios no curso de vida da "espécie" que vende a sua força de trabalho.

Não há dúvida, esses efeitos deletérios têm sido exaustivamente estudados, em escala mundial, nas últimas quatro décadas. Mas os indicadores sociais do envelhecimento produzidos mediante pesquisas cujo ponto de partida é a população, com ênfase no recorte da morbimortalidade dessa população, tendem a descrever a ordem pela ordem existente. O resultado é um desenho caótico — o que não é de todo falso — das condições de vida do segmento idoso das populações. Os homens velhos e as mulheres velhas estão doentes, é verdade, e de tão doentes esta particularidade tem sido naturalizada como a única possibilidade de um quadro historicamente pintado da velhice na contemporaneidade. Como desdobramento desse resultado, contrariando inclusive o discurso gerontogeriátrico, senescência e senilidade passaram a ser sinônimos na experiência da velhice na sociedade moderna. Contudo, não se perca de vista:

> A palavra senilidade está relacionada às alterações produzidas pelas diversas doenças que podem acometer o idoso; senescência está relacionada às mudanças que ocorrem no organismo apenas pela passagem dos anos, correspondentes aos efeitos naturais do envelhecimento (cerebral, cardiovascular, respiratório, renal, digestivo, osteoarticular e endocrinológico), enquanto processo normal, não podendo ser interpretadas como patológicas (Passareli, 1997).

Dessa maneira, um dado deslocado da história das relações sociais que o estão produzindo e reproduzindo, torna-se uma verdade tão naturalizada que contra ela é possível fazer quase nada, quiçá remediá-la? O dado, abstraído da história de vida e de trabalho dos(as) que envelhecem, não revela muito além da situação e/ou doença estudada.

4.2.2 A defesa e a sustentação do pensamento crítico marxista enquanto resistência do Projeto Ético-Político frente à modalidade de enfrentamento da questão social inaugurada pelo governo Lula da Silva

Com foco nos objetivos deste estudo, vale tecer finalmente duas breves considerações a respeito da aproximação do Serviço Social com as questões relacionadas ao debate sobre as Políticas Sociais e, mais especificamente, a de Saúde, no contexto da RSB. A primeira se relaciona ao fato destacado por Behring e Boschetti (2006, p. 36), sinalizando o processo tardio da introdução da temática da política social nas pautas profissionais. À luz da teoria social marxiana, de acordo com as autoras,

> a análise das políticas sociais como processo e resultado de relações complexas e contraditórias que se estabelecem entre Estado e sociedade civil, no âmbito dos conflitos e luta de classes que envolvem o processo de produção e reprodução do capitalismo, recusa a utilização de enfoques restritos ou unilaterais.

Para Behring e Boschetti (2006), houve um hiato de três décadas, desde a criação das primeiras escolas no país (1936), passando pela introdução da temática (1950) à inclusão no currículo (1970), embora critiquem o modo como o tema foi apreendido pelo Serviço Social na época. A segunda observação, enunciada por Maria Inês Bravo et al. (2006), diz respeito à não realização de um nexo direto do Serviço Social com alguns debates que buscavam, na década de 1980, a construção de práticas democráticas, a exemplo do movimento pela Reforma Sanitária, tendo em vista a predominância da revisão interna como principal característica da renovação do Serviço Social no Brasil nessa conjuntura.

Na mesma tendência dos processos tardios de aproximação do Serviço Social com os temas da Política Social e da Reforma Sanitária, atualmente, há uma lacuna a ser preenchida pela categoria em relação à Gerontologia Social, principalmente no tocante a agregar conhecimento crítico aos escritos produzidos nesse campo que se propõe a estudar o processo do envelhecimento humano nos seus diversos aspectos. Importa aqui, apenas para efeito de esclarecimento, saber que Gerontologia Social foi um

> termo usado pela primeira vez por Clark Tibbits em 1954, para descrever a área da Gerontologia que se ocupa do impacto das condições sociais e socioculturais sobre o processo de envelhecimento e das consequências sociais desse processo. São temas importantes nesse campo: atitudes em relação à velhice, práticas e políticas sociais, formas de gestão da velhice pelas instituições sociais e pelas organizações governamentais e não governamentais, índices de bem-estar das populações idosas, redes de suporte social, relações intergeracionais (Neri, 2001, p. 55).

A ênfase ora colocada não diz respeito à inserção do Serviço Social no campo da Gerontologia Social, é diferente. Diz respeito à necessária contribuição crítica do Serviço Social à produção de conhecimento no campo da Gerontologia Social, desafio a ser assumido e suprimido pela nossa categoria profissional. Realidade que se desvela tanto nos espaços acadêmicos quanto da intervenção profissional, evidenciando a urgente necessidade de delimitar a problematização sobre o envelhecimento, a proteção à velhice do(a) trabalhador(a), no âmbito da política nacional de seguridade social, sendo aqui referenciada a política de saúde brasileira, na perspectiva da vida, da totalidade social. Reafirmo neste momento o desafio porque, tendo em mente a perspectiva totalizadora, quando analiso os escritos versando sobre "velhice, saúde e trabalho", apesar do projeto hegemônico, não vejo prevalecer a teoria social crítica na contribuição do Serviço Social ao campo da Gerontologia Social.

Para apreender aspectos que se relacionam a essa lacuna que vem sendo deixada em aberto pelo Serviço Social, por constatar que, na contemporaneidade, o(a) velho(a) está cada vez mais "beneficiado(a)" ou "interditado(a)" que aposentado(a), considero ser fundamental consultar Josefa Batista Lopes (2009, p. 22) quando reflete sobre os principais desafios colocados para o Serviço Social após o III Congresso Brasileiro de Assistentes Sociais (CBAS), realizado, em 1979, na cidade de São Paulo, o "Congresso da Virada", mais especificamente, após o denominado "processo de virada político-ideológica do Partido dos Trabalhadores (PT)",[14] que consolidou a ascensão de Lula ao governo federal. Nesse contexto de "Metamorfose do PT e o governo Lula", marcado por adversidades, alguns intelectuais do Serviço Social, a exemplo de José Paulo Netto e Marcelo Braz, vão falar respectivamente em crise do *Projeto Ético-Político* ou que sua hegemonia está em xeque. Mas, por enquanto, com base nas reflexões da autora, é importante salientar o surgimento de

> dilemas significativos à luta pela hegemonia e até à sustentação do projeto ético-político no Serviço Social: seja pela incidência que esta mudança teve sobre as lutas de classes e de massa, tão fundamentais no PEP; seja pela estratégia do governo Lula no enfrentamento da questão social, particularmente com sua política de assistência à qual está vinculada grande parte dos assistentes sociais como funcionários do Estado, o maior empregador desses profissionais.

Na análise de Lopes (2009, p. 23), na totalidade das profundas transformações ocorridas nos últimos trinta anos, no Brasil, essa "Metamorfose do PT e o governo Lula" incidirão fortemente no Serviço Social, tanto como categoria profissional quanto como área de conhecimento, afetando a subjetividade de seus sujeitos. A afirmação da autora toma como referência a forte vinculação do movi-

---

14. De acordo com Lopes (2009, p. 23), o PT foi "criado em 1980, com seu núcleo fundador e central no chão da fábrica, na classe operária e no movimento popular urbano e rural, onde se vinculou ao Movimento dos Trabalhadores Sem-Terra (MST), o partido constituiu-se com uma proposta de emancipação de classe, expressa em seu manifesto".

mento progressista e crítico dos(as) assistentes sociais ao PT, levando em consideração a síntese do movimento de massas protagonizada pelo partido, no período de lutas sociais que marcou o final dos anos 1970, articulado à Central Única dos Trabalhadores (CUT), à qual a extinta Associação Nacional dos Assistentes Sociais (ANAS) estava filiada.

Mas, foi visto anteriormente, esse também era o momento da ofensiva neoliberal, bem como o da "derrocada completa da experiência socialista da União das Repúblicas Socialistas Soviéticas (URSS)", que prometia uma racionalidade alternativa à acumulação capitalista. Momento a partir do qual, no Brasil, ganha força, por exemplo, a reação conservadora da Igreja Católica, atacando com veemência o movimento progressista denominado Teologia da Libertação. Nesse contexto de transformações estruturais e conjunturais, delimitado entre o fim da década de 1980 e o início de 1990, ocorrerá um redirecionamento dos movimentos hegemônicos das lutas sociais, quando a perspectiva da construção de uma nova ordem alternativa ao sistema do capital cederá espaço para uma tendência de lutas de resistência ao neoliberalismo, isto é, a luta por "míseros direitos". Era esse o tempo em que o *Projeto Ético-Político*, apoiado na teoria crítica do pensamento marxista havia alcançado solidez acadêmica, contudo, também como sinalizou Coutinho, Lopes (2009, p. 24) refere a influência da crítica ao pensamento marxista entre os intelectuais brasileiros. Em não sendo suficientes as referências ao pensamento de Lopes e de Coutinho, busco mais um reforço na contribuição de Netto (2007, p. 10), para lembrar que, se "entre setenta e oitenta, o pensamento de esquerda (nomeadamente a inspiração marxista) apresentava-se como instigante e imantadora [...]", na entrada dos anos 1990, o Serviço Social brasileiro vem se deparar com "novas dificuldades", no sentido de fazer valer a "intenção de ruptura" com o conservadorismo, diante do "processo regressivo (de todos os pontos de vista) que tem sua ponta mais visível na *ofensiva conservadora* que, também no plano do pensamento [...] teórico-social, constitui a maré montante" da época sinalizada. Período em que, ainda de acordo com o autor, se colocou na ordem do dia a retórica da *pós-modernidade*, cujo "peso desta constrição sobre a *intelectualidade emergente* (também) do Serviço Social não pode ser minimizado".

Assim sendo, serão impostos dilemas aos profissionais do Serviço Social no Brasil, em razão da estratégia ideopolítica adotada pelo governo Lula no enfrentamento da *questão social*. Elemento este bastante complicador para a manutenção do *Projeto Ético-Político* hegemônico no Serviço Social, tendo em vista a lógica que "despolitiza a questão da pobreza e da desigualdade" (Lopes, 2009, p. 25). Ora, se o movimento crítico fundante do *Projeto Ético-Político*, cuja trajetória tem suas raízes no movimento de reconceituação do Serviço Social na América Latina, rompia com o tradicional conservadorismo da profissão, o assistencialismo reivindicado pelo governo Lula veio atingir o cerne desse movimento. Processo este que incidirá na totalidade da subjetividade e das práticas sociais das(os) assistentes sociais.

Mecanismo que se evidencia quando, apoiada em Guerra (2007, p. 17), apreendo as políticas sociais "não apenas enquanto espaço de inserção do assistente social, mas, sobretudo, enquanto determinação, ordenamento, prescrição das formas de intervenção profissional". Nesse contexto, a tendência de enfrentar a *questão social* na sua expressão mais bárbara, a pobreza, pela via do assistencialismo, agora legitimado na condição de política social e formatado como direito, visivelmente incorporou o movimento desencadeado nos anos 1980 "em torno da Lei Orgânica da Assistência (Loas) e avança para o Sistema Único de Assistência Social (Suas)". Espaço sócio-ocupacional este que se configura, na contemporaneidade, como um dos principais âmbitos de intervenção e mercado de trabalho das(os) assistentes sociais,

> com repercussão em todas as dimensões da profissão, em particular na formação, sobretudo, através dos estágios; penetra a subjetividade dos profissionais e dos estudantes de Serviço Social em processo que incide profundamente na cultura profissional, orientada, na prática, pela despolitização da questão da pobreza e da desigualdade (Lopes, 2009, p. 25; Mota, 2006).

Mas, obviamente, os dilemas e desafios não se esgotam nesse limite da modalidade de enfrentamento da *questão social* no governo Lula. A ABEPSS se depara, no âmbito da formação acadêmica, com o desafio imposto pela Política Nacional de Educação em vigor no país, ou seja, o de enfrentar os dilemas advindos do ensino privado e à distância. Modalidade esta de ensino que tem avançado, no sentido de ocupar espaços, inclusive, nas Universidades Públicas. Trazendo essas questões, Lopes (2009, p. 26-27) manifesta que a ameaça ao Projeto dedicado à luta pela "emancipação das classes subalternas e da humanidade" deve ser enfrentada a partir da "defesa e sustentação do pensamento crítico, marxista", nas palavras da autora, "o eixo central da resistência histórica necessária". Pensamento este que não prevalece na produção de conhecimento do Serviço Social no campo da Gerontologia Social, tomando como fonte de dados e informações os *Anais dos Enpess*, publicados durante a primeira década do século XXI. Constatação que me deixa muito à vontade para trazer a este livro um desafio colocado por Netto (2007, p. 11) à *intelectualidade emergente* do Serviço Social, à qual, nas suas palavras,

> [...] mais que desbravar caminhos e assentar as bases de um desenvolvimento futuro, trata-se de consolidar criadoramente um polo ideoprofissional, enfrentando, de uma parte, a ofensiva conservadora e, de outra, subsidiando teórica e operativamente o debate e a prática do Serviço Social.

Movimento esse de enfrentamento sinalizado por Netto, que deve ser fortalecido pelo Serviço Social brasileiro, em se tratando também da produção de conhecimento e da prática social dedicada ao campo da Gerontologia Social, no tempo em que se sobressaem apelos ao exercício do "protagonismo" ou do "empoderamento" do(a) velho(a) trabalhador(a), em detrimento do fortalecimento dos espaços legitimados para o exercício do contorle social democrático, a exemplo das Conferências e Conselhos de Direitos. Sem considerar os condicionantes que incidem diretamente na trajetória de vida desses indivíduos convocados, na velhice, ao "protagonismo" e ao "empoderamento", o trajeto para a arapuca da resposta imediata é muito curto.

4.2.3 Por uma concepção teórico-metodológica capaz de romper com a racionalidade que funda a sociedade do(a) velho(a) insulado(a): a necessária contribuição do Serviço Social à produção no campo da "Gerontologia Social Crítica"

A história do Serviço Social é marcada por sucessivos esforços no sentido de elaborar propostas metodológicas de intervenção. Trajetória que, de acordo com Carlos Montaño (2000, p. 10, tradução nossa), vem dar testemunho da tradicional trilogia metodológica, isto é, "Serviço Social de Caso", "de Grupo" e "Desenvolvimento de Comunidade", atendendo a distintos "sujeitos" (indivíduos, grupos e comunidades), a partir de referenciais provenientes das vertentes psicologistas ou sociologistas; da psicologia social e do funcionalismo; e das correntes desenvolvimentistas (respectivamente). Em se tratando da inserção das(os) assistentes sociais nos espaços sócio-ocupacionais, as propostas metodológicas enfocam diferentes "objetos" (abstratos), dentre os quais convém destacar: Serviço Social da saúde; da assistência social; de empresa etc.

Uma proposta que veio, de certa forma, contestar o conservadorismo inerente a essa tradicional trilogia metodológica do Serviço Social, no Brasil, reconhecidamente foi o método BH, inspirado na concepção dialética, apresentado por Leila Lima Santos et al. (1993). Duas características merecedoras de destaque no método BH, dizem respeito à incorporação da perspectiva de classe (trabalhadora) e da *participação dos sujeitos* no processo de conhecimento. No entanto, Montaño (2000, p. 11, tradução nossa) vem lembrar que o método BH não conseguiu superar "a naturalização da realidade, a segmentação positivista entre ciência e técnica, e o apriorismo metodológico". Na verdade, as propostas metodológicas no Serviço Social, tradicionalmente, elegem um sujeito ou uma área específica para a intervenção, recortada da totalidade social. Atitude refletida no conteúdo da grande maioria dos artigos selecionados nos *Anais dos Enpess*.

Todo esse processo, conforme já foi sinalizado por Netto (2001, 2010), está ideologicamente vinculado à racionalidade burguesa, hegemônica na sociedade moderna, mais acentuadamente a partir da Revolução de 1848, quando a burguesia abandona sua bandeira revolucionária, abolindo a crítica e protagonizando a *imagem fetichizada* e *pulverizada* da realidade. Predomina, desde então, a hegemonia das correntes de pensamento que "tendem a considerar os processos sociais como *coisas*, semelhantes aos fenômenos naturais, por isso independentes da vontade dos sujeitos, e desarticuladas da estrutura mais ampla e de outros fenômenos" (Montaño, 2000, p. 13, tradução nossa).

No Brasil, os anos 1970 foram assim marcados pelo que Coutinho (2010, p. 9-10, 16) denominou período de *"cultura esvaziada* de espírito crítico, de efetiva preocupação com as questões sociais e políticas", época em que o estruturalismo, "expressão ideológica de um mundo aparentemente *seguro* e não contraditório", chegou ao país. Essa "moda intelectual" importada do pensamento francês que sofreu, com a eclosão de Maio de 1968, um duro golpe, veio compor a trama ideológica que se processava no Brasil, servindo aos propósitos da ditadura. Mais precisamente, essa tendência foi consolidada a partir da promulgação do AI-5, tendo em vista que o estruturalismo se colocou como um forte obstáculo ao desenvolvimento do marxismo no território brasileiro. Para evidenciar a barreira ideológica, de maneira sucinta, é pertinente lembrar que essa "moda intelectual" se alicerça num apelo à "cientificidade"; ao "racionalismo" formalista, limitado e objetivamente agnóstico; e à negação da história como dimensão objetiva do real. Unilateralidades que encontraram certa resistência, mas Coutinho esclarece que o pensamento que surgiu aparentemente em oposição à corrente estruturalista se colocou mediante unilateralidades similares irracionalistas, apelando respectivamente ao "humanismo ideológico, subjetivista e retórico"; à *"imaginação* intuitiva, irracionalista e anticientífica"; e ao "historicismo abstrato, igualmente irracionalista e subjetivista". Portanto, embora sejam aparentemente opostas, essas posições unilaterais são complementares.

A racionalidade formal-abstrata passou a ser um imperativo no processo de conhecimento, alicerçada em princípios que naturalizam a realidade, desconsiderando as mediações e as contradições que a produzem. A ênfase no dado objetivo, no empírico, fragmenta a realidade em esferas autônomas ("social", "política", "econômica" etc.), perdendo a historicidade. Nessa perspectiva, a realidade deixa de ser uma produção dos homens e mulheres para ser conhecida e interpretada, através das evidências, como uma evolução da natureza (Montaño, 2000, p. 13, tradução nossa). Lógica que será impressa no conteúdo das políticas sociais, sendo estas produzidas de maneira segmentada e setorializada para atender a demandas específicas dessa realidade fragmentada. Desconectadas das políticas econômicas, por exemplo, as políticas sociais, obviamente, não são planejadas para sanar os problemas aos quais estão destinadas, e a estratégia adotada para resolver esse dilema tem sido o recurso à atenção individualizada, focando na singularidade do sujeito. Nessa trama ideológica, volto a insistir, o indivíduo é culpabilizado por sua situação, sendo a ele e à sua família (quando há) transferida a responsabilidade de resolução do problema que vivenciam. Eis o "racionalismo burguês moderno", uma concepção que permeia o conteúdo ideopolítico das políticas sociais, repercutindo na intervenção das(os) assistentes sociais. Desta maneira, indica Montaño (2000, p. 16, tradução nossa) que

> as pautas metodológicas de intervenção profissional que seguem esta racionalidade segmentadora/naturalizadora/deshistoricizadora da realidade não conseguem distanciar-se desse tipo de respostas à *questão social*, repondo constantemente os substratos positivista, estruturalista, sistemista e/ou funcionalista na forma de conhecer e na modalidade de operar do Serviço Social.

Decerto, tais correntes de pensamento permearam e, em certa medida, continuam condicionando a formação e a produção de conhecimento do Serviço Social onde está posto que, na transição dos anos 1970 aos 1980, a categoria se deparava com o enfrentamento e denúncia do conservadorismo profissional. Somente nos anos 1990, passou a ser hegemônico o *Projeto Ético-Político* profissional, vinculado ao projeto societário da classe trabalhadora — propondo a construção de uma nova ordem social, sem exploração/dominação de classe, etnia e gênero — e eu quero acrescentar "geracional". Partido este assumido no texto introdutório do Código de Ética de 1993,[15] defendendo que "a ética deve ter como suporte uma ontologia do ser social" (Conselho Federal de Serviço Social, 1993). Ou seja, há um norte a ser seguido, inclusive em se tratando da pesquisa e produção de conhecimento. A respeito desse assunto, novamente recorro a Netto (2006) chamando a atenção para o fato de, mesmo sendo um Projeto que ganhou hegemonia nos anos 1990, a categoria profissional que o legitimou é um universo heterogêneo. Aspecto este merecedor de uma atenção especial, pois conforme observa Iamamoto (2006, p. 75), "a atuação do assistente social é necessariamente polarizada pelos interesses de classes, tendendo a ser cooptada por aqueles que têm uma posição dominante". Principalmente em se tratando do tempo do capital quando, citando Celso Frederico (1997, p. 181),

> no influxo da terceira revolução industrial a ofensiva selvagem do capital recriou o ideal do livre mercado, desenvolveu novas formas de exploração do trabalho humano e pôs em movimento um processo de dessolidarização da vida social, um autêntico salve-se quem puder, expresso no culto do individualismo e naquelas formas relativistas de

---

15. "A revisão a que se procedeu, compatível com o espírito do texto de 1986, partiu da compreensão de que a ética deve ter como suporte uma ontologia do ser social: os valores são determinações da prática social, resultantes da atividade criadora tipificada no processo de trabalho. É mediante o processo de trabalho que o ser social se constitui, se instaura como distinto do ser natural, dispondo de capacidade teleológica, projetiva, consciente; é por esta socialização que ele se põe como ser capaz de liberdade. Esta concepção já contém, em si mesma, uma projeção de sociedade — aquela em que se propicie aos trabalhadores um pleno desenvolvimento para a invenção e vivência de novos valores, o que, evidentemente, supõe a erradicação de todos os processos de exploração, opressão e alienação. É ao projeto social aí implicado que se conecta o projeto profissional do Serviço Social — e cabe pensar a ética como pressuposto teóricopolítico que remete para o enfrentamento das contradições postas à Profissão, a partir de uma visão crítica, e fundamentada teoricamente, das derivações ético-políticas do agir profissional" (Conselho Federal de Serviço Social, 1993).

pensar, que cultivam a fragmentação e a descrença nas possibilidades emancipatórias da razão.

Assim, em coerência com o que venho colocando até o presente momento, parto da constatação de que o Serviço Social, no Brasil, a partir da década de 1990, assumiu a teoria social crítica como projeto hegemônico cujo teor pode ser identificado nos diversos aspectos — já referidos — que configuram a categoria profissional, inclusive quando revistos os títulos dos Enpess e seus respectivos temários, dentre os quais, na última década, é interessante registrar: "O Serviço Social e a questão social: direitos e cidadania", em 2000; "Os desafios da pesquisa e produção de conhecimento em Serviço Social", em 2004; "Crise contemporânea, emancipação política e emancipação humana: questões e desafios do Serviço Social no Brasil", em 2006; "Trabalho, Políticas Sociais e Projeto Ético-político profissional do Serviço Social: resistência e desafios", em 2008; e "Crise do capital e produção do conhecimento na realidade brasileira: pesquisa para quê, para quem e como?", em 2010. Verificado aqui o temário, de maneira geral, pode ser destacado o apelo constante à pesquisa, ênfase sinalizada no texto de apresentação do VIII Enpess (Associação Brasileira de Ensino e Pesquisa em Serviço Social, 2002), onde se lê que "um pesquisador dialoga com o patrimônio acumulado não apenas de sua área de conhecimento, mas a formação do pesquisador supõe o domínio de uma cultura que a envolve e permite que se apresente no diálogo com outras áreas", assim, continua a ABEPSS, "despertar a paixão pelo conhecimento é ponto fundamental para que possam se formar novos pesquisadores"; e o apelo à discussão sobre os desafios e questões contemporâneas remetidas ao Serviço Social. Repito, tudo isso colocado no momento histórico em que, no dizer de Netto (2010, p. 2), "a face mais evidente da barbárie contemporânea é a articulação da repressão aos pobres com a minimização dos programas de combate à pobreza", cuja visibilidade, no Brasil, se efetiva com mais clareza nos governos de Lula da Silva. Outrossim, a categoria profissional abraçou, por assim dizer, a concepção teórico-metodológica dialética, fundamentada na ontologia, de acordo com Montaño (2000, p. 21, tradução nossa), "campo da filosofia que estuda o ser, sua estrutura, fundamentos e movimentos". Portanto, significa assumir, enquanto sujeito do conhecimento, uma posição frente ao objeto na qual

> o método é derivado das características do objeto concreto e o critério de verdade se funda na capacidade do produto do conhecimento (a teoria) de conseguir, o mais fielmente possível, reproduzir no intelecto o movimento da realidade.

Pelo menos em tese, com base no *Projeto Ético-Político* profissional, ao romper com o tradicional conservadorismo no Serviço Social, o *apriorismo metodológico* também estaria negado, refutado, tendo em vista sua sustentação em sistemas de ideias vinculados à epistemologia, "campo da filosofia que estuda os fundamentos e métodos do conhecimento", cujo debate, de acordo com Montaño (2000, p. 20, tradução nossa), "se processa com independência do objeto", configurando, assim, um debate *a priori*. Concepção sustentada numa "matriz de base gnosiológica, e numa racionalidade formal-abstrata", a partir da qual o método é determinado independentemente do objeto concreto.

Contudo, na pesquisa realizada nos *Anais dos Enpess*, só foi possível encontrar cinco trabalhos fundamentados na concepção teórico-metodológica dialética, embora alguns mais propusessem o método dialético (14, 3%), mas não o tenham realizado durante a exposição da pesquisa. Outra informação obtida durante a pesquisa nos artigos dos *Anais dos Enpess* é a de que a maior parte dos escritos não abrange conteúdos críticos da produção do Serviço Social em sua bibliografia, havendo maior ênfase na produção mais geral da Gerontologia e mais específica do tema abordado, a exemplo de "representação social", "atenção domiciliar", "violência", "lazer", entre outros. Mesmo nos artigos que abrangem a produção crítica do Serviço Social, prevalece a produção mais geral da Gerontologia. Dos estudos que se apresentam vinculados à concepção teórico-metodológica dialética, é interessante observar, um foi produzido no estado do Amazonas, um no Espírito Santo, dois no Piauí e o outro não informou o estado de origem. Com relação ao ano, dos cinco textos, quatro foram publicados em 2010, ou seja, na última edição do Enpess, e apenas um foi publicado no ano de 2008.

A realidade é instigante porque, se concordo com Tonet (2009) quando afirma que a interpretação do mundo é um momento fundamental na apropriação e direção da intervenção sobre o mundo, está colocado mais um desafio para o Serviço Social, em se tratando de sua produção no campo da Gerontologia Social: adotar os devidos cuidados teórico-metodológicos para evitar cair nas armadilhas da representação caótica do todo. O que está em perfeita harmonia com dois dos princípios fundamentais do nosso Código de Ética profissional que julgo os mais importantes: *Compromisso com a qualidade dos serviços prestados à população e com o aprimoramento intelectual, na perspectiva da competência profissional* e *Empenho na eliminação de todas as formas de preconceito, incentivando o respeito à diversidade, à participação de grupos socialmente discriminados e à discussão das diferenças* (Conselho Federal de Serviço Social, 1993). Remetendo-nos — a mim e a toda categoria profissional — a refletir sobre uma questão que eu venho colocar no rol da urgência da exigência tão bem sinalizada por Iamamoto, quero dizer, de um profissional culturalmente versado — aqui me referindo — no estudo do envelhecimento humano na perspectiva de classe (trabalhadora), da totalidade social. É assim uma questão a ser refletida na totalidade da nossa *práxis* profissional, abarcando os fundamentos e as dimensões teórico-metodológicas, ético-políticas e técnico-operativas do Serviço Social. Não cabe a discussão sobre o envelhecimento humano, a velhice da classe trabalhadora, enquanto uma "nova questão social", como pretendia Salgado (1982). O que se apresenta, de acordo com o que foi defendido, é a "velha" *questão social* manifestando suas novas expressões: neste caso, a velhice pauperizada, evidenciada pela magnitude da transição demográfica e o aumento exponencial dos(as) miseráveis em escala mundial.

Considerações finais

Simone de Beauvoir (1990, p. 17), nos anos 1970, alertava para a escassez de estudos sobre a velhice capazes de extrapolar a dimensão do envelhecimento biológico, destino ao qual está condenado o ser humano, para dar conta do contexto social onde se vivencia e diferencia a velhice. Mais recentemente — quatro décadas desde Beauvoir —, no campo de produção do conhecimento do Serviço Social, Solange Teixeira (2008), na sua importante contribuição, a partir do livro *Envelhecimento e trabalho no tempo do capital*, vem ratificar no Brasil o que já havia sido denunciado outrora pela escritora francesa. Chega-se à segunda década do século XXI contando com poucos trabalhos e abordando o processo do envelhecimento humano na perspectiva da totalidade social, muito embora não possa ser negada a contribuição dos estudos realizados, em geral, delimitados na área do conhecimento das disciplinas que compõem a Saúde Coletiva, com enfoques fundamentados nos postulados da epidemiologia, da demografia, Gerontologia, Geriatria — entre outras — e, mais especificamente, do Serviço Social. Tendência constatada na produção elaborada por assistentes sociais quando consultados, também, o Tratado de Geriatria e Gerontologia (Freitas et al., 2002), a revista *Serviço Social & Sociedade* número 75, dedicada ao tema "Velhice e Envelhecimento" e, mais recentemente, a Revista Geriatria & Gerontologia da SBGG, sem perder de vista, é claro, os escritos publicados nos *Anais dos Enpess*. Destes extraí os principais desafios apontados pelas autoras e autores, assim agrupados: *participação em lutas pelos direitos da pessoa idosa articuladas por movimentos sociais; capacitação técnica e científica para estudar/pesquisar o envelhecimento humano e propor políticas sociais; capacitação técnica para intervir junto à pessoa idosa vítima de violência; atuação em uma perspectiva interdisciplinar; promover mudança cultural de modo a enfrentar situações de desigualdade e injustiça social; socializar informações mediante a promoção de ações educativas; qualificação dos(as) assistentes sociais da área da saúde; intermediar grupos sociais, e coordenar redes sistematizadas de suporte.*

Assim, olhando de perto, os desafios dizem respeito à prática profissional, portanto, não são estranhos e endossam os que foram colocados no Quadro 3. Na verdade, são desafios que nos reportam, enquanto assistentes sociais, a todos os espaços sócio-ocupacionais onde atuamos — escrevo na terceira pessoa enquanto dialogo com os meus pares. Mesmo porque, insisto em escrever: a velhice é o resultado de todo processo de vida e trabalho humano. À velhice da classe trabalhadora convergem, se não morrem antes, todas as crianças e adolescentes, mulheres e homens, negros e brancos, de todas as etnias, orientações sexuais e credos religiosos, pessoas acometidas por deficiências físicas, mentais etc., formatando as gerações ancestrais e descendentes do "velho proletariado". Contudo, a velhice não se processa como uma experiência mística, transcendental, tampouco especulativa, razão pela qual o ponto de partida para o estudo apresentado neste livro não foi o enfoque populacional. Partiu-se da "produção material da vida inteira", considerando que "aquilo que os indivíduos são, depende das condições materiais da sua produção", muito embora o *aumento da população* seja um requisito para a produção que pressupõe um intercâmbio dos indivíduos *entre si*, cuja forma é requerida pela produção (Marx e Engels, 2009, p. 25).

Em se tratando da relação *"velhice, saúde e trabalho"*, não há como cindir essa tríade orgânica. Assim, com o respeito que me cabe aos processos democráticos, inclusive ao espírito que moveu a segunda Assembleia Mundial sobre o Envelhecimento, realizada em Madri, diante da participação de vários segmentos das diversas sociedades, conforme mencionado anteriormente, quando reflito sobre a definição do *Envelhecimento Ativo* (Organização Pan-Americana da Saúde, 2005), fica uma indagação: como realizar, de fato, *o processo de otimização das oportunidades de saúde, participação e segurança, melhorando a qualidade de vida à medida que as pessoas ficam mais velhas*? A história da nossa luta pela efetivação dos Centros de Referência em Atenção à Saúde da Pessoa Idosa atravessou, desde Fernando Henrique Cardoso, os dois governos Lula da Silva e, como estamos? Sem esquecer o conteúdo abordado durante todo este livro, resta apenas perguntar: de que maneira? E me pergunto mais uma vez, com os pés no chão, aliás, no campo da Saúde Coletiva, considerando que, do meu ponto de vista, em acordo com Marx e Engels (2009, p. 32), "não é a consciência que determina a vida, é a vida que determina a consciência", como? Escrevo estas linhas exatamente no momento em que o governo brasileiro anuncia, em cadeia nacional, o corte de 55 bilhões de reais no orçamento federal, elegendo o Ministério da Saúde como "a maior vítima" dessa medida econômica (sofrerá o corte de 5,4 bilhões de reais no seu orçamento). Na condição de assistente social sanitarista gerontóloga, não farei mais comentários, registro a informação para que seja refletida. Mesmo assim, eu me pergunto: como?

Em linhas gerais, coloco apenas mais algumas questões para o Serviço Social: (i) A minha intuição, materializada através das hipóteses que me inquietavam a realizar o estudo que, sinceramente, eu não sabia, se concretizaria primeiramente numa tese e, depois, neste livro, apontava para um desafio que eu mesma assumi como tal. Ou seja, estudar o envelhecimento humano na perspectiva da totalidade social, motivo pelo qual optei por fazer o doutorado em Serviço Social. Não é fácil, confesso, porque todos os caminhos, antes de nos levar a "Roma", nos conduzem, ou melhor, induzem ao encontro de racionalidades que atestam a favor do Capital. Com essa compreensão, confesso também que me senti "desmotivada", assim por dizer, quando me deparei com a realidade encontrada nos artigos selecionados, diante da confirmação das hipóteses, ou seja, em sua grande maioria, os escritos não trazem a crítica como proposta agregada aos conteúdos. Mas a "desmotivação" temporária se perdeu no caminho de Cuba para o Brasil. Nesse impasse, em respeito a mais um dos princípios do nosso Código de Ética profissional, em nome da *garantia do pluralismo, através do respeito às correntes profissionais democráticas existentes e suas expressões teóricas, e compromisso com o constante aprimoramento intelectual* (Conselho Federal de Serviço Social, 1993), resolvi fazer dos Anais dos Enpess uma fonte de dados e adotar a pesquisa teórica como a contribuição maior a ser realizada a partir da tese e, agora, deste livro. O que não seria possível se não fosse a presença dos meus dois orientadores nesse processo, aos quais, em tom de agradecimento, venho confessar: "aprendi que tenho muito a aprender".

Resta assim, uma verdade a ser escrita, dando conta da responsabilidade assumida no sentido de responder a questão objeto deste estudo: a racionalidade predominante na produção de conhecimento do Serviço Social, no Brasil, a partir de 1999 até 2010, dedicada a estudar as questões relacionadas à "velhice, saúde e trabalho", tomando como fonte os artigos selecionados nos *Anais dos Enpess*, não é dada pela razão dialética, ou seja, não se confirma a perspectiva da totalidade social. Considerando tudo que foi abordado desde as primeiras linhas deste livro, salvo exceções, a produção de conhecimento do Serviço Social no campo da Gerontologia Social não reflete a teoria social crítica, tampouco rompe com o conservadorismo nem modelos oriundos da racionalidade burguesa, apesar do significado do Enpess para a nossa categoria profissional. No entanto, há de ser considerado que no XII Enpess, realizado em 2010, no Rio de Janeiro, foram apresentados artigos que dão conta dessa perspectiva totalizadora, o que nos anima diante da possibilidade de essa realidade passar a ser mudada a partir das próximas edições do evento. Considero, assim, essa produção em crescimento (qualitativo e quantitativo), a contribuição a ser aqui registrada a partir da pesquisa nos *Anais dos Enpess*. (ii) Concordo plenamente com Lopes (2009, p. 26-27) quando escreve que a "defesa e sustentação do pensamento crítico, marxista" se coloca para nós como "o eixo central da resistência histórica necessária" à manutenção do nosso *Projeto Ético-Político* que, a meu ver, já nasceu ameaçado, consideradas as circunstâncias históricas e contraditórias que permeiam a trajetória do Serviço Social no Brasil, mas é preciso resistir! Portanto, volto a insistir, o engajamento constante no trabalho da desmistificação crítica é um desafio aos que acreditam, defendem e lutam por outro modelo de sociedade. (iii) Apesar de minha inserção de longo tempo nas lutas sociais, com os pés no chão e a mente sempre em reflexão, ao lado dos segmentos mais velhos do país, concordo com Mészáros (2002, p. 95, grifo do autor) quando afirma que "outro mundo é possível e necessário" e me faço valer das suas próprias palavras por ter a consciência de que "neste sentido, os obstáculos a serem superados são na verdade *comuns* ao trabalho — ou seja, o trabalho como alternativa radical à ordem sociometabólica do Capital — e aos movimentos de *questão única*". Em síntese, parafraseando Mészáros (2002, p. 95), é razoável concluir que, assim como o "ambientalismo" e a "grande causa histórica da liberação das mulheres" são demandas não integráveis à racionalidade capitalista, pois o "fracasso histórico da social-democracia destacou claramente o fato de que, sob o domínio do capital, somente se podem legitimar as demandas integradas", a meu ver, a "grande causa da dignidade da velhice da classe trabalhadora", nessa mesma lógica, também é não integrável, em razão de ser, como foi visto, uma produção do sistema do capital. Por outro lado, "essas condições de vida que as diferentes gerações já encontram vigentes é que decidem, também, se o abalo revolucionário periodicamente recorrente na história será suficientemente forte ou não para deitar abaixo a base de todo o existente [...]". Ou seja, o caráter teleológico do trabalho humano, afirma Guerra (2007, p. 28), "reside no fato de que o homem projeta-se finalidades a partir de possibilidades e não apenas das carências (necessidades que conduzem a uma ação)", decerto, a capacidade de se rebelar e produzir outras relações, que não sejam dadas pela ordem capitalista, está em perspectiva.

O trabalho, foi visto, antecede o capital, sendo este histórico. O trabalho, mediação através da qual o homem transforma a natureza para satisfazer suas necessidades, adquiriu na sociedade moderna, na vida do proletariado, a dimensão do castigo imposto a Sísifo, mas a história não acabou... Diferente do que pensava Hegel, a sociedade como um todo não sabe aonde vai chegar. Há o conflito constante de ideias e interesses, a luta de classes, inconciliável na arena onde se estabelece a batalha entre capital e trabalho. Portanto, não há como defender uma teleologia da sociedade. Mas, o homem, enquanto sujeito de sua história, possui essa capacidade de compor no pensamento o projeto inteiro a ser materializado pela via de uma ação consciente. Possibilidade distintiva do homem em relação aos animais não humanos, tendo em vista que, assim exemplificou Marx (2008, p. 211), "o que distingue o pior arquiteto da melhor abelha é que ele figura na mente sua construção antes de transformá-la em realidade". Ou, conforme ensinou o professor Milton Santos (2003), "o que distingue o ser humano dos outros animais não é o dedão, é exatamente o fato de que ele é portador de utopia [...] a busca da utopia é algo ancestral e companheiro do homem". Neste sentido, Mészáros (2004, p. 16) defendeu não ser possível temer a defesa da "utopia realista", citando Daniel Singer segundo o qual, "se toda tentativa de mudar a sociedade, e não apenas remendá-la, é classificada com raiva e desprezo de utópica, então, transformando o insulto numa medalha de honra, devemos proclamar que somos todos utópicos". Se utopia, na sua etimologia, significa lugar nenhum, parece razoável afirmar que, diferente do idealismo de Platão, a luta tem sido por um lugar que ainda não existe concretamente, mas está em perspectiva enquanto possibilidade histórica, cada vez mais urgente porque, do contrário, restará como única alternativa a barbárie[2], a barbárie[3]... e nada mais. Seguindo este raciocínio, por saber que o conhecimento não está disponível nem facilmente acessível à "espécie" possuidora apenas de sua força de trabalho, comecei este livro contando a história de realização de um sonho de um velho trabalhador, o meu pai, e encerro escrevendo sobre utopia. Assim, o esforço empregado nesta produção, na qual mergulhei inteira, é dedicado às velhas e aos velhos trabalhadores(as), acreditando ser a apropriação do conhecimento teórico um dos processos que compõem a luta para transformar a realidade.

Referências

ACANDA GONZÁLEZ, J. L. *Sociedade civil e hegemonia*. Rio de Janeiro: Ed. da UFRJ, 2006.

_____. De Acanda [mensagem pessoal]. Mensagem recebida por: <salveacampelo@gmail.com>. Em: 23 jan. 2011.

_____. De Acanda [mensagem pessoal]. Mensagem recebida por: <salveacampelo@gmail.com>. Em: 22 jan. 2012.

ALBIERO, C. M. G.; CALOBRIZI, M. D. D'Á.; LIMA, G. A. T. Relato da experiência: 1 Encontro de lazer entre gerações na ITE — O lazer como facilitador do encontro de gerações. In: ENCONTRO NACIONAL DE PESQUISADORES EM SERVIÇO SOCIAL, 9., *Anais*..., Porto Alegre. Brasília: ABEPSS, 2004. [1 CD-ROM.]

ALEXANDRINO, M. B.; PAZ, S. F. A realidade da violência contra os idosos: resultados dos programas de atenção e prevenção e de captação de denúncias de violência contra idosos no Rio de Janeiro. In: ENCONTRO NACIONAL DE PESQUISADORES EM SERVIÇO SOCIAL, 12., *Anais*..., Rio de Janeiro. Brasília: ABEPSS, 2010. [1 CD-ROM.]

ALMEIDA, V. L. V. Modernidade e velhice. *Serviço Social & Sociedade*, São Paulo, ano 24, n. 75, p. 35-54, 2003.

ANDRADE A. P.; GARCIA, M. L. T. Alcoolismo na 3ª idade: uma nova realidade para os assistentes sociais. In: ENCONTRO NACIONAL DE PESQUISADORES EM SERVIÇO SOCIAL, 9., *Anais*..., Porto Alegre. Brasília: ABEPSS, 2004. [1 CD-ROM.]

ANTUNES, R. Apresentação. In: MÉSZÁROS, I. *Para além do capital*: rumo a uma teoria da transição. São Paulo: Ed. da Unicamp/Boitempo, 2002. p. 15-20.

_____. Construção e desconstrução da legislação social no Brasil. In: _____. *Riqueza e miséria do trabalho no Brasil*. São Paulo: Boitempo, 2006. cap. 23, p. 499-508.

AQUINO, A. C. F. C. et al. Fatores relacionados à acessibilidade de idosos a medicamentos anti-hipertensivos em unidades de saúde da família de Pernambuco. *Geriatria & Gerontologia*, Rio de Janeiro, v. 5, n. 3, p. 151-158, 2011.

ARBEX, S. H. Sentidos da integralidade na área da saúde do idoso. In: ENCONTRO NACIONAL DE PESQUISADORES EM SERVIÇO SOCIAL, 11., *Anais*..., São Luís. Brasília: ABEPSS, 2008. [1 CD-ROM.]

ASSOCIAÇÃO BRASILEIRA DE ENSINO E PESQUISA EM SERVIÇO SOCIAL. Apresentação. In: ENCONTRO NACIONAL DE PESQUISADORES EM SERVIÇO SOCIAL, 8., *Anais*..., Juiz de Fora. Brasília, 2002. [1 CD-ROM.]

BALEEIRO, A. *Constituições Brasileiras*: 1891. Brasília: Senado Federal/Ministério da Ciência e Tecnologia/Centro de Estudos Estratégicos, 2001.

_____; SOBRINHO, B. L. *Constituições Brasileiras*: 1946. Brasília: Senado Federal/Ministério da Ciência e Tecnologia/Centro de Estudos Estratégicos, 2001.

BALTES, M. M.; SILVERBERG, S. A dinâmica da dependência: autonomia no curso de vida. In: NERI, L. (Org.). *Psicologia do envelhecimento*: tópicos selecionados numa perspectiva do curso de vida. Campinas: Papirus, 1995.

BATISTA, A. S. et al. *Envelhecimento e dependência*: desafios para a organização da proteção social. Brasília: Ministério da Previdência Social/Secretaria de Políticas de Previdência Social, 2008. (Col. Previdência Social; v. 28.)

BEAUVOIR, S. de. *A velhice*. Rio de Janeiro: Nova Fronteira, 1990.

BEHRING, E. R. *Brasil em contrarreforma*: desestruturação do Estado e perda de direitos. 2. ed. São Paulo: Cortez, 2008.

_____; BOSCHETTI, I. *Política social*: fundamentos e história. São Paulo: Cortez, 2006. (Col. Biblioteca Básica de Serviço Social; v. 2.)

BEZERRA, G. *Memórias*. São Paulo: Boitempo, 2011.

BOBBIO, N. *O tempo da memória*: de senectude e outros escritos autobiográficos. Rio de Janeiro: Campus, 1997.

BRASIL. Agência Nacional de Saúde. *Cobertura de planos privados de saúde*. Brasília, 2008. Disponível em: <http://tabnet.datasus.gov.br/cgi/tabcgi. exe?idb2008/f16.def>. Acesso em: 15 jan. 2010.

_____. Agência Nacional de Vigilância Sanitária. Diretrizes e normas em pesquisa em saúde. Disponível em: <http://portal.anvisa.gov.br/wps/portal/anvisa/anvisa/home>. Acesso em: 4 de janeiro de 2012.

_____. Agencia Nacional de Vigilância Sanitária. Resolução n. 283, de 26 de setembro de 2005. Brasília, 2005. Disponível em: <http://www.saude.mg. gov.br/ atos_normativos/legislacao-sanitaria/estabelecimentos-de-saude/atencao-ao-idoso/RES_283.pdf>. Acesso em: 20 jan. 2012.

_____. Conselho Nacional dos Direitos do Idoso. Plano Nacional de Implementação das Deliberações da I Conferência Nacional dos Direitos da Pessoa Idosa. Brasília: Secretaria Especial dos Direitos Humanos, 2007.

_____. Conselho Federal de Serviço Social. Resolução CFESS n. 273/93, de 13 de março de 1993. Institui o Código de Ética Profissional dos Assistentes Sociais e dá outras providências. Brasília, 1993. Disponível em: <http://www.cfess.org.br/arquivos/CEP_1993.pdf>. Acesso em: 20 mar. 2010.

_____. Constituição (1988). Constituição da República Federativa do Brasil. *Diário Oficial* [da] República Federativa do Brasil. Brasília, 5 out. 1988. Disponível em: <http://www.planalto.gov.br/ccivil_03/constituicao/constitui% C3%A7ao.htm>. Acesso em: 12 mar. 2009.

_____. Lei n. 10.741, de 1 de outubro de 2003. Dispõe sobre o Estatuto do Idoso e dá outras providências. Brasília, 2003. Disponível em: <http://www. planalto. gov.br/ccivil/LEIS/2003 /L10.741.htm>. Acesso em: 15 jul. 2006.

_____. Lei n. 10.820, de 17 de dezembro de 2003. Dispõe sobre a autorização para desconto de prestações em folha de pagamento, e dá outras providências. *Diário Oficial* [da] Republica Federativa do Brasil. Brasília, 18 dez. 2003. Disponível em: <http://www81.dataprev.gov.br/sislex/paginas/42/ 2003/10820.htm>. Acesso em: 20 dez. 2011.

_____. Lei n. 8.080, de 19 de setembro de 1990. Dispõe sobre as condições para a promoção, proteção e recuperação da saúde, a organização e o funcionamento dos serviços correspondentes e dá outras providências. *Diário Oficial* [da] Republica Federativa do Brasil. Brasília, 20 set. 1990. Disponível em: <http://www.planalto.gov.br/ccivil_03/Leis/L8080.htm>. Acesso em: 20 jul. 2009.

_____. Lei n. 8.842, de 4 de janeiro de 1994. Dispõe sobre a Política Nacional do Idoso, cria o Conselho Nacional do Idoso e dá outras providências. *Diário Oficial* [da] República Federativa do Brasil. Brasília, v. 132, n. 3, p. 77-79, 1994, seção 1, p. 1.

_____. Lei n. 8.884, de 11 de junho de 1994. Transforma o Conselho Administrativo de Defesa Econômica (Cade) em autarquia, dispõe sobre a prevenção e a repressão às infrações contra a ordem econômica e dá outras providências. *Diário Oficial* [da] República Federativa do Brasil. Brasília, 13 jun. 1994. Disponível em: <https://www.planalto.gov.br/ccivil_03/leis/l8884.htm>. Acesso em: 20 jan. 2012.

_____. Ministério da Saúde. Secretaria Executiva. *Gasto público com saúde como proporção do PIB*. Brasília, 2008. Disponível em: <http://tabnet.datasus.gov.br/cgi/tabcgi.exe?idb2008/e0601.def>. Acesso em: 15 jan. 2010.

_____. Portaria n. 1.395, de 10 de dezembro de 1999. Aprova a política nacional de saúde do idoso. Brasília, 1999. Disponível em: <http://www.ufrgs.br/3idade/portaria1395gm.html>. Acesso em: 16 jul. 2007.

_____. Portaria n. 2.528, de 19 de outubro de 2006. Aprova a política nacional de saúde da pessoa idosa. Brasília, 2006. Disponível em: <http://dtr2001.saude.gov.br/sas/PORTARIA/Port2006/GM/GM-2528.htm>. Acesso em: 16 jul. 2007.

_____. Portaria n. 249, de 16 de abril de 2002. Aprova as normas para cadastramento de centros de referência em assistência à saúde do idoso. Brasília, 2002a. Disponível em: <http://www.saude.mg.gov.br/atos_normativos/ legislacao-sanitaria/estabelecimentos-de-saude/atencao-ao-idoso/ Portaria_249.pdf>. Acesso em: 15 jan. 2010.

_____. Portaria n. 702, de 12 de abril de 2002. Criar mecanismos para a organização e implantação de redes estaduais de assistência à saúde do idoso. Brasília, 2002b. Disponível em: <http://www.mpdft.gov.br/sicorde/ Leg_FED_ PORT_MS_0702_2002.htm>. Acesso em: 12 jan. 2009.

BRASIL. Portaria n. 399/GM, de 22 de fevereiro de 2006. Divulga o Pacto pela Saúde 2006 — Consolidação do SUS e aprova as diretrizes operacionais do referido pacto. Brasília, 2006. Disponível em: <http://dtr2001.saude.gov.br/sas/PORTARIAS/Port2006/GM/GM-399.htm>. Acesso em: 15 nov. 2008.

BRETTAS, T. Dívida pública: uma varinha de condão sobre os recursos do fundo público. In: SALVADOR, E. et al. (Orgs.). *Financeirização, fundo público e política social*. São Paulo: Cortez, 2012. Cap 4.

BULLA, L. C. Qualidade de vida do idoso, família e políticas sociais. In: ENCONTRO NACIONAL DE PESQUISADORES EM SERVIÇO SOCIAL, 11., *Anais...*, São Luís. Brasília: ABEPSS, 2008. [1 CD-ROM.]

_____ et al. Familiares de idosos com Alzheimer: qualidade de vida e redes de apoio social. In: ENCONTRO NACIONAL DE PESQUISADORES EM SERVIÇO SOCIAL, 9., *Anais...*, Porto Alegre. Brasília: ABEPSS, 2004. [1 CD-ROM.]

_____; TSURUZONO, E. R. S. A violência contra a pessoa idosa e os desafios para a implementação de políticas públicas. In: ENCONTRO NACIONAL DE PESQUISADORES EM SERVIÇO SOCIAL, 12., *Anais...*, Rio de Janeiro. Brasília: ABEPSS, 2010. [1 CD-ROM.]

CAIO, T. *Constituições Brasileiras*: 1988. Brasília: Senado Federal/Ministério da Ciência e Tecnologia/Centro de Estudos Estratégicos, 1999.

CAMARANO, A. A. (Org.). *Os novos idosos brasileiros*: muito além dos 60? Rio de Janeiro: Ipea, 2004.

_____ (Coord.). *Características das instituições de longa permanência para idosos* — Região Nordeste. Brasília: Ipea, 2008.

_____. O idoso brasileiro no mercado de trabalho. In: CONGRESO NACIONAL DE ESTÚDIOS DEL TRABAJO, 5., Buenos Aires, 2001. Disponível em: <http://www.aset.org.ar/congresos/5/aset/PDF/CAMARANO.PDF>. Acesso em: 10 jan. 2010.

CARAVANA INTERGERACIONAL PELA CIDADANIA DO IDOSO EM PERNAMBUCO. Disponível em: <http://www.pernambuco.com/assinantes/index.asp>. Acesso em: 20 jan. 2012.

CARDOSO, A. P. Idoso: empréstimo consignado. *Revista On-Line* (Constituição), Salvador, mar. 2010. Disponível em: <http://www.ibrajus.org.br/revista/artigo.asp?idArtigo=158>. Acesso em: 16 jul. 2011.

CARTA, G. Planeta sessentão. *Carta Capital*, São Paulo, ano 15, n. 541, p. 10-15, abr. 2009.

CARVALHO, E. F. et al. O processo de transição epidemiológica e iniqüidade social: o caso de Pernambuco. *RASPP*, Piauí, v. 1, n. 2, p. 107-119, 1998.

CASTEL, R. *As metamorfoses da questão social no Brasil*: uma crônica do salário. Petrópolis: Vozes, 1998.

CAVALCANTI, T. B.; BRITO, L. N.; BALEEIRO, A. *Constituições Brasileiras*: 1967. Brasília: Senado Federal/Ministério da Ciência e Tecnologia/Centro de Estudos Estratégicos, 2001.

CENTRO DE EDUCAÇÃO E ASSESSORAMENTO POPULAR (Rio Grande do Sul). *Financiamento do SUS*: a luta pela efetivação do direito humano à saúde. Passo Fundo-RS, 2005. Disponível em: <http://www.saude.al.gov.br/files/pactopelasaude/manuais/cartilha_financiamento_do_SUS_a_luta.pdf>. Acesso em: 15 set. 2009.

CHAUI, M. *Convite à filosofia*. São Paulo: Afiliada, 2005.

CHOSSODOVSKY, M. *A globalização da pobreza:* impactos das reformas do FMI e do Banco Mundial. São Paulo: Moderna, 1999.

CÍCERO, Marco Túlio. *Saber envelhecer*. Porto Alegre: L&PM, 2002.

CINTRA, L. A. Encruzilhada demográfica. *Carta Capital*, São Paulo, ano 15, n. 509, p. 18-23, abr. 2010.

COSTA PORTO, W. *Constituições Brasileiras*: 1937. Brasília: Senado Federal/Ministério da Ciência e Tecnologia/Centro de Estudos Estratégicos, 2001a.

_____. *Constituições Brasileiras*: 1969. Brasília: Senado Federal/Ministério da Ciência e Tecnologia/Centro de Estudos Estratégicos, 2001b.

COUTINHO, C. N. *O estruturalismo e a miséria da razão*. 2. ed. São Paulo: Expressão Popular, 2010.

DEBERT, G. G.; SIMÕES, J. A. A aposentadoria e a invenção da terceira idade. In: _____. *Antropologia e envelhecimento*. Campinas: Unicamp, IFCH, 1994. (Col. Textos didáticos; n. 13.)

DELEGACIA DO IDOSO TERÁ POSTO DE ATENDIMENTO DO INSS A PARTIR DE FEVEREIRO. Teresina, 2012. Disponível em: <http://www.portalaz.com.br/noticia/geral/236665_delegacia_do_idoso_tera_posto_de_atendimento_do_inss_a_partir_de_fevereiro.htm>. Acesso em: 1º fev. 2012.

DEPARTAMENTO INTERSINDICAL DE ESTATÍSTICA E ESTUDOS SOCIOECONÔMICOS. *A crise econômica mundial e as turbulências recente*. São Paulo, 2011 (Nota Técnica, n. 104). Disponível em: <http://www.dieese.org.br/notatecnica/notaTec104CriseEconomica.pdf>. Acesso em: 9 jan. 2012.

_____. *Fusões no setor bancário*: emprego e concorrência. São Paulo, 2007 (Nota Técnica, n. 55). Disponível em: <http://www.dieese.org.br/notatecnica/notatec55FusaoBancaria.pdf>. Acesso em: 9 jan. 2012.

_____. *Salário mínimo nominal e necessário*. Disponível em: <http://www.dieese.org.br/rel/rac/salminMenu09-05.xml>. Acesso em: 20 jan. 2012.

DORIA FILHO, U. *Introdução à Bioestatística para simples mortais*. 3. ed. rev. e ampl. São Paulo: Negócio, 1999.

ENGELS, F. *A situação da classe trabalhadora na Inglaterra, segundo as observações do autor e fontes autênticas*. 1. ed. São Paulo: Boitempo, 2008.

FERNANDES, F. *A revolução burguesa no Brasil*: ensaio de interpretação sociológica. 5. ed. São Paulo: Globo, 2005.

FLEURY, S. *Estado sem cidadãos*: seguridade social na América Latina. Rio de Janeiro: Ed. Fiocruz, 1994.

FREDERICO, C. Razão e desrazão: a lógica das coisas e a pós-modernidade. *Serviço Social & Sociedade*, São Paulo, ano 18, n. 55, p. 174-187, 1997.

FREITAS, E. V. et al. *Tratado de geriatria e gerontologia*. Rio de Janeiro: Guanabara-Koogan, 2002.

FUNDO DE POPULAÇÃO DAS NAÇÕES UNIDAS. *Relatório sobre a situação da população mundial 2011*. Nova York, 2011. Disponível em: <http://www.un.cv/files/PT-SWOP11-WEB.pdf>. Acesso em: 20 jan. 2012.

GALEANO, E. *As veias abertas da América Latina*. Porto Alegre: L&PM Pocket, 2010.

GEHLEN, V. R. F.; OLIVEIRA, G. S. Políticas sociais e terceira idade: direito a uma cidade saudável. In: ENCONTRO NACIONAL DE PESQUISA-

DORES EM SERVIÇO SOCIAL, 8., *Anais...*, Juiz de Fora. Brasília: ABEPSS, 2002. [1 CD-ROM.]

GILLON, R. Autonomy and the principle of respect for autonomy. *British Medical Journal*, Londres, v. 290, n. 12, p. 1806-1080, 1995.

GÓIS, E. C. P. Violência Contra o Idoso: campo de atuação do assistente social. In: ENCONTRO NACIONAL DE PESQUISADORES EM SERVIÇO SOCIAL, 12., *Anais...*, Rio de Janeiro. Brasília: ABEPSS, 2010. [1 CD-ROM.]

GOMES, C. M. S. O lazer e sua importância na terceira idade. In: ENCONTRO NACIONAL DE PESQUISADORES EM SERVIÇO SOCIAL, 7., *Anais...*, Brasília. Brasília: ABEPSS, 2000. [1 CD-ROM.]

GORDILHO, A. *et al*. Desafios a serem enfrentados no terceiro milênio pelo setor saúde na atenção integral ao idoso. *Bahia Análise & Dados*, Salvador, v. 10, n. 4, p. 138-153, mar. 2001.

_____; SCHARDOSIM, M.; VARGAS, C. O. L. Rompendo o silêncio: desvelando a violência no cotidiano de idosos residentes em asilos. In: ENCONTRO NACIONAL DE PESQUISADORES EM SERVIÇO SOCIAL, 9., *Anais...*, Porto Alegre. Brasília: ABEPSS, 2004. [1 CD-ROM.]

_____ et al. Acidentes e violências com Idosos: a relação entre o processo de notificação e a articulação da rede de serviços. In: ENCONTRO NACIONAL DE PESQUISADORES EM SERVIÇO SOCIAL, 11., *Anais...*, São Luís. Brasília: ABEPSS, 2008. [1 CD-ROM.]

GROSSI, P. K. et al. Ações e serviços de atendimento para a população idosa e rede de apoio para os cuidadores de idosos no Estado do Rio Grande do Sul. In: ENCONTRO NACIONAL DE PESQUISADORES EM SERVIÇO SOCIAL, 12., *Anais...*, Rio de Janeiro. Brasília: ABEPSS, 2010. [1 CD-ROM.]

GUERRA, Y. *A instrumentalidade do Serviço Social*. 6. ed. São Paulo: Cortez, 2007.

_____. O Serviço Social na divisão sociotécnica do trabalho: resultado de múltiplas determinações. In: _____; SANTOS, C. M.; BACKX, S. (Orgs.). *A dimensão técnico-operativa no Serviço Social*: desafios contemporâneos. Juiz de Fora: Ed. da UFJF, 2012. cap. 1.

GUIMARÃES, C.; JÚNIA, R. Determinantes sociais da saúde: entrevista com Jaime Breilh. *Carta O Berro*, [s.l.], 8 nov. 2011. Disponível em: <http://fopspr.

wordpress.com/2011/10/29/determinantes-sociais-da-saude-entrevista-com-jaime-breilh/>. Acesso em: 5 jan. 2012.

GUIMARÃES, R. M. *Decida você como e quanto viver*. Brasília: Saúde & Letras, 2007.

GUIMARÃES, S. J. Idoso e violência. In: ENCONTRO NACIONAL DE PESQUISADORES EM SERVIÇO SOCIAL, 11., *Anais*..., São Luís. Brasília: ABEPSS, 2008. [1 CD-ROM.]

_____. Violência como questão social: o cotidiano do idoso de Teresina. In: ENCONTRO NACIONAL DE PESQUISADORES EM SERVIÇO SOCIAL, 12., *Anais*..., Rio de Janeiro. Brasília: ABEPSS, 2010. [1 CD-ROM.]

GURGEL JÚNIOR, G. D. A reforma do estado e o Sistema Único de Saúde no Brasil. In: FREESE, E. (Org.). *Municípios*: a gestão da mudança em saúde. Recife: Ed. Universitária da UFPE, 2004. cap. 1, p. 25-43.

HADDAD, E. G. M. *A ideologia da velhice*. São Paulo: Cortez, 1986.

_____. *O direito à velhice*: os aposentados e a previdência social. São Paulo: Cortez, 1993.

HARVEY, D. *O enigma do capital*: e as crises do capitalismo. São Paulo: Boitempo, 2011.

HAYFLICK, L. *Como e por que envelhecemos*. Rio de Janeiro: Campus, 1996.

HEMINGWAY, E. *O velho e o mar*. 75. ed. Rio de Janeiro: Bertrand Brasil, 2011.

HUBERMAN, L. *História da riqueza do homem*: do feudalismo ao século XXI. 22. ed. Rio de Janeiro: LCT, 2010.

HUGO, V. *Os miseráveis*: texto integral. São Paulo: Martin Claret, 2007.

IAMAMOTO, M. V. A questão social no capitalismo. *Temporalis*, revista da Associação Brasileira de Ensino e Pesquisa em Serviço Social, Brasília, ano 2, n. 3, p. 9-32, jan./jun. 2001.

_____. *Serviço Social em tempo de capital fetiche*: capital financeiro, trabalho e questão social. 2. ed. São Paulo: Cortez, 2008.

_____. O Serviço Social na cena contemporânea. In: SERVIÇO SOCIAL: DIREITOS SOCIAIS E COMPETÊNCIAS PROFISSIONAIS. Brasília: Conselho Federal de Serviço Social/Associação Brasileira de Ensino e Pesquisa em Serviço Social, 2009. p. 15-50.

_____; CARVALHO, R. *Relações sociais e Serviço Social no Brasil*. 19. ed. São Paulo: Cortez; [Lima]: Celats, 2006.

IASI, M. L. *Ensaios sobre consciência e emancipação*. 1. ed. São Paulo: Expressão Popular, 2007.

IBGE. *Censo demográfico, 1991*. Rio de Janeiro, [1992].

_____. *Brasil já tem mais de 180 milhões de habitantes*. Rio de Janeiro, 2004. Disponível em: <http://www.ibge.gov.br/home/presidencia/noticias/noticia_visualiza.php?id_noticia=207>. Acesso em: 15 jan. 2009.

_____. *Perfil dos idosos responsáveis pelos domicílios no Brasil*. Rio de Janeiro, 2000.

IDOSOS DE TODO O PAÍS SOFREM COM O GOLPE DO CONSIGNADO. Brasília, 2011. Disponível em: <http://180graus.com/politica/idosos-de-todo-o-pais-sofrem-com-o-golpe-do-consignado-434094.html>. Acesso em: 10 jan. 2012.

JARA, J. *Canção inacabada*. Rio de Janeiro: Record, 1983.

KALACHE, A. O século do envelhecimento e a sociedade que queremos construir. *Revista Direitos Humanos*, Brasília, n. 3, p. 30-35, set. 2009. Disponível em: <http://www.mj.gov.br/sedh/documentos/revistadh3.pdf>. Acesso em: 20 dez. 2009.

KURZ, R. A expropriação do tempo. *Folha de S.Paulo*, São Paulo, 3 jan. 1999, caderno 3, p. 5. Disponível em: <http://www.race.nuca.ie.ufrj.br/journal/k/kurz2.doc>. Acesso em: 12 abr. 2009.

LASKI, H. J. *El liberalismo europeu*. México: Breviarios del Fondo de Cultura Económica, 1992.

LAZZARATO, M.; NEGRI, A. *Trabalho imaterial*: formas de vida e produção da subjetividade. Rio de Janeiro: DP&A, 2001.

LEÃO, A. A. M. P. O desafio da política de saúde em promover um envelhecimento bem-sucedido em Manaus: notas para a intervenção do assistente social e consolidação do projeto ético-político. In: ENCONTRO NACIONAL DE PESQUISADORES EM SERVIÇO SOCIAL, 12., *Anais...*, Rio de Janeiro. Brasília: ABEPSS, 2010. [1 CD-ROM.]

LESBAUPIN, I.; MINEIRO, A. *O desmonte da nação em dados*. Petrópolis: Vozes, 2002.

LESSA, S. *Mundo dos homens*: trabalho e ser social. São Paulo: Boitempo, 2002.

_____. *Para além de Marx?* Crítica da teoria do trabalho imaterial. São Paulo: Xamã, 2005.

LIMA-COSTA, M. F. F. Epidemiologia do envelhecimento no Brasil. In: ROUQUAYROL, M. Z.; ALMEIDA FILHO, N. *Epidemiologia & saúde*. 6. ed. Rio de Janeiro: Medsi, 2003. p. 499-514.

LOPES, J. B. Os desafios, 30 anos depois. *Inscrita*, Brasília, ano 8, n. 12, p. 21-28, nov. 2009.

LUKÁCS, G. *História e consciência de classe*: estudos de dialética marxista. Porto: Biblioteca Ciência e Sociedade, Publicações Escorpião, 1974.

_____. *Para uma ontologia do ser social I*. São Paulo: Boitempo, 2012.

LUXEMBURGO, R. *Reforma ou revolução?* 4. ed. São Paulo: Expressão Popular, 2005.

MAGALHÃES, A. P. R. *A mortalidade da população idosa no Recife no triênio 2004-2006*. Dissertação (Mestrado Profissional em Vigilância sobre Saúde) — Departamento de Medicina Social, Faculdade de Ciências Médicas, Universidade de Pernambuco, Recife, 2009.

MARANHÃO, C. H. Acumulação, trabalho e superpopulação: crítica ao conceito de exclusão social. In: MOTA, A. E. et al. (Org.). *O mito da assistência social*: ensaios sobre Estado, política e sociedade. São Paulo: Cortez, 2008. cap. 3.

MARCUSE, H. *Razão e revolução*: Hegel e o advento da teoria social. 5. ed. São Paulo: Paz e Terra, 2004.

MARLLOS SAMPAIO QUER PONTO DO INSS NA DELEGACIA DO IDOSO. Teresina, 2012. Disponível em: <http://www.cidadeverde.com/marllos-sampaio-quer-ponto-do-inss-na-delegacia-do-idoso-92622>. Acesso em: 1 fev. 2012.

MARTINS, R.; VIEIRA, W. Privilegiados. E incógnitos. *Carta Capital*, São Paulo, ano 16, n. 662, p. 28-32, set. 2011.

MARX, K. *Manuscritos econômico-filosóficos e outros textos escolhidos*. 2. ed. São Paulo: Abril Cultural, 1978. (Col. Os pensadores.)

_____. *Manuscritos econômicos e filosóficos*. São Paulo: Martin Claret, 2006.

_____. *O capital*: crítica da economia política. 26. ed. Rio de Janeiro: Civilização Brasileira, 2008.

_____. *Grundrisse*. São Paulo: Ed. da Unicamp/Boitempo, 2011.

_____; ENGELS, F. *A ideologia alemã*. 1. ed. São Paulo: Expressão Popular, 2009.

MENESES, P. *Para ler a fenomenologia do espírito*: roteiro. São Paulo: Loyola, 1985.

MÉSZÁROS, I. *Para além do capital*: rumo a uma teoria da transição. São Paulo: Ed. da Unicamp/Boitempo, 2002.

_____. *O poder da ideologia*. São Paulo: Ed. da Unicamp/Boitempo, 2004.

_____. *O poder da ideologia*. São Paulo: Ed. da Unicamp/Boitempo, 2007.

_____. *Estrutura Social e formas de consciência*: a determinação social do método. São Paulo: Ed. da Unicamp/Boitempo, 2009.

MINAYO, M. C. S. Violência contra idosos. In: CONFERÊNCIA NACIONAL DE DIREITOS DO IDOSO, 1., Brasília. *Eixos temáticos*: Rede de Proteção ao Idoso. Brasília: Secretaria Nacional de Direitos Humanos, p. 3-8, 2006. Disponível em: <http://www.mj.gov.br/ sedh/ct/ cndi/i_conferencia_idoso.htm>. Acesso em: 20 ago. 2007.

MINISTRA ITALIANA CHORA APÓS ANÚNCIO DE MAIS AUSTERIDADE. Lisboa, 2011. Disponível em: <http://ww1.rtp.pt/noticias/index.php?article=506372&tm=6&layout= 122&visual=61>. Acesso em: 11 fev. 2012.

MONTAÑO, C. Presentación: El debate metodológico de los '80/'90. El enfoque ontológico *versus* El abordaje epistemológico. In: BORGIANNI, E.; MONTAÑO, C. (Org.). *Metodologia y Servicio Social*: hoy em debate. São Paulo: Cortez, 2000. p. 9-33.

MOTA, A. E. Seguridade social brasileira: desenvolvimento histórico e tendências recentes. In: MOTA, A. E. et al. (Orgs.). *Serviço Social e saúde*: formação e trabalho profissional. São Paulo: Cortez; Brasília: Ministério da Saúde, 2006. cap. 2.

MULINARI, C. H. et al. Reflexões sobre a violação dos direitos dos idosos: um olhar sobre o cotidiano da Unidade de Saúde da Família. In: ENCONTRO NACIONAL DE PESQUISADORES EM SERVIÇO SOCIAL, 12., Anais..., Rio de Janeiro. Brasília: ABEPSS, 2010. [1 CD-ROM.]

NERI, A. L. *Palavras-chave em gerontologia*. Campinas: Alínea, 2001.

NETTO, J. P. Razão, ontologia e práxis. *Serviço Social & Sociedade*, São Paulo, ano 15, n. 44, p. 26-42, 1994.

_____. Cinco notas a propósito da "questão social". *Temporalis*, revista da Associação Brasileira de Ensino e Pesquisa em Serviço Social, Brasília, ano 2, n. 3, p. 41-49, jan./jun, 2001.

_____. *Ditadura e Serviço Social*: uma análise do Serviço Social no Brasil pós-64. 5. ed. São Paulo: Cortez, 2001.

_____. A construção do projeto ético-político do Serviço Social. In: MOTA, A. E. et al. (Orgs.). *Serviço Social e saúde*: formação e trabalho profissional. São Paulo: Cortez, 2006. p. 1-22.

_____. Introdução ao método na teoria social. In: SERVIÇO SOCIAL: DIREITOS SOCIAIS E COMPETÊNCIAS PROFISSIONAIS. Brasília: Conselho Federal de Serviço Social/Associação Brasileira de Ensino e Pesquisa em Serviço Social, 2009. p. 667-700.

_____. Uma face contemporânea da barbarie. In: ENCONTRO INTERNACIONAL "CIVILIZAÇÃO OU BARBÁRIE", 3., Serpa, 2010.

_____; BRAZ, M. *Economia política*: uma introdução crítica. São Paulo: Cortez, 2006. (Col. Biblioteca Básica de Serviço Social; v. 1.)

NOGUEIRA, O. *Constituições Brasileiras*: 1824. Brasília: Senado Federal/Ministério da Ciência e Tecnologia/Centro de Estudos Estratégicos, 2001.

NUNES, A. O envelhecimento populacional e as despesas do Sistema Único de Saúde. In: CAMARANO, A. A. (Org.). *Os novos idosos brasileiros*: muito além dos 60? Rio de Janeiro: Ipea, 2004. cap. 13.

OLIVEIRA JUNIOR, A. B.; NOGUEIRA, M. C. T.; SILVA, P. D. L. A. M. C. Uma vida nobre: o fortalecimento da autoestima de idosos a partir do atendimento social e da prática de atividades físicas. In: ENCONTRO NACIONAL DE PESQUISADORES EM SERVIÇO SOCIAL, 12., Anais..., Rio de Janeiro. Brasília: ABEPSS, 2010. [1 CD-ROM.]

ORGANIZAÇÃO DAS NAÇÕES UNIDAS. *Plano de ação internacional de Viena sobre o envelhecimento*. Viena, 1982. Disponível em: <http://www6.ufrgs.br/e-psico/publicas/humanizacao/prologo.html>. Acesso em: 15 abr. 2009.

_____. *Population bulletin of the United Nations*: living arrangements of older persons. Nova York, 2001.

ORGANIZAÇÃO MUNDIAL DA SAÚDE. *Envejecimiento activo*: un marco político. Madrid, 2002.

_____. *Situação de saúde no mundo é alarmante*. Brasília, 2003. Disponível em: <http://www.sistemas.aids.gov.br/imprensa/Noticias.asp?NOTCod=52825>. Acesso em: 15 set. 2009.

ORGANIZAÇÃO PAN-AMERICANA DA SAÚDE. *Envelhecimento ativo*: uma política de saúde. Brasília, 2005. Disponível em: <http://bvsms.saude.gov.br/bvs/publicacoes/envelhecimento_ativo.pdf>. Acesso em: 20 jan. 2012.

PAIM, J. S. Políticas de saúde no Brasil. In: ROUQUAYROL, M. Z.; ALMEIDA FILHO, N. *Epidemiologia & saúde*. 6. ed. Rio de Janeiro: Medsi, 2003. cap. 20, p. 587-603.

PAIVA, S. O. C. *Perfil socioeconômico e epidemiológico da população idosa do Distrito Estadual de Fernando de Noronha-PE*, 2004. Dissertação (Mestrado em Saúde Pública) — Departamento de Saúde Coletiva, Centro de Pesquisas Aggeu Magalhães, Fundação Oswaldo Cruz, Recife, 2004.

_____; FREESE DE CARVALHO, E.; LUNA, C. F. A velhice não contemplada: invisibilidade das demandas sociais da pessoa idosa em Fernando de Noronha — Nordeste do Brasil. *Kairós*, São Paulo, v. 10, n. 2, p. 91-105, 2007.

PAPALÉO NETTO, M. *Gerontologia*. São Paulo: Atheneu,1996.

PARDINI, F. Pacientes invisíveis. *Carta Capital*, São Paulo, ano 10, n. 304, p. 36-37, 2004.

PASSARELLI, M. C. G. O processo de envelhecimento em uma perspectiva geriátrica. *O Mundo da Saúde*, São Paulo, v. 21, n. 4, p. 208-212, 1997.

PEREIRA, E. T.; BORLOT, A. M. M.; ANGELI, C. V. S. A violência contra o idoso e as estratégias de enfrentamento da Secretaria Municipal de Saúde de Vitória-ES. In: ENCONTRO NACIONAL DE PESQUISADORES EM SERVIÇO SOCIAL, 10., Anais..., Recife. Brasília: ABEPSS, 2006. [1 CD-ROM.]

PEREIRA, P. A. P. Discussões conceituais sobre política social como política pública e direito de cidadania. In: BOSCHETTI, I. et al. (Orgs.). *Política social no capitalismo*: tendências contemporâneas. São Paulo: Cortez, 2009. cap. 4.

PIVETA, M. J.; PASSAURA, L. A Violência Contra o Idoso: uma realidade conflitiva a ser enfrentada. In: ENCONTRO NACIONAL DE PESQUISADORES EM SERVIÇO SOCIAL, 12., Anais..., Rio de Janeiro. Brasília: ABEPSS, 2010. [1 CD-ROM.]

POCHMANN, M. Desempregados do Brasil. In: ANTUNES, R. et al. (Orgs.). *Riqueza e miséria do trabalho no Brasil*. São Paulo: Boitempo, 2006. cap. 4.

POLETTI, R. *Constituições Brasileiras*: 1934. Brasília: Senado Federal/Ministério da Ciência e Tecnologia/Centro de Estudos Estratégicos, 2001.

PRADO, E. *Desmedida do valor*: crítica da pós-grande indústria. São Paulo: Xamã, 2005.

RAMOS, L. R. Epidemiologia do envelhecimento. In: FREITAS, E. V. et al. *Tratado de geriatria e gerontologia*. Rio de Janeiro: Guanabara-Koogan, 2002. cap. 7, p. 72-78.

RODRIGUES, L. S.; SOARES, G. A. *Velho, idoso e terceira idade na sociedade contemporânea*. Disponível em: <http://www.ufes.br/ppghis/agora/Documentos/Revista_4_PDFs/Lizete%20de%20Souza%20Rodrigues%20-%20%C1gora_4.pdf>. Acesso em: 5 jan. 2012.

ROSANVALLON, P. *A nova questão social*. Brasília: Ed. do Instituto Teotônio Vilela, 1998.

ROSENTHAL, J. Amarrados, mas ainda indomados. *Carta Capital*, São Paulo, ano 16, n. 647, p. 39-57, maio 2011.

ROUQUAYROL, M. Z.; ALMEIDA FILHO, N. *Introdução à epidemiologia moderna*. Rio de Janeiro: ABRASCO, 1990.

_____; _____. *Epidemiologia & saúde*. 6. ed. Rio de Janeiro: Medsi, 2003.

ROUSSEAU, J. J. *Discurso sobre a origem e os fundamentos da desigualdade entre os homens*. São Paulo: Martin Claret, 2007.

SACRAMENTO, F. S. *Planejamento familiar no Brasil*. Volta Redonda, 2008. Disponível em: <http://www.unifoa.edu.br/portal_pesq/caderno/especiais/VI_seminario_trabalho_profissional%202008_servi%C3%A7o_social.pdf>. Acesso em: 15 jan. 2010.

SAGAN, C. *Bilhões e bilhões*. São Paulo: Companhia das Letras, 2008.

SALGADO, M. A. *Velhice, uma nova questão social*. São Paulo: Sesc, 1982.

SALVADOR et al. (Orgs.). *Financeirização, fundo público e política social*. São Paulo: Cortez, 2012.

SANTOS, M. A. N. et al. Concepções de Violência Entre Usuários e Profissionais do Programa Saúde da Família. In: ENCONTRO NACIONAL DE PESQUISADORES EM SERVIÇO SOCIAL, 10., *Anais...*, Recife. Brasília: ABEPSS, 2006. [1 CD-ROM.]

SANTOS, M. Saúde e ambiente no processo de desenvolvimento. *Ciência & Saúde Coletiva*, Rio de Janeiro, v. 8, n. 1, p. 309-314, 2003.

SAYEG, N. A questão do envelhecimento no Brasil. *O mundo da saúde*, São Paulo, v. 21, n. 4, p. 196-198, 1997.

SHAKESPEARE, W. *O mercador de Veneza*. Porto Alegre: L&PM, 2011.

SILVA, E. G. No tempo da delicadeza: projeto raízes da vida e sua contribuição para a qualidade de vida dos idosos. In: ENCONTRO NACIONAL DE PESQUISADORES EM SERVIÇO SOCIAL, 12., *Anais...*, Rio de Janeiro. Brasília: ABEPSS, 2010. [1 CD-ROM.]

SILVA, H. P. P. B.; FONTES, J. K. M. O Serviço Social na saúde: um trabalho interdisciplinar junto aos idosos na Unidade de Saúde Familiar e Comunitária em Natal (RN). In: ENCONTRO NACIONAL DE PESQUISADORES EM SERVIÇO SOCIAL, 11., 2008, São Luís. *Anais...* Brasília: ABEPSS, 2008. [1 CD-ROM.]

SOARES, R. C. As particularidades da contra-reforma na política de saúde brasileira. In: SEMINÁRIO LATINOAMERICANO DE ESCUELAS DE TRABAJO SOCIAL, 19., *Anais...*, Guayaquil. Guayaquil: Alaeits, 2009b. [1 CD-ROM.]

SOCIEDADE BRASILEIRA DE GERIATRIA E GERONTOLOGIA. *Adequação do estatuto da SBGG nacional ao Novo Código Civil brasileiro*. Rio de Janeiro,

2004. Disponível em: <https://www.sbgg.org.br/conteudo.aspx?pP=2&pO=4&pM=2>. Acesso em: 12 jan. 2010.

_____. *Distribuição dos associados por profissão*. Rio de Janeiro, 2009. Disponível em: <https://www. sbgg.org.br/conteudo.aspx?pP=63&pO=39&pM=2>. Acesso em: 10 jan. 2010.

SOUZA, E. F. A Importância da família no tratamento do paciente idoso hospitalizado. In: ENCONTRO NACIONAL DE PESQUISADORES EM SERVIÇO SOCIAL, 10., *Anais...*, Recife. Brasília: ABEPSS, 2006. [1 CD-ROM.]

SOUZA, V. F. F. Velhice x Pobreza: uma das expressões da questão social no município de Parintins-AM In: ENCONTRO NACIONAL DE PESQUISADORES EM SERVIÇO SOCIAL, 12., *Anais...*, Rio de Janeiro. Brasília: ABEPSS, 2010. [1 CD-ROM.]

TEIXEIRA, S. M. *Envelhecimento e trabalho no tempo do capital*: implicações para a proteção social no Brasil. São Paulo: Cortez, 2008.

TONET, I. *Pluralismo metodológico*: falso caminho. Disponível em: <http://www.ivotonet.xpg.com.br/arquivos/pluralismo_metodologico.pdf>. Acesso em: 2 jul. 2009.

TRINDADE, A. A. A intervenção do serviço social junto às mulheres idosas com câncer de mama em situação de vulnerabilidade social. In: ENCONTRO NACIONAL DE PESQUISADORES EM SERVIÇO SOCIAL, 12., . *Anais...*, Rio de JaneiroBrasília: ABEPSS, 2010. [1 CD-ROM.]

_____; PASSOS, V. B. C.; BARBOSA, V. C. O perfil dos idosos atendidos na enfermaria de geriatria do HUCFF/UFRJ: estudo das demandas apresentadas ao Serviço Social. In: ENCONTRO NACIONAL DE PESQUISADORES EM SERVIÇO SOCIAL, 12., *Anais...*, Rio de Janeiro. Brasília: ABEPSS, 2010. [1 CD-ROM.]

UCCELLA, E. C.; BUENO, A. A. O idoso na saúde pública brasileira: um estudo à luz do acesso à justiça. In: ENCONTRO NACIONAL DE PESQUISADORES EM SERVIÇO SOCIAL, 11., *Anais...*, São Luís. Brasília: ABEPSS, 2008. [1 CD-ROM.]

VERAS, R. P. *País jovem com cabelos brancos*: a saúde do idoso no Brasil. Rio de Janeiro: Relume Dumará, 1994.

VIANA, N. A causa da crise financeira é a lógica do próprio capitalismo. *Brasil de Fato*, São Paulo, jan. 2012. Disponível em: <http://www.brasildefato.com.br/ node/8647>. Acesso em: 5 fev. 2012.

VICENTINO, C. *História geral*. São Paulo: Scipione, 1997.

WANDERLEY, L. E. W. A questão social no contexto da globalização: o caso latino-americano e o caribenho. In: BÓGUS, L.; YAZBEK, M, C.; BELFIORE--WANSWELEY, M. (Orgs.). *Desigualdade e a questão social*. São Paulo: EDUC, 2000.

YAZBEK, M. C. Pobreza e exclusão social: expressões da questão social no Brasil. *Temporalis*, revista da Associação Brasileira de Ensino e Pesquisa em Serviço Social, Brasília, ano 2, n. 3, p. 33-39, jan./jun. 2001.

Posfácio

No es tarea fácil la redacción de un posfacio. Se trata de un texto que, como lo señala el nombre, aparece después que el cuerpo principal del libro ya ha sido leído. El prólogo constituye una presentación de ese libro, y su tarea es la de preparar al lector para enfrentar algo que aún no conoce. Pero si el prólogo intenta ser una vía de entrada, un recibimiento que alerta sobre las características de lo que vendrá después, el posfacio representa la vía de salida, la despedida que se hace al lector, que ya ha conocido las ideas centrales del libro. Pero no puede ser cualquier despedida, sino una muy especial, una que invite a ese lector a regresar al libro, a retomarlo posteriormente. Y, sobre todo, que lo incite a apropiarse activamente de las tesis fundamentales que se expusieron en la obra.

Y éste es un libro que facilita esa tarea. Ante todo, por la temática que aborda. La vejez es una cuestión que necesariamente despierta el interés de todos. Como fenómeno biológico, pues constituye una etapa inevitable del devenir de todo individuo. Pero también en tanto fenómeno social que ha adquirido en los últimos años una dimensión hasta ahora desconocida. Procesos tales como el decrecimiento de la tasa de mortalidad infantil en su confluencia con la reducción de la tasa de fertilidad, y el desarrollo de la medicina que, provocado la prolongación de las expectativas de vida de las personas, han llevado a un rápido crecimiento relativo de aquel sector de la población situado por encima de los 60 años de vida. Un sector humano que, de acuerdo a la lógica de funcionamiento de las sociedades actuales, no sólo ya no contribuye a la producción económica, sino que demanda un gasto de recursos en su atención. Como nunca antes, la vejez se ha convertido en un desafío que coloca a la sociedad ante un conjunto de problemas a resolver. Y Salvea Campelo presenta en este libro una plataforma teórica para enfrentar esta problemática desde una perspectiva multilateral, que permite superar los enfoques reduccionistas que, por otra parte, son los mayoritarios, y que conducen a la "naturalización" de la vejez.

Una característica de la ciencia social hegemónica en la sociedad burguesa, desde sus mismos inicios, ha sido la naturalización de los fenómenos sociales. Entenderlos como manifestación necesaria e ineludible de ciertas leyes constantes que rigen la actividad humana. Como resultados "naturales" e inevitables del funcionamiento espontáneo de estructuras que, aunque creadas por la actividad humana, trascienden a estas y escapan a cualquier posibilidad de su superación. Un ejemplo clásico lo constituye la propia ciencia económica, que presenta a las regularidades concretas y específicas de la economía capitalista como manifestación de la racionalidad económica sin más.

Esta des-historización de la sociedad tiene como objetivo el de invalidar la significación de lo que Marx llamó "el lado activo". Es decir, anular la capacidad agencial de la actividad humana, su potencialidad como fuerza creadora de la realidad social. Conduce a una posición en esencia fatalista, que reduce a cero la posibilidad de subversión de lo existente. Y si este enfoque naturalizante es predominante en la reflexión sobre temas de la economía y la política, lo es más aún al enfocar un tema como el de la vejez que, a simple vista, aparece como un fenómeno puramente biológico, resultado de la acumulación de años.

Como habrá podido apreciar el lector, Salvea Campelo rechaza explícitamente esta interpretación. Precisamente porque impide entender la especificidad de la vejez en las condiciones concretas de la sociedad moderna. De la misma manera que pensar "la economía" en general, como una dimensión abstracta es un error, asumir la vejez como un fenómeno esencialmente biológico implica una interpretación empobrecida y unilateral de la misma. La vejez es una producción social, y como tal está condicionada por las características estructurales de cada sociedad concreta. Puede verse que la plataforma teórica sobre la que se apoya la autora de este libro lo constituye la teoría crítica. Es por ello que enfoca el tema de la vejez desde una perspectiva sistémica totalizadora. Es preciso comenzar por captar la lógica de funcionamiento del sistema social capitalista, su racionalidad, para poder comprender las características esenciales de cualquier fenómeno social, por cuanto en ese fenómeno particular se expresa, de una forma específica, esa racionalidad. Y es aquí donde reside, a mi entender, el gran mérito de este libro que nos entrega Salvea Campelo. Ella toma como punto de partida el análisis de las relaciones sociales de producción y reproducción y, sobre todo, de las características del trabajo en el capitalismo actual. Si, como demostró Marx, uno de los rasgos fundamentales del capitalismo consiste en la universalización de la forma mercancía y en la circunstancia de que, por primera vez en la historia, se convierte en mercancía a la naturaleza, el dinero y la capacidad productiva humana, entonces se comprende la terrible devaluación que sufre en esa sociedad cualquier ser humano cuando su capacidad productiva decrece y su potencialidad como productor de mercancías disminuye.

La doctora Campelo demuestra que la problemática del envejecimiento no es un tema sólo del servicio social o que se puede enfrentar exclusivamente con la formulación de políticas asistenciales, sino que requiere de un planteamiento más amplio, que exponga la lógica de funcionamiento del capitalismo y permita comprender como esa racionalidad capitalista toma un sentido profundamente hostil con respecto al ser humano. Es en ese llamamiento a una reflexión verdaderamente "social" (en toda la dimensión de la palabra) sobre la cuestión del envejecimiento, y en proporcionar las herramientas necesarias para esa reflexión, donde se encuentra el elemento más valioso de esta obra. Y estoy seguro que el lector compartirá conmigo este juicio. Y sentirá la necesidad de regresar a las páginas de esta obra.

Jorge Luis Acanda González
La Habana
Agosto 2013

Apêndice

Momentos da Pesquisa nos *Anais dos Enpess* (2000 a 2010)

a) *Primeiro momento: consulta aos anais e listagem dos artigos sobre o envelhecimento humano*

O processo de pesquisa foi iniciado em novembro de 2010. No primeiro momento foram consultados os *Anais dos Enpess*,[1] com o objetivo de localizar todos os trabalhos apresentados cujos títulos estivessem relacionados ao envelhecimento humano, independente do eixo temático no qual foram catalogados. Nesse momento, de

---

1. Para uma breve contextualização, convém registrar que o VII Enpess foi realizado entre os dias 21 e 24 de novembro de 2000, na Universidade de Brasília (UnB), no Distrito Federal, versando sobre "O Serviço Social e a Questão Social: direitos e cidadania". O VIII Enpess, ocorrido em novembro de 2002, aconteceu na Universidade Federal de Juiz de Fora (UFJF). "Os desafios da pesquisa e produção de conhecimento em Serviço Social" foi o tema escolhido para o IX Enpess, em 2004, na Pontifícia Universidade Católica do Rio Grande do Sul (PUC-RS), em Porto Alegre. O X Enpess aconteceu entre 4 e 8 de dezembro de 2006, na Universidade Federal de Pernambuco (UFPE), colocando em discussão a "Crise Contemporânea, Emancipação Política e Emancipação Humana: questões e desafios do Serviço Social no Brasil". O XI Enpess, sediado em São Luís, no Maranhão, elegeu o tema "Trabalho, Políticas Sociais e Projeto Ético-político profissional do Serviço Social: resistência e desafios". O XII Enpess, realizado na Universidade Estadual do Rio de Janeiro (UERJ), entre os dias 6 e 10 de dezembro de 2010, teve como tema central a "Crise do capital e produção do conhecimento na realidade brasileira: pesquisa para quê, para quem e como?".

maneira geral, foi perceptível a falta de organização dos anais, de modo a dificultar a pesquisa, tendo em vista algumas falhas como o número de títulos colocados nos índices não corresponder aos que estão publicados nos anais; ou o contrário, haver artigos cujos títulos não aparecem nos índices dos anais, entre outros problemas que, devidamente solucionados, não prejudicaram o andamento da pesquisa. A partir da primeira busca foram encontrados 103 títulos, o que não significa dizer que todos os artigos correspondentes tenham sido localizados. A maior dificuldade se deu em relação aos anais do VII Enpess, em formato impresso, não digitalizado, dos quais só recebi da ABEPSS uma parte, não constando títulos sobre o assunto pesquisado. Nos demais, os títulos encontrados estavam assim distribuídos: 11 no VIII Enpess (realizado em 2002); 18 no IX (2004); 14 no X (2006); 21 no XI (2008); 39 no XII (2010). Consideradas e superadas as falhas no recurso instrumental da pesquisa, ficou constatado que os artigos referentes a "saúde, velhice e trabalho", representam cerca de 37% do total de artigos publicados no campo da Gerontologia, e tendem a abordar aspectos pontuais sobre o assunto. Sendo oportuno registrar que há, como pode ser observado, certo cuidado com o uso da palavra "velhice" (só foi utilizada em três títulos relacionados à saúde), havendo a maior recorrência às palavras "idoso/idosa", "envelhecimento", "usuários" e "terceira idade", questão contemplada nas análises efetuadas no terceiro capítulo.

b) Segundo momento: busca pelos descritores

No segundo momento, com a nova busca, agora abrindo todos os 3.328 arquivos dos anais do Enpess (de 2000[2] a 2010), para também consultar os descritores (palavras-chave) e proceder à leitura dos resumos, surgiram mais 25 títulos, dos quais, 4 textos não foram

---

2. Não consegui ter acesso à outra parte, inclusive a do eixo Saúde, dos *Anais* do Enpess de 2000.

encontrados, somando ao final 124 trabalhos publicados: 13 no VIII Enpess;[3] 23 no IX Enpess,[4] 17 no X Enpess,[5] 28 no XI Enpess[6] e 43 no XII Enpess.[7] Ao todo são 47 títulos na área específica da saúde, incluindo os que versam sobre violência e lazer.

---

3. Todos os artigos identificados com a temática do envelhecimento foram encontrados e foi possível selecioná-los nos arquivos dos *Anais*. A ressalva fica por conta da organização do índice, feita pela própria organização do Enpess e encontra-se na parte "Apresentação". No índice consta que o eixo "Estado, democracia e controle social" possui 41 artigos, mas na minha contagem foram encontrados 42. Da mesma forma, o eixo "Urbano e rural: movimentos sociais e intervenções" consta como possuindo dezessete artigos, no entanto, encontrei dezoito (detalhe que na relação dos trabalhos o nome do eixo aparece diferente do que consta no índice, sendo chamado "Urbano e rural e sistema sócio político"). No eixo "Grupos institucionais de pesquisa", que não consta no índice, foram encontrados 48 trabalhos. Assim, somando tudo, na contagem eixo a eixo são 424 trabalhos ao todo, e não 427 como é colocado no índice. Para complicar ainda mais a busca, a contagem dos arquivos em PDF aponta 425 artigos no total.

4. Foi encontrada divergência também entre a quantidade de artigos contada eixo a eixo e a quantidade de arquivos em PDF. Na contagem dos artigos índice por índice, encontrei um total de 543 trabalhos. Nos arquivos dos *Anais* em PDF, também contando manualmente, esse número foi de 546. Mas o acesso aos trabalhos foi possível sem grandes dificuldades e, em sua maioria, constavam os dados de modo de apresentação e do centro de pesquisa. Apenas quatro dos artigos identificados como da temática da Gerontologia não continham informação sobre o modo de apresentação. O que me fez repensar o fato de só considerar os trabalhos apresentados na modalidade comunicação oral. Destarte, todos os títulos passaram a ser considerados.

5. A organização dos *Anais* deixou a desejar. Alguns artigos encontrados no índice e identificados pelo título com a temática do idoso não possuem o texto completo publicado nos *Anais*. Outros artigos possuem o texto completo, mas não têm seus títulos listados no índice. Também aconteceu de alguns títulos no índice, quando clicados, levarem a outro texto. Por conta disso, fica difícil saber se a contagem do total de artigos eixo por eixo está rigorosamente correta. Outrossim, não consta nos *Anais* a modalidade de apresentação dos trabalhos.

6. Há incompatibilidade quanto ao total de artigos em cada categoria. Na minha contagem, feita pelo índice de títulos, encontrei um total de 675 artigos, sendo 633 nas modalidades de comunicação oral e pôster e 42 trabalhos em mesas temáticas (divididos em 17 delas). Na contagem feita pela própria organização do Enpess, publicada na seção "Apresentação", fala-se em 636 artigos em comunicação temática, 97 artigos em pôster, e não é especificado quantos artigos em mesas temáticas. Fora isso, o acesso aos textos é fácil, os *links* estão corretos e constam todos os dados de centro de pesquisa e modo de apresentação em todos os trabalhos (e de fácil visualização).

7. Identifiquei 1.215 trabalhos, e não 1.293 como é dito na apresentação dos *Anais*. Destes, 138 foram apresentados em mesas temáticas (divididos em 32 mesas), e 1.077 em forma de apresentação oral e pôster. Na apresentação consta que seriam 1.078 nas modalidades oral e pôster. Como a diferença encontrada foi pequena, de apenas um arquivo, pode ter sido falha minha na contagem. As informações de modo de apresentação estão acessíveis, mas a respeito do centro de pesquisa essa foi uma informação omitida nos trabalhos e na organização dos

c) *Terceiro momento: busca por parâmetros*

No terceiro momento, foi realizada uma busca por palavras para localizar, nos 124 artigos, aqueles cujos conteúdos abordam pelo menos um dos parâmetros selecionados, ou seja, *totalidade social, centralidade do trabalho, questão social e produção social da velhice*. Nos *Anais* do VIII Enpess, dos 13 artigos, em 4 constam o tema "questão social". Em nenhum artigo foi encontrado "totalidade social", "centralidade do trabalho" e "produção social da velhice". Referente ao IX Enpess, dos 23 artigos, apenas 1 refere a "centralidade do trabalho", e 1 a "questão social". Nenhum artigo versa sobre "totalidade social" e "produção social da velhice". Nos *Anais* do X Enpess, verificados os 17 artigos, a "questão social" é referida em 3 deles, não havendo menção à "totalidade social", "centralidade do trabalho" e "produção social da velhice". Quanto ao XI Enpess, nos 28 artigos visualizados, a "questão social" está presente em 11, e apenas 1 artigo refere a "totalidade social". Em nenhum foi encontrado "centralidade do trabalho" e "produção social da velhice". Finalmente, com relação ao XII Enpess, dentre os 43 artigos que tratam do tema do envelhecimento, 27 referem "questão social, em 2 constam o tema da "totalidade social", e a "centralidade do trabalho" foi encontrada em apenas 1 deles. Nenhum artigo versa sobre "produção social da velhice".

No entanto, os resultados da busca pelos descritores não atestam uma realidade encontrada após a leitura dos artigos, quando consultados seus conteúdos. Convém lembrar que há entendimentos divergentes sobre as categorias e os conceitos estudados. No tocante, por exemplo, à categoria "questão social", desde 2006, esta já constituía um dos grandes eixos do temário dos X e XI Enpess, "Questão Social e Trabalho", agregando outros subeixos, dentre os quais, é importante destacar "Questões étnico-raciais, de gênero e de geração". A partir do XII Enpess, a categoria continua norteando um grande eixo,

---

Anais (os que foram identificados na tabela foram porque há um conhecimento do centro de certos autores baseado em outros *Anais*, o que pode ser um viés, se ocorreu a mudança desses autores para outros centros).

agora intitulado "Trabalho, Questão Social e Serviço Social", mesmo tratamento dado ao grande eixo "Classe Social, Gênero, Raça/Etnia, Geração e Diversidade". Porém, o fato de chamar a publicação de artigos para eixos assim intitulados, não garante, como foi observado durante a pesquisa, que os textos tenham sido escritos com o objetivo de discutir essas questões, apesar dos títulos, dos descritores e da referência bibliográfica.

d) Quarto momento: sistematização das informações

Para facilitar o quarto momento, a sistematização durante o processo de leitura, foi elaborada uma ficha para registro de informações. A leitura dos artigos foi feita primeiramente em relação aos que traziam no título a ideia de que o conteúdo estava vinculado à área de saúde. Neste momento, para viabilizar a análise com base nos objetivos geral e específicos, foram destacados e preenchidos os espaços referentes ao título; ano (Enpess); origem (localização do grupo de pesquisa ou autor(a)/es); eixo temático; enfoque (com base nas palavras-chave); concepção teórico-metodológica (se está explicitada ou não); aspectos mais referenciados em relação ao(à) velho(a) (saúde/ doença, família, trabalho, outros); categorias/parâmetros (se há menção nos descritores à *centralidade do trabalho, questão social, produção social da* velhice e totalidade social); conteúdo (se no conteúdo é verificada a discussão sobre a categoria/parâmetro sinalizado nos descritores); questão/desafio (se foi apontada alguma questão ou desafio ao Serviço Social); bibliografia (se há referência ao conteúdo crítico do Serviço Social e se predomina o conteúdo do campo da Gerontologia Social); menção à Política Nacional de Saúde do Idoso (PNSI) ou à atual Política Nacional de Saúde da Pessoa Idosa (PNSPI). Eram estes os primeiros itens considerados nesse momento de leitura, no entanto, com o decorrer da pesquisa, surgiu a necessidade de acrescentar outros mais. Quando possível, foi registrada a modalidade de apresentação (comunicação oral, pôster, mesa temática), tendo em vista que alguns *Anais* não trazem essa informação.[8] Considerando, no dizer de Mauro Iasi (2007, p. 22), "que a materialidade das relações produtoras da alienação são expressas no universo das ideias como ideologia", achei interessante registrar a terminologia mais frequentemente utilizada nos títulos dos artigos [idoso(a), velho(a), terceira idade, usuário, outra]. E, do ponto de vista das considerações éticas, a favor da Resolução n. 196, de 1996, da Agência Nacional de Vigilância Sanitária (Anvisa),[9] revogada pela Resolução do Conselho Nacional de Saúde n. 466, de 12 de dezembro de 2012,[10] em se tratando de pesquisa envolvendo seres humanos, busquei verificar se os trabalhos foram devidamente encaminhados e aprovados por Comitês de Ética em Pesquisa (CEP). No entanto, não há elementos seguros para associar a falta de menção sobre o envio do projeto de pesquisa, ou mesmo de sua aprovação, por algum CEP, ao não cumprimento dessa exigência. Após o preenchimento das fichas, foi elaborado um Quadro no intuito de dar visibilidade ao desenho dos resultados da pesquisa. Todavia, diante dos resultados obtidos durante todos esses momentos, foi necessário realizar mais uma investida metodológica, com o objetivo de "revalidar" as informações visualizadas no Quadro.

e) *Quinto momento: a discussão em grupo*

O Quadro desenhado a partir dos resultados obtidos durante o preenchimento das fichas chamou a atenção em vários aspectos, principalmente, aos relacionados à concepção teórico-metodológica, às categorias e parâmetros delimitados para a realização da pesquisa, conforme já foi explicado linhas atrás, e quanto às referências biblio-

---

8. Com relação à modalidade de apresentação, dos 34 artigos que trouxeram essa informação, 23 (67,6%) foram apresentados via comunicação oral; sete (20,6%) foram pôsteres e quatro (11,8%) foram apresentados em comunicação temática.

9. Aprova diretrizes e normas regulamentadoras de pesquisas envolvendo seres humanos.

10. Aprova diretrizes e normas regulamentadoras de pesquisas envolvendo seres humanos.

gráficas. Depois, já foi explicitado, foi realizado mais um momento de estudo e pesquisa, contando com a participação de colegas de profissão, assistentes sociais do GEEHPTS, caracterizando o momento mais rico da pesquisa relacionada aos artigos do Enpess, quando foi realizada uma nova revisão nos 47 artigos que versam sobre "velhice, saúde e trabalho", para confirmar ou contestar as observações anotadas nas fichas. Não foram muitas as alterações, tendo em vista que, de maneira geral, as análises dos conteúdos dos artigos foram coincidentes e complementares. Em seguida, os dados modificados foram atualizados no Quadro.

Processamento estatístico dos dados coletados durante a pesquisa nos Anais dos Enpess

Com o objetivo de dar visualidade aos dados coletados durante a pesquisa no campo empírico, a partir dos registros nas fichas, foi construído um banco de dados no programa EPI-Info 2000 e utilizado o programa SPSS versão 13.0. Com base na análise das variáveis do perfil das publicações nas últimas cinco edições do Enpess, foram construídas as distribuições de frequência do perfil de publicação e calculadas as frequências percentuais. Para comparar a proporção de produção entre as regiões, foi utilizado o teste Qui-quadrado para proporção. Todas as conclusões foram tiradas considerando o nível de significância de 5%.

Sobre a Autora

SÁLVEA DE OLIVEIRA CAMPELO E PAIVA é graduada em Serviço Social pela Universidade Católica de Pernambuco (1990); mestra em Ciências da Saúde pela Fundação Oswaldo Cruz (2004); doutora em Serviço Social pela Universidade Federal de Pernambuco (2012). Atua no Hospital Universitário Oswaldo Cruz da Universidade de Pernambuco, onde criou e coordena um Núcleo de Gerontologia Social (Naisci) e o Grupo de Estudos sobre o Envelhecimento Humano na Perspectiva da Totalidade Social (GEEHPTS). Dedica a sua prática social à saúde coletiva, com especial atenção ao campo da Gerontologia Social e inserção em conselhos de direitos. Compõe a atual diretoria do Conselho Regional de Serviço Social (Cress) da 4ª Região. É conselheira titular no Conselho Municipal dos Direitos do(a) Idoso(a) do Recife (Comdir) pelo Cress/4ª Região. Gerontóloga titulada pela Sociedade Brasileira de Geriatria e Gerontologia (2009). É professora convidada dos cursos de Especialização em Geriatria pela Faculdade de Ciências Médicas da UPE; especialização em Saúde do Idoso pelo Instituto de Ciências Biológicas da UPE, entre outros. Faz parte do grupo de Pesquisa intitulado Projeto Envelhecimento Populacional de Pernambuco (Proenp-PE).